文　Hirofumi Takagi

神奈川県に生まれる
東京大学医学部保健学科卒業
東京大学大学院医学系研究科博士課程終了（保健学博士）
米国NIEHS（国立環境保健学研究所）にNIH奨励研究員として勤務
聖路加看護大学専任講師

80年
年　4月～1982年3月　聖路加看護大学助教授
年　4月～1989年7月　文部省（当時）統計数理研究所助教授
年　8月～1999年3月　新潟大学医療技術短期大学部教授
年　4月～2002年3月　新潟大学医学部保健学科教授
年　10月～2006年3月　東邦大学医学部看護学科教授
年　4月～2014年3月　東邦大学看護学部教授
年　4月～2016年3月　東邦大学医学部看護学科長）
年　4月～2014年3月　東邦大学看護学部長）
年　4月～2015年3月　共立女子大学看護学部教授
年　4月～2018年3月　天使大学理事・特任教授
年　4月～2022年3月　天使大学副学長）
年　4月～2020年3月　神戸市看護大学特任教授
年　4月～

・訳書
索的データ解析の方法』（共訳）朝倉書店，1981年
学・保健学の例題による統計学』（分担執筆）現代数学社，1982年
Nスペシャル　No.48　看護研究にいかす質問紙調査』医学書院，1995年
ビデンスのための看護研究の読み方・進め方』（分担執筆）中山書店，2006年
的研究を科学する』医学書院，2010年

ースのための統計学　第2版

行　1984年2月15日　第1版第1刷
　　2007年12月1日　第1版第25刷
　　2009年2月1日　第2版第1刷Ⓒ
　　2023年4月15日　第2版第16刷

著　者　髙木廣文
発行者　株式会社　医学書院
　　　代表取締役　金原　俊
　　　〒113-8719　東京都文京区本郷1-28-23
　　　電話　03-3817-5600（社内案内）

装幀・本文デザイン　デザインワークショップジン

印刷・製本　アイワード

本書の複製権・翻訳権・上映権・譲渡権・貸与権・公衆送信権（送信可能化権
を含む）は株式会社医学書院が保有します．

ISBN 978-4-260-00772-6

本書を無断で複製する行為（複写，スキャン，デジタルデータ化など）は，「私
的使用のための複製」など著作権法上の限られた例外を除き禁じられています．
大学，病院，診療所，企業などにおいて，業務上使用する目的（診療，研究活
動を含む）で上記の行為を行うことは，その使用範囲が内部的であっても，私的
使用には該当せず，違法です．また私的使用に該当する場合であっても，代行
業者等の第三者に依頼して上記の行為を行うことは違法となります．

JCOPY 〈出版者著作権管理機構　委託出版物〉
本書の無断複製は著作権法上での例外を除き禁じられています．
複製される場合は，そのつど事前に，出版者著作権管理機構
（電話 03-5244-5088，FAX 03-5244-5089，info@jcopy.or.jp）の
許諾を得てください．

JN302763

ナースのための
統計学
第2版

神戸市看護大学・特任教授
髙木廣文

医学書院

序───第2版に思うこと

　本書の初版が出版されてから，早いものでそろそろ25年が経とうとしている。夜中に手書きで原稿を書いていたのが，今はパソコンである。黒かった髪の毛は，今やすっかり白くなってしまった。月日の流れは，人を待ってはくれないし，学問の道も全く極まっていない。初めての単著でもあり，読者に受け入れられるかずいぶん心配したのだが，そんな著者の心配をよそに，結構長く売れ続けてくれた。さすがに少し手直しが必要になってきたので，時流に合わせた改訂を行うことになった。

　あらためて読み直してみると，用語に関してはほとんど変わりはないが，修正が必要な箇所がいくつかあった。しかし，例題などは変える必要を感じなかった。この理由は，統計学は方法論の学問であり，その基礎的な理論が変わるわけがないからである。

　一方では，統計学は多くの人たちには相変わらず馴染みにくい，難しいと思われていることも以前と変わっていないようである。本書がはじめから目指していた「わかりやすい統計学」というコンセプトは今も変わってはいない。なるべく平易な表現にするための文章の修正，表や図の見やすい表示，そして記号を用いない文字による計算式の表現などは，初版以上に理解しやすくなっていると思う。

　医療の分野でのエビデンス・ベースド・アプローチ（科学的証拠に基づくアプローチ）の浸透でわかるように，統計学は実用の学として，人間集団を対象とした科学的研究を推進する役目を担っている。統計学的解析結果の解釈が正しくできるようになるためには，実際に計算式を使って自分自身で計算するのが最良の方法である。電卓片手に計算式を頼りにデータを入力するのが本当はよいのだが，今は多くのパソコン用ソフトが利用できる。コーヒーブレークに，統計計算のためのソフトとインターネット上のサイトも紹介しておいた。本書を手がかりとして，統計学が正しく理解されるようになることを願っている。

　2009年1月

髙木廣文

初版 はじめに

　統計学は難しい，わからないと言う人が非常に多い。確かに，多くの統計学の書物をみると難解である。しかし，何か調査したり，研究したり，研究をしたいと思えば，統計学を使わなければ何も言えないことになる。このような言い方は誤解をまねくかもしれないが，統計学の手法を使っていなければ，科学的でないような風潮すらある。これが良いことだとは思えないが，現実がそうである以上，難解だろうと何だろうと使わねばならなくなってくる。よく理解していない方法を使えば，必然的に方法の誤用や結果の解釈でつまらぬミスを犯す恐れが十分にある。

　統計学はなぜ難しいのだろう。1つには，その表現形式にあることは明らかだろう。一般に統計学では，よほどのことがない限り，x, y, n, Σ, f (x) などの記号を用いて，各種の手法を説明するようである。これは，わかる者にとって簡単でも，わからない者にとっては見るのも嫌ということになる。もう1つの理由として，多くの統計学の本では確率についてや，理論的な分布に関する記述が多くあり，読者が実際にどの部分を用いたらよいかなかなか理解できない。もしくは途中でいやになり中断してしまうことにもよる。いくつかの統計学の本では，記述を平易にしわかりやすくしているものもみかけるが，実際に応用するための式や方法が少ししか書かれておらず，結局難解な専門書を何とか読了するか，専門家の意見を聞きに行く必要が生じたりする。

　本書はこれらの点を考慮し，できるだけ記号を使わないことにし，また必要な方法についてはできる限り多く収録するように努めたものである。通常使われている記号を排除したために，式の意味がわかりづらくなる恐れもあり，必ず数値を用いた例をその都度紹介し，読者が理解しやすいように配慮した。また，多くの例は，医学書院発行の『看護研究』に発表された論文よりとった。しかし，手法の説明上，実際のデータが必要とされるものが多くあり，それらの例では著者がその研究上の考えのみを取り入れ，データは架空のものを使用している。この点，参考にした研究論文の扱いで，著者に考え違いなどもあり得るし，結論が実際のものと多少異なる恐れもあり，この場をかりて原著者の方々の御理解を願う次第である。また読者の方々も，この点を理

解して本書を読み進んでいただきたい。

　本書は6章よりなり，1章はデータについての基本的な考え方を述べ，2章では実際のデータの集め方（標本の選び方）について述べ，3章以後が各種の方法についての解説になっている。3章では，個々の変数や項目についての分析，4章では2つの変数の関係を分析する手法について述べた。多くの読者にとっては，4章までで十分と思われる。さらに，5章には分散分析の手法を述べ，6章にはノンパラメトリック検定のうち，よく使用されると考えられる手法と，さらに多変量解析の考え方および用語を加えた。これは近年のコンピュータの発達に伴い，看護学の分野などでも，多変量解析の手法が現在以上に多くの研究に用いられるようになるだろうと考えたためである。多変量解析についての部分は，文献を読む場合などに，その方法がどのようなものかを理解できるように努めたが，難解な表現が残っている可能性があり，一般の読者は必要に応じて参照する程度でよいだろう。

　本書はほとんど全て「日本語」で式を記述するという方法をとっている。この点，式の意味がわかりやすくなるとともに，応用する場合も比較的簡単に計算が行えるものと思う。しかし，分布や確率の説明はやや難しいかもしれない。このような部分は，初めはざっと眼を通すだけにして，ある程度統計学の各手法を理解してから，読み直すとよいかもしれない。各種の手法も，理解しやすいものとそうでないものとがあることだろう。理解しにくい手法は，例を参考にして，実際に電卓などを片手に自分自身で計算の手順を追ってみるとよい。頭の中だけで考えているだけではなかなか理解できなくても，実際にやってみると意外に簡単な場合が多いことに気づくかもしれない。

　統計学の各手法をデータに応用する場合，もとになる各式に誤りがあってはならない。このため，式は誤りのないように表現したつもりであるが，本書のような体裁のものは著者も初めてであり，理解しにくい部分もあるかもしれない。そのような場合，責任は全て著者にあり，読者はいたずらに頭を悩ませないようにしてほしい。

　本書によって少しでも統計嫌いの人や，統計学は難しいものと考えている人が減少し，統計学は便利で有用なものであることが広く理解されることを願うものである。

　終わりに，本書の執筆をおすすめ下さいました聖路加看護大学助教授の岩井郁子先生（現在，同大学名誉教授），また原稿の整理や本文中の挿絵のアイデアまで考えていただいた医学書院の七尾清氏に，この場をかりてお礼を申し上げたいと思います。また，本書を御精読して貴重な御意見をいただいた佐藤俊哉氏（東京大学大学院医学系研究科；現在，京都大学大学院教授）に感謝します。

1984年1月　　　　　　　　　　　　　　　　　　　　　　　　　　　　　　　著者

contents
目次

第1章 データ
研究および分析の最も重要な素

- データとは何か ▶1
- データと数 ▶4
- データ解析と統計学 ▶4

第2章 データの集め方
統計学に沿ったデータの選び方

- 母集団と標本 ▶7
- 標本の抽出法 ▶9
  - 単純無作為抽出法 ▶9
  - 系統抽出法 ▶10
  - 多段抽出法 ▶12
  - 層別抽出法 ▶13

第3章 1変数についての解析
1つの事柄を分析するための方法

- 変数とは ▶16
- 分布を描く ▶18
  - 度数分布表 ▶19
  - ヒストグラム ▶21
  - 折線図 ▶24
  - 幹葉表示 ▶25
- 分布の代表値 ▶27
  - 平均値 ▶27
  - 中央値 ▶28
  - 最頻値 ▶30
- 分布の散布度 ▶34
  - 範囲 ▶34

　　　　四分位偏差 ▶36
　　　　四分位偏差係数 ▶37
　　　　分散と標準偏差 ▶38
　　　　変動係数 ▶43
　　　　不偏分散 ▶45
　　母集団での平均値(母平均)の推定 ▶48
　　　　中心極限定理 ▶50
　　　　正規分布 ▶51
　　　　平均値の区間推定 ▶53
　　割合について ▶58
　　　　割合とは ▶58
　　　　割合と比 ▶61
　　　　割合に関する分布 ▶61
　　　　2項分布と正規分布 ▶66
　　　　2項分布とポアソン分布 ▶67
　　　　母割合の区間推定 ▶68
　　2グループの母割合(母比率)の差の検定 ▶72
　　2グループの母平均値の差の検定 ▶78
　　　　2標本の母平均値の差の検定 ▶79
　　　　等分散の検定 ▶82
　　　　母分散が等しくない場合の母平均値の差の検定（ウェルチの検定）▶85
　　　　対応のある場合の母平均値の差の検定 ▶88
　　両側検定と片側検定 ▶90

第4章　2変数についての解析
関係についての分析法

相関図 ▶97
回帰直線と相関係数 ▶101
相関係数の検定と推定 ▶109
　　無相関の検定 ▶109
　　母相関係数を特定の値とする検定 ▶110
　　母相関係数の区間推定 ▶112
順位データの相関係数 ▶114
相関係数についての注意 ▶117
　　曲線相関 ▶117
　　はずれ値 ▶117
　　打ち切りデータ ▶119
　　層別化 ▶120
　　有意な相関と意味のある相関 ▶121

クロス集計 ►122
クロス表の検定 ►124
 期待値とカイ2乗値 ►124
クロス表からの関連係数 ►131
 ファイ係数 ►131
 ピアソンの関連係数 ►132
 クラメールの関連係数 ►134
2×2のクロス表について ►136
 四分表のカイ2乗検定 ►136
 カイ2乗値の補正 ►137
 フィッシャーの直接確率 ►139
 対応のある場合の四分表の検定 ►144
 四分表における関連係数 ►145

第5章 分散分析
いくつかの要因の効果を測定するための方法

実験計画法の考え方 ►152
一元配置法 ►155
二元配置法 ►162
 くり返しのない場合の二元配置法 ►163
 くり返しのある場合の二元配置法 ►166

第6章 その他の分析法
分布を仮定しない検定法と多変量解析について

マン-ウィットニーのU検定 ►174
符号検定 ►177
多変量解析の考え方 ►179
 説明変数と基準変数 ►179
 重回帰分析 ►181
 判別分析 ►184
 因子分析 ►186
 主成分分析 ►189

コーヒーブレーク ►92, 150
付表 ►192
参考文献・図書 ►212
索引 ►213

Chapter 1

データ
研究および分析の最も重要な素

患者のデータをとるとか，50人の血圧のデータとか，日常的によく「データ」という言葉が使われている。さて，この**データ** data という語が何を示すのかと問われると，なかなか明確に答えられないのではないだろうか。　　　　　　　▶データ

統計学というものが，応用面からみるとデータを基礎に，各種の解析を行う技術を提供する学問であると考えると，一度はデータとは何であるかということに触れておく必要があるだろう。

■ データとは何か ── データのもつ意味について

高血圧症の患者に対するケアの評価を行いたいとする。ここでは，ケアとは疾病の管理技術のみならず，患者の健康保持，疾病予防，社会復帰なども含む包括的なものとする。さて，患者ケアの評価を行う場合，通常，一定期間をおいて同一の調査項目を調べ，その間の患者の変化を分析することになる。調査項目としてはどのようなものが考えられるのであろうか。収縮期血圧と拡張期血圧は当然として，心電図所見，眼底所見，脳血管障害の既往，尿蛋白など多くの項目が含まれるかもしれない。また，ケアや自己の健康状態に対する患者の理解や認識の差が，ケアの結果に影響すると考えられる場合，それらを調べるために適当な質問紙による調査も行う必要があるかもしれない。

ある患者の血圧を測定したところ，収縮期血圧と拡張期血圧は 160/100 (mmHg) であったとする。このように実際に測定された血圧値などは，**観測値** ▶観測値
observed value とか**観察値**とかよばれる。また，尿蛋白の結果は（＋）であった ▶観察値
とする。尿蛋白などは，実際にその排泄量を測定することも可能であるし，便宜的に，（－），（±），（＋），（＋＋）以上などとすることもできよう。どちらにしても，尿蛋白という要素を測定して，適当に（＋）のような標識を与えて，これ

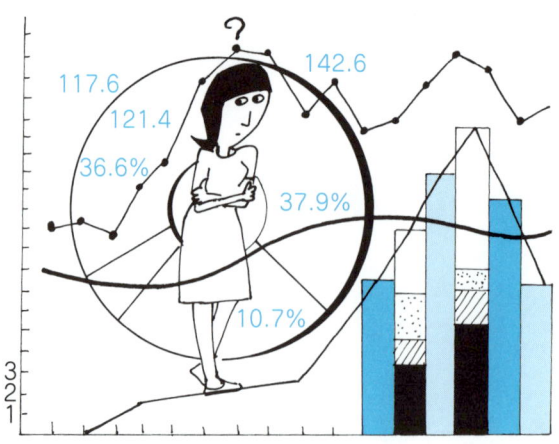

「データ」とはいったい何だろう？　このことを正しく理解しておくことがまず統計学の基本である。

を観測値としたとも考えられる。このことは血圧の測定についても同様のことがいえる。すなわち，血圧値に応じて，正常，境界型，高血圧症のようにもできるし，1，2，3のように数字を与えることもできる。これらの1つひとつの観測値をデータとよぶこともあるし，対象となる患者の全項目の観測結果をデータとよぶこともある。また，各項目の平均値や特定の項目の割合などもデータとよばれる。

データという言葉の意味がやや明らかになってきた。これらをまとめると，データとは「**ある要素を測定し，標識をつけ，数字や文字で表現したもの，もしくは全員について分析した結果**」であるといえよう。

上記の定義を理解するために，2つの例を考えよう。

例1
高血圧症の患者100人を対象に，自分の血圧値を知っているかどうかを調べる。この場合，調べる要素（項目）は「自分の血圧値の知識」である。また，測定のための標識は「知っている」「知らない」の2つである。この標識では面倒ならば，「知っている」を1とし，「知らない」を0のようにしてもよいし，2つをa，bとか（＋），（－）のようにしても，その本質に何ら変わりはない。

このようにして，100人について調査すれば，その個々の測定結果が個人のデータであり，まとめたものもデータである。例えば，「aが70%」「bが30%」などもデータである。

例2 同様に収縮期血圧を測る場合を考えよう。調べる要素は「収縮期血圧」であり，標識は mmHg を単位とする一種の物差しである血圧計の示す値である。患者の観測値は，150 mmHg とか 160 mmHg のように数値で表される。各患者の観測値はデータであり，その全体および平均値などもデータである。

上の2つの例から，データとは何なのか理解ができるのではないかと考えられるが，この2つの例ではデータの質が大きく異なることに気づいただろうか。

自分の血圧値を知っているかどうかのような場合，その結果は数値ではなく，「知っている」とか「知らない」という量では測れない答えになる。これは ABO 式の血液型を調べる場合でも同様である。すなわち，A型，B型などのように，その特定の性質によって表わすことになる。このようなデータでは，特定の項目に対していくつかの細目があり，そのうちの1つを選ぶことになる（2つ以上の場合もあるが）。このようなデータは，**質的（定性的）データ**とよばれ，分類された細目は**カテゴリ** category とよばれる。仮に測定がそのカテゴリの番号を用いて，1, 2, 3 のようにデータとして得られたとしても，その本質に何ら変わりがない。また，このようなデータを分析する場合，通常それらのカテゴリに何人含まれたかを数えることが基礎になるため，**計数データ**ともよばれる。

▶質的(定性的)データ
▶カテゴリ
▶計数データ

血圧値の場合，測定はある「物差し」に従って数値により表わされる。これは身長を測る場合でも同様であり，メートル原器に基づいた物差しが使われ，175 cm のようにデータが得られることは周知のことである。これらのデータはある量を測ったものであり，**量的（定量的）データ**とか**計量データ**とかよばれる。量的データはさらにその要素の測定の方法により細分することができるが，ここでは大きくデータを質的データと量的データのように，2分類することにしよう。

▶量的(定量的)データ
▶計量データ

結局，データは**図1**のように分類できる。

データの分類は単に便宜上のものではなく，データの性質により用いる統計手法も異なり，さらに使用できる方法が決まってくるとも言えるので，注意が必要である。また，量的データはさらに細分が可能であるが，ここではこれ以上詳し

```
         ┌─ 質的データ：ある疾患の既往症の有無，血液型，ものの
         │  （計数データ） 好き嫌い，学歴，職業など。
データ ──┤
         └─ 量的データ：血圧，身長，体重，血清クレアチニン，年
            （計量データ） 齢，栄養素摂取量など。
```

図1 データの分類

く述べることはやめる。

データと数 ──データと単なる数の違い

　ある患者の血清尿素窒素を測定したところ，15 mg/dL であったとする。ここで考えておきたいことは，15 mg/dL という数は単なる濃度を示しているだけではないということである。この数は，ある患者の1つの特性であり，患者には職業もあるだろうし，測定がどの病院でいかにして行われたかなども考えておく必要がある。言い換えると，データとよばれるものは，調査対象の背景，測定方法，測定環境などが同時に含まれているものなのである。仮に，100人の患者について血清尿素窒素を測定し，それを1枚の紙に記録したとする。この紙がまったく何も知らない他人の手に渡ったとする。おそらく，その人は数字が書かれていることがわかるだけで，何の意味があるのか皆目見当がつかないだろう。同じ紙が本来の調査者に渡って初めて，その意義がわかり，データとなるのである。

　データが単なる数の集まりでないことが理解できたと思う。このことは逆に，調査者や研究者は自分のデータについて，その背景を完全に熟知していなければならないことを意味している。

データ解析と統計学
──データを中心に考える分析法と統計学の関係

　通常，データをとる（集める）という場合，何か目的があるはずである。例えば，現在自分の勤めている病院で行われている患者ケアを評価したい，などである。しかし，これではあまりにばく然としているので，高血圧症の患者ケアに限るとか，その中でも来月からの初診の者に限るとかに対象者を決めたりするだろう。また，評価の方法はどのようにすればよいかも考えねばならない。このように考えねばならないことはたくさんあるのが普通である。このあたりをいい加減にすると「データ」は集まったが何をどのように分析すればよいか困ることになる。結局，これはデータに対する考えが未熟なままに調査，研究を始めたためである。既存の文献を研究したり，調査項目の選定やさらにそれに対する分析方法の検討なども，実はこの段階に行っていないとよいデータは得られないだろう。

▶ データ解析　　**データ解析** data analysis とは，単にデータの解析，分析を行うことを意味す

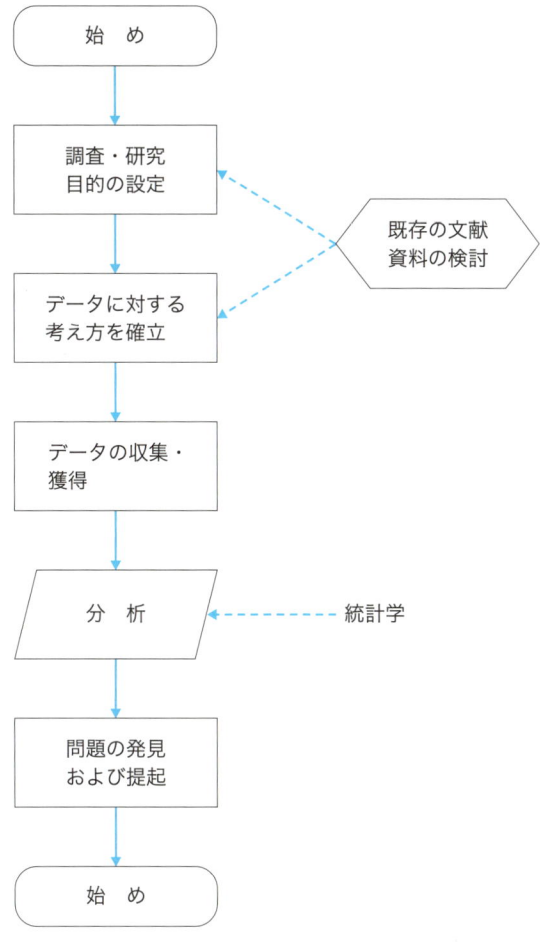

図2 データ解析の過程

るのではない。それは**図2**に示したように、調査や研究目的の設定から、データに対する考え方、実際のデータ収集、分析、問題発見・提起などを含むもので、さらに次のデータ解析に至るまでの一連の過程を包含しているのである。

図2では「始め」があって「終り」がない状態を表わしている。これは、1つのことを調べると、さらに多数の疑問なり問題なりが、新たに出現するのが普通だからである。また、統計学がデータ解析の中で果たす役割は、主に分析のときだけであることもわかるだろう。ある意味で統計学はただの道具である。しかし、ただの道具だからといって軽視すべきではない。名人とよばれる職人は、道具を自分の手のように自由自在に操ることができるから名人なのである。

最近では、コンピュータの普及につれ、研究者が統計学の方法をまったく知らなくても、それなりの分析ができるようになった。一面、便利で時間の無駄の少ない好ましいことではあるが、データの誤記入などをチェックせずにそのままコ

ンピュータで解析してしまう可能性がある。また，複雑な分析を行った場合，研究者がその結果を解釈するのが困難であったり，誤った判断を下すことすらある。これらのことを避けるためにも，調査・研究を行う者は看護学の分野に限らず，統計学の知識を一通り備えておく必要がある。

Chapter 2

データの集め方
統計学に沿ったデータの選び方

　実際に何かの目的を定めて，研究を始めようとする場合，第一に問題となるのはデータをどのようにして集めるかである。考えねばならないことはたくさんある。対象となる集団は何か，また実際の調査対象をどのように選ぶか，質問紙などはどのように作成すればよいのか，など考え出すときりがない。ここではこれらのうち，母集団と標本について主に述べることにする。

母集団と標本
――分析の対象となる概念上の集団と実際にデータを集める対象との関係

　研究目的として，患者の苦痛や苦悩に対して，看護師がどのように推察しているのか，その程度を調べたいものとする。

　調査の対象となるのは誰であろうか。それは明らかに「看護師」である。そうなると，世界中の看護師が概念上は対象ということになる。このように，概念上の対象集団を**母集団** population とよぶ。

▶母集団

　もしも，この研究が「日本人の看護師」のみを念頭においているのならば，日本人の看護師が母集団となる。また，患者の苦痛に対する看護師の推察度が文化的背景によって異なるものと考えられる場合，2つ以上の国での比較を行うこともある。例えば，米国と日本の比較をするなどが考えられる。この場合，「米国の看護師」と「日本の看護師」はそれぞれ異なった集団として仮定される。すなわち，2つの異なる母集団があるものと考えて研究が行われることになる。

　母集団は必ずしも，その全員について調査できるわけではない。一般に，母集団を構成する人数は極めて多く，全員について調査を行うのは，国の行政レベルでないと実現は不可能である。そこで，実際は母集団の一部分を取り出して，調査対象や研究対象とすることが多い。これを**標本** sample とよび，そのような操作を**標本抽出** sampling という。母集団と標本の関係は図3のようになる。

▶標本
▶標本抽出

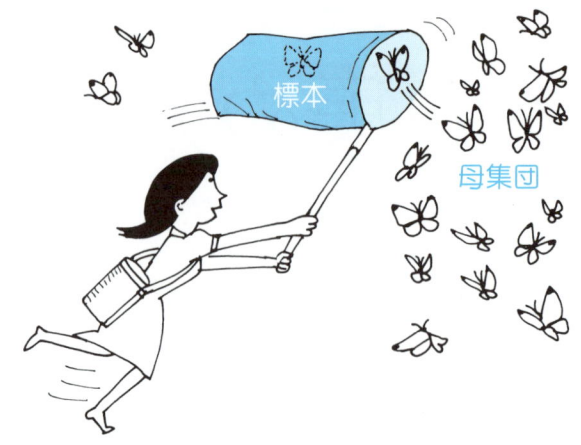

統計では母集団の一部を抽出したものを「標本」という。

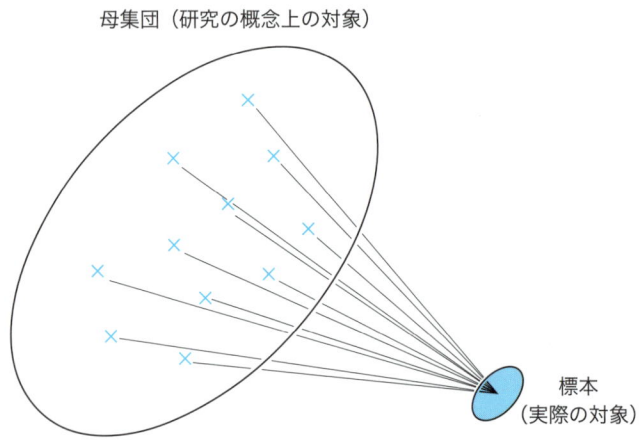

図3　母集団と標本

　統計学の手法を用いて，標本のデータを分析する場合，その標本がどのようにして選び出されたかによって，分析結果のもつ意味が大きく異なってくる。ある場合には，少数のデータから母集団がもつ各種の特性を推し測ることも可能であるが，ある場合には，そのようなことがまったく不可能になる。

　調査や研究を行うのは，通常はその母集団について何かを明らかにしたいという目的があるのだから，そのためには統計学が要求する標本抽出法を用いる必要がある。

標本の抽出法 ─── 統計学が要求するデータの集め方

　統計学では標本を選ぶ場合,「完全にでたらめ」に選ぶことが基本になっている。「完全にでたらめ」とは,言い換えると,選ぶ側にこの人を選ぼうとか,あの人はよそうとかの作為を入れないことを意味している。そこで,統計学ではこれを**無作為抽出法** random sampling とよんでいる。これには,いくつかの方法があるが,ここでは主な方法を4つだけ述べる。

▶無作為抽出法

●**単純無作為抽出法** simple random sampling

　この方法では,母集団全員についての氏名などのリスト（一覧表）が必要である。例えば,前述のように日本の看護師について,苦痛の推察度を調べるのならば,日本中の看護師のリストが必要である。少なくとも,病院に勤務している者のリストは必要である。このようなリストをもとに,全員に一連番号を1,2,3……,100……,1000……のようにつける。次にくじ引きのように,必要な数だけ番号を決め,標本にする。実際には,番号を決めるために,**乱数表**を用いることが多い。

▶乱数表

　乱数表とは,**表1**に示したように,0から9までの数字が,無作為に並べられた表のことである。乱数表の使い方としては,例えば眼を閉じて,上から鉛筆を落とし,何ページ目の乱数表を使うのかを鉛筆の落ちた点の数字をもとに決める。さらにもう一度鉛筆を落として,どこの位置から読むのかを決めたりするが,簡略な方法としては,その落ちた場所から横や下に,順に数字を読んで行き,端ま

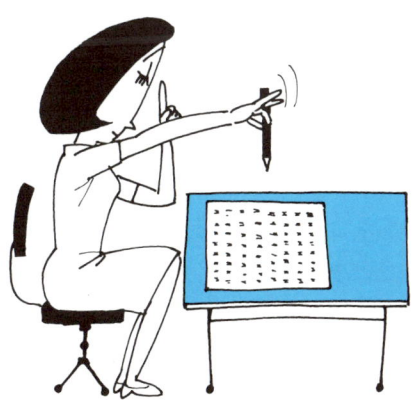

乱数表による無作為抽出

表1　乱数表の一部

	1	2	3	4	5	6	7	8
1	77 24	92 33	85 81	39 49	98 57	15 10	91 22	18 36
2	10 60	71 40	14 61	64 48	49 68	08 13	35 25	01 06
3	36 56	87 24	41 33	02 52	00 88	31 46	24 71	34 11
4	00 16	55 84	69 18	29 13	34 01	48 60	36 34	06 77
5	57 33	06 63	31 60	(62 95)	45 95	38 75	90 42	34 12
6	50 16	86 05	28 11	22 95	75 19	71 53	42 93	15 05
7	90 50	31 46	94 33	31 49	13 42	48 60	22 19	74 98
8	74 84	20 69	07 95	82 09	53 46	39 04	38 79	95 51
9	57 06	07 93	42 48	26 90	30 50	42 43	91 35	95 44
10	77 50	23 58	58 18	47 35	74 04	66 42	99 33	90 54

で達したら次の行や列に進むという方法も用いられる。ただし，数字を何桁に区切って読むかは，対象となる母集団の大きさ（リストに記入された人数）による。例えば，今8,000人の看護師リストが集まっており，このうち100人を抽出したいとする。鉛筆を落とした場所が表1の5行4列目（縦が5の位置，横が4の位置）であったとする。そうすると，数字としては最高8,000番までであるので4桁ずつ読んでいく必要がある。数字を横に読んで行くとはじめが6,295番，次に4,595番，3,875番のようになる。この番号と一致する番号をもつ者を抽出することになる。ただし，次の番号は9,042であり，これは8,000より大きいので捨てることになる。また，一度選んだ番号と同じものが選ばれることもあり得るので，そのような場合も同様に，それを無視して抽出を続ける。数字を読んでいて，一番端まで達した場合は，下の行に移って同様に読み進めばよい。このようにして，必要な標本数，この場合は100に達するまで抽出を続ればよい。

　単純無作為抽出法は全ての無作為抽出法の基本であり，この方法の考え方を理解することは重要である。しかし，この方法では母集団が比較的小さい場合はよいが，数万，数十万といった人間集団を扱う場合，実施が極めて困難になる。そのような大集団の個人のリストを作成することは，手作業ではほとんど不可能であろう。また，リスト作成に必要な資料を入手するのも難しいと考えられる。このため，通常は比較的小さな母集団が仮定される場合に用いることになる。

　従来，標本抽出の際には上記のように，乱数表を使用することが多かったが，最近では上記の手順をコンピュータを用いて行うのが普通である。

● **系統抽出法** systematic sampling
　単純無作為抽出法と似た方法であるが，系統（的）抽出法では，はじめの1標

本だけ乱数表などで選び，以後の抽出は一定の間隔をおいて行う点で異なる。この方法だと，1度だけ乱数表を用いればよいので，手間数がずっと少なくなる。はじめに抽出された番号は**スタート番号** start number，その後の抽出の間隔は**抽出間隔（サンプリング間隔** sampling interval）とよばれる。また系統抽出法は，抽出間隔が一定で等しいため，**等間隔抽出法**ともよばれる。

▶スタート番号
▶抽出間隔
▶サンプリング間隔
▶等間隔抽出法

　では，この方法で，8,000人の看護師リストから100人抽出する場合を考えてみよう。まず，8,000を100で割ると，80となるので，抽出間隔は80となる。次に，スタート番号を決める必要があるが，これは1番から80番までの数字を乱数表で選ばねばならない。先ほどと同様に，鉛筆が5行4列目に落ちたとする。この場合は数字は2桁でよいので，62が選ばれることになる。もしも選んだ数字が80を越えるものであれば，その隣のものを採用すればよい。標本の抽出は，62番，142番，222番のようにとり，最後の7,982番まで続ける。この手順は**図4**のようになる。

　ところで，この方法の困った点は実際の場面では抽出間隔が，あまり使いやすい数でない場合が多いということである。例えば4,650人から100人抽出する場合，抽出間隔は46.5となってしまう。そこで，はじめは46，次は47のように交互に抽出間隔をかえて行う必要がある。しかし，この方法は間違いやすく，あまりよい方法とは思えない。そこで抽出間隔を40のように切れのよい数にし

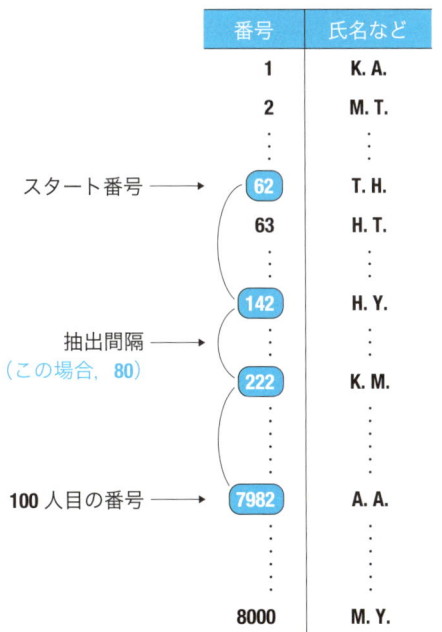

図4　系統抽出法の例

て，標本抽出を行う。そのようにすると，標本の数は116となるが，このうち余分な16の標本を乱数表を用いて無作為抽出し，残りの100例を標本に用いればよい。無作為抽出の方法は，前途の単純無作為抽出法を用いればよい。ただし，このように切れのよい数を用いて抽出を行う場合，抽出の途中で必要な標本数になったからといって，そこで抽出を終えてはいけない。抽出は必ず最後まで行い，その後不必要な分だけ無作為に除くようにしなければならない。

系統抽出法は単純無作為抽出法に比べ，実施が簡単であるが，やはり母集団を構成するものの全リストが必要である。この点から，あまり大きな集団には使用できない。また，一定の間隔で抽出をくり返すので，もとになるリストの番号のつけ方，個人の並び方などに周期性があると，偏った標本を得ることになる。そのため，個人リストを作成する場合，なるべく並べ方が無作為になるようにすべきである。

● **多段抽出法** multi-stage sampling

現在，日本には看護師約88万3千人および准看護師約41万1千人が就業している（平成19年末）。もしもこの中から100人だけ抽出し，調査を行うとすれば，上記の2方法による抽出法が極めて困難であることが理解できよう。このように，対象となる母集団が全国規模で，かなり大きなものである場合，多段抽出法とよばれる方法が用いられる。

多段抽出法では一度に標本となる対象者を決めるのではなく，何段階かの操作を経て標本を抽出する。例えば，まず全国を都道府県別に分け，調査を行う都道府県をいくつか無作為に抽出する。次に，抽出された都道府県にある病院や診療所のリストを作る。そして，単純無作為抽出法によって，調査を行う病院などをいくつか抽出する。最後に，抽出された病院に勤務する看護師のリストを作り，無作為に抽出すればよい。この手順は**図5**に示したようになり，3回の無作為抽

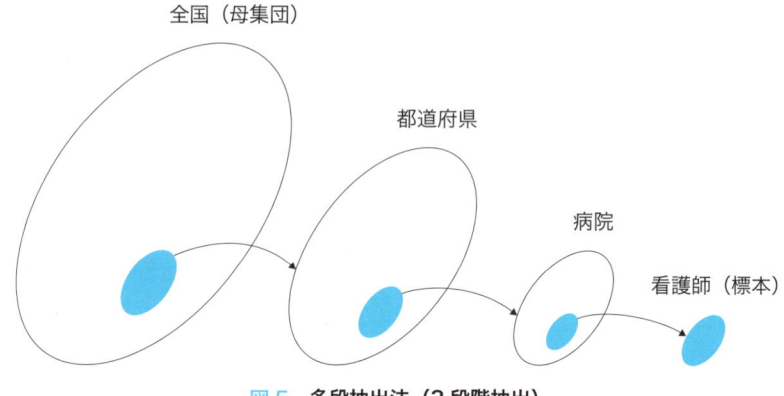

図5　多段抽出法（3段階抽出）

出によっているので，3段階抽出ということになる。

　標本を最終的に抽出するまでに，何回の抽出があるかにより，2回なら2段階抽出，4回なら4段階抽出となる。例えば，抽出が，都道府県，市郡，病院，最後に看護師と行われた場合は，4段階抽出となる。

　多段階抽出法では，個人に関してのリストは最終段階においてのみ必要とされるので，前述の2方法に比べて，個人に関しての資料の収集がずっと楽になる。ただし，複数回の抽出を行うため，抽出された標本に思いもよらない**偏り（バイアス** bias）が入りこむ可能性がある。都道府県の人口を考えると，500万人以上が9都道府県，300〜500万人が1県，100〜300万人が29県，100万人未満が8県ある（平成19年）。当然，人口によって病院の数も異なるだろう。そうすると，東京のような大都市の病院に勤務する看護師は，それだけ標本となる可能性は小さくなる。逆に鳥取県のように人口が60万余りである県の病院に勤務する看護師は，標本に選ばれる可能性が高いことになる。結局，人口の多い大都市に比べ，人口の少ない小都市から多くの標本が選ばれる可能性が大きくなるだろう。また，それによって何らかの偏りが生じることも否定できない。このようなことが予想される場合，人口などによって，あらかじめ都道府県をいくつかのグループに分け，各グループ内で多段抽出を行うようにすれば，人口による不公平を取り除くことができるだろう。

▶偏り
▶バイアス

●層別抽出法 stratified sampling

　100人の看護師を上記の3方法のうちの1つを用いて抽出したとしよう。研究の目的は，患者の苦痛に対して，看護師がどのような推察をするかを調べたいとする。

　さて，ここで1つの問題が生じる。それは，各看護師の専門により，患者が大きく異なるということである。内科，外科，産科，小児科，精神科などにより，患者は異なり，当然それによって看護師の患者に対する推察の度合いも異なるだろう。もしも，これらを一緒にして，全体的にみた場合の結果でよいとしても，果たして抽出した100人が，母集団と同様の構成をしているとは限らない。内科の看護師が極端に多く抽出されることもあれば，小児科ばかりかもしれない。

　このようなことが起きないようにするには，まず抽出の前に，母集団を専門別に分けておき，その各グループから，全体に対する割合に応じて，無作為抽出を行えばよい。もしも，母集団での内科勤務者の割合が30%であるのなら，100人抽出するうちの30人を内科の看護師から選べばよい。このように，母集団を専門別などに分割することを**層別化**といい，分割した各グループを**層**という。そして，各層の大きさに応じて，標本抽出を行う方法は，**層別抽出法**とか**層化抽出**

▶層別化　▶層
▶層別抽出法

▶層化抽出法　**法**とかよばれる（**図6**）。

　層別抽出法による標本は，母集団のもつ各種特性をよく具備している可能性が高い。そのため，各種の統計的手法が完全に利用できる，極めて優れた抽出法である。しかし，母集団の特性のうちの1つは少なくとも事前に知っている必要がある。すなわち，前述のように専門科別に層別化するのなら，その構成割合などが知られている必要がある。実際問題として，そのような場合はまれであり，もしもそれを調べようとしても，時間，労力，費用などの点から，実施は困難なことが多い。このため，対象となる母集団に対して既に報告された資料などがあり，それを利用できる場合にのみ，この方法を用いることが可能となる。

　これまで無作為抽出法について，4つの方法について述べてきた。統計学的には，標本は無作為に抽出されねばならないが，果たしてこれらの方法が実際の場面でうまく使えるであろうか。おそらく，答えは「ノー」であろう。町村レベルで，何か公衆衛生的な問題に取り組むのであれば可能かもしれないが，ある疾患の患者のケアとか看護師の意識調査などとなると，母集団は極めて大きくなり，とても手におえなくなるだろう。通常は，自分の勤務している病院か，もしくは数カ所の病院の協力で調査・研究を行うのが大部分であろう。このような場合，いくら標本抽出を行っても，結局いえることはその病院についてのことだけになり，より大きな母集団（日本中のとか，世界中のとか）について，一般化することはできない。この問題に対しての1つの答えは，**有意選択法**とよばれる方法

▶有意選択法
を用いることにある。

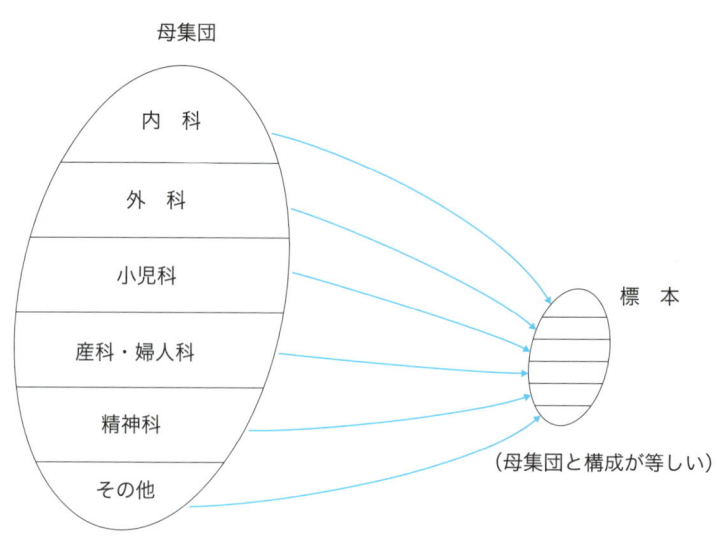

図6　層別抽出法

有意選択法とは，完全な無作為抽出標本が得られない場合，母集団の各特性をよく反映していると考えられる患者などを，何人かの専門家によって選び，それを標本として用いる方法である。当然，判断には個人差があるので，その点で問題の多い方法である。しかし，十分な経験をもつ専門家が，既存の資料を最大限に利用した判断であれば，信頼性のかなり高いデータを得ることができるといわれている。重要な点は，標本が母集団の代表として十分であるかということである。いい加減な判断で行うことは，厳に慎しまねばならない。

　好ましい方法とはいえないが，実際上，病院や診察所で何か調査や研究を行うとすれば，有意選択法に依らざるを得ないかもしれない。

　なお本章では主に統計学的な無作為抽出法について述べたが，**国勢調査**のように母集団全員が対象になることもある。このような調査法は**全数調査**とか**悉皆調査**とかよばれるが，費用，労力，時間の点から，個人や少数のグループでの調査ではあまり用いることはできないことが多い。

▶国勢調査
▶全数調査
▶悉皆調査

Chapter 3

1変数についての解析
1つの事柄を分析するための方法

　データについての基本的考え方と，実際にデータを得るための標本の抽出方法は，これまでの説明で理解できただろうか。本章ではいよいよデータを用いての分析について説明する。

　統計学はその手法によって，大きく2分類することができる。1つは，標本から得たデータがどのような特性をもつのか，図や表を用いてデータを「記述」する方法である。そのような方法を，**記述統計学** descriptive statistics とよぶ。もう1つの方法は，標本データを用いて，対象となる母集団の各種の特性値（**母数** parameter とよぶ）を予測，推定し，また複数の母集団での特性値の比較を行うための手法である。その方法は，**推測統計学** inductive statistics とよばれる。

▶記述統計学
▶母数
▶推測統計学

　本章ではデータを記述するための方法を述べ，次にデータのまとめ方，そして母集団での各特性値の推定の方法などを述べる。新しい用語も多く出てくるが，用語を確実に覚えることは必要なことである。しかし，より重要なことはその用語の意味を理解することである。

変数とは ——— 変数のもつ意味

　ある患者に対して，どのくらいの看護量が日常必要とされるのかを調べたいとする。これは患者の疾患にもよるし，重症度などによっても異なるだろう。また，必要とされる看護の量をどのように測るのかも問題となろう。ここでは，ベッドを作ったり，体温の測定や血圧の測定などに要する時間によって，看護量を測るものとしよう。なお，説明を簡単にするために，1人の患者を看護しているものとする。

　血圧の測定にどのくらい時間を要するかを，50人の看護師について調べたとしよう。大部分の者は1～2分間で血圧測定を行うことだろう。しかし，看護

師によっても，調査対象によっても，血圧測定時間は変化するものである。このように，測定によって値がいろいろと変わるものを**変数** variable とよぶ。例えば患者の血圧なども，測定のたびに若干の変動があるのが普通で，血圧値なども変数である。同様に血液型も変数である。個人にとっては，A 型の人は A 型以外ではありえないが，調査者や研究者側からみると，血液型は対象によって，A, B, AB, O と 4 種類あり，調べるまでそのうちのどれになるかわからないのである。これは，サイコロの目が 1 から 6 まであるのを知っていても，実際にサイコロを投げた場合，どの目が出るかはわからないのと同じである。

▶変数

ところで，サイコロの目は 1 から 6 まであるが，そのうちどの目が出るのも同じ可能性があることを我々は知っている。そうでなければ，サイコロを使った賭博は存在しなくなるだろう。このように，サイコロのそれぞれの目は，同じ可能性なり確からしさをもっている。この「確からしさ」は**確率** probability とよばれている。サイコロの目の場合は，1 から 6 まで目があるから，1 つの目についての 1 回投げることの確率は 6 分の 1 ということになる。このように，サイコロの目は 1 から 6 までであり，かつ各々の目には一定の確率があることになる。このような変数は，とくに**確率変数** random variable とか**変量** variate とかよばれている。

▶確率

▶確率変数　▶変量

同様のことが ABO 式の血液型についてもいえる。日本人の血液型はほぼ A 型 40％，O 型 30％，B 型 20％，AB 型 10％の割合であろうと考えられている。これは正確な数字ではないかもしれないが，血液型というものでさえ，ある一定の確からしさ，すなわち確率をもつということである。もしも，ある患者を無作為に選び，その血液型を調べようとすれば，可能性として A 型が最も大きいこと

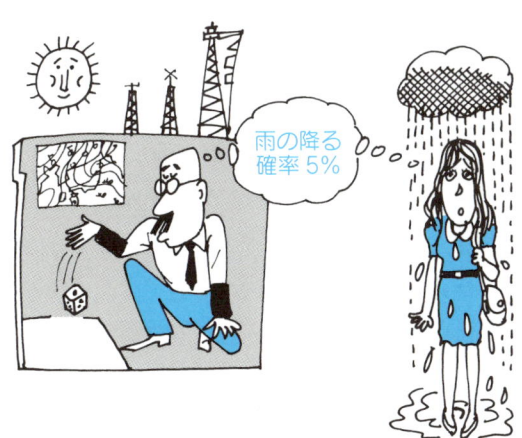

天気予報で用いられる「雨の降る確率」も，もともとは統計学の専門用語である。

になる。しかし，これは実際調べれば AB 型が多いということもあるわけで，理論上の予測が必ずしも実際のデータと一致するわけではない。

　看護師による血圧測定時間はどうであろうか。測定の技術に個人差はあるだろうが，いくら早くても 10 秒ではできないだろうし，30 分もかかる者もいないだろう。そのように考えると，大部分は 1 〜 2 分に集中するだろう。すなわち，血圧測定時間は 1 〜 2 分の間の確からしさ，確率が高いものと考えることができる。ただ我々はその正確な値を知らないだけである。このように，調査者にとっては血圧測定時間も確率変数になり得る。ある調査にとっては，この確率について知ることが問題である場合さえもあるだろう。

　一般に，我々を取り巻くあらゆる現象は，ある確率をもって出現すると考えても間違いないであろう。ただ，それがどのような値になっているのかを，我々は知らないだけなのである。

　これまでに，変数，確率変数，変量などの意味を述べてきたが，本書では確率変数や変量のことも単に「変数」として記すことにする。

分布を描く────図を描くことの重要性

　前述したように，血圧測定時間などのデータは，ある範囲にわたっており，その内の 1 〜 2 分のところに人数が多くいることが予想されるが，実際はどうであろうか。一般にある変数は，特定の範囲の間の値をとるが，このとり方，ある値では人数が多く，他の値では人数が少ないなどの状態を **分布** distribution とよぶ。これは言い換えれば，各人がある物差しに沿ってばらまかれた，つまり分配された（distribute）結果といえる。

▶分布

　血液型やものの好き嫌いなどの質的データの場合は，比較的簡単に分布を知ることができる。例えば，仮に 1 万人の血液型を調べたとしても，全てのデータは A，B，AB，O の 4 つに分類されてしまうのであるから，A 型の人数，B 型の人数なりを調べれば，どこが少なく，どこが多いかはすぐに明らかになる。しかし，これが血圧やコレステロール値などの量的データではそうはいかない。個人の数値をどのように分類し，まとめるかはそう簡単ではない。

　ここでは，量的データの分布に関して，表や図にまとめる方法をいくつか紹介しよう。

● 度数分布表 frequency table

　ある患者の血圧測定を 45 人の看護師に行わせたところ，**表 2** のような測定時間であったとする（架空例）。表 2 のようなデータをみても，全体的な傾向を把握することは困難である。このように**生データ**（**素データ** raw data）のままでは通常，そこから何かを探り出すことは不可能である。1 つの方法として，各データを大きさの順に並びかえることが考えられる。**表 3** は，表 2 のデータを順序づけた場合のリストを与えるものである。表 3 は明らかに表 2 よりも改良されている。データは大きさの順に並べられているため，それだけ見やすいものになっている。しかし，表 3 だけでは，看護師の血圧測定時間の分布に関しての情報を，見てそのまま理解できるわけではない。すなわち，どのくらいの時間に最も人数が多いのかなどは，1 つひとつ数え上げる必要がある。そのためには，度数分布表を作成すればよい。

▶生データ
▶素データ

　まず各データを大きさに従って区分するために，測定時間などの範囲をいくつかに分ける。例えば，20 秒未満，20 秒以上 30 秒未満，30 秒以上 40 秒未満のように範囲を決める必要がある。このような範囲を，**階級** class とよぶ。また階級の幅は**級間** class interval，階級の中央の値は**級心** class mark（**階級値**ともいう）とよばれる。

▶階級
▶級間　▶級心
▶階級値

　ここでは，10 秒きざみに階級を設定して，表 3 のデータから度数分布表を作成してみよう。**表 4** がその度数分布表である。20 秒未満では 1 人，20 秒以上

表 2　血圧測定時間（秒）

時間	時間	時間
94	62	108
99	80	62
49	78	119
80	116	109
175	88	71
102	26	30
127	111	101
38	134	92
56	79	92
18	107	82
83	126	119
82	58	94
105	123	92
63	75	94
111	52	83

表 3　血圧測定時間の順序づけられたリスト

No.	時間	No.	時間	No.	時間
1	18	16	80	31	102
2	26	17	80	32	105
3	30	18	82	33	107
4	38	19	82	34	108
5	49	20	83	35	109
6	52	21	83	36	111
7	56	22	88	37	111
8	58	23	92	38	116
9	62	24	92	39	119
10	62	25	92	40	119
11	63	26	94	41	123
12	71	27	94	42	126
13	75	28	94	43	127
14	78	29	99	44	134
15	79	30	101	45	175

表 4　血圧測定時間の度数分布表

階　　級	度　数	相対度数（%）	累積度数	累積相対度数（%）
10 〜 20 秒	1	2.2	1	2.2
20 〜 30	1	2.2	2	4.4
30 〜 40	2	4.4	4	8.9
40 〜 50	1	2.2	5	11.1
50 〜 60	3	6.7	8	17.8
60 〜 70	3	6.7	11	24.4
70 〜 80	4	8.9	15	33.3
80 〜 90	7	15.6	22	48.9
90 〜 100	7	15.6	29	64.4
100 〜 110	6	13.3	35	77.8
110 〜 120	5	11.1	40	88.9
120 〜 130	3	6.7	43	95.6
130 〜 140	1	2.2	44	97.8
140 〜 150	0	0.0	44	97.8
150 〜 160	0	0.0	44	97.8
160 〜 170	0	0.0	44	97.8
170 〜 180	1	2.2	45	100.0
計	45	100.0		

30 秒未満（20 〜 30 秒）では 1 人，30 〜 40 秒では 2 人いることがわかる。このように，各階級に含まれる人数を**度数**（**頻度** frequency）という。また，全体の人数に対する各階級の度数（人数）の百分率を**相対度数**（**相対頻度** relative frequency）とよぶ。すなわち，

度数 ▶　頻度 ▶
相対度数 ▶
相対頻度 ▶

$$\text{相対度数} = \frac{(\text{その階級の度数})}{(\text{全体の人数})} \times 100 \, (\%)$$

である。例えば，10 〜 20 秒の度数は 1 なので，相対度数は，

$$\frac{1}{45} \times 100 ≒ 2.2$$

となり，およそ 2.2％ ということになる（記号 ≒ は「ほぼ等しい」という意味）。ときどき，この相対度数の合計がぴったり 100％ にならないことがある。これは，途中で四捨五入などの操作を行うためであるが，仮に合計が 99.9％ であったとしても合計は 100％ とする。計の欄に 99.9 などの数字を記入したり，もしくは，

どこかの階級の相対度数に 0.1 を加えるなども行うべきではない。その理由は，相対度数が全体の人数を 100 と考えた場合の割合を示すものだからである。全体が 99.9 であったり，100.1 では根本的に誤りなのである。同じように，各階級の相対度数はどんな理由があるにしろ，0.1 を加えたりすると，それはもう正しい値ではない。結局のところ，合計が 100% にならないにしろ，表 4 の計の度数は 45 であり，全体の人数は 45 なのだから，(45/45)×100 は常に 100% となる。表 4 の場合は，相対度数の合計は完全に 100% になるが，そうでない場合でも，常に合計の欄の相対度数は 100% と記載すべきものなのである。

さて，表 4 の相対度数の隣りに「累積度数」の欄がある。**累積度数** cumulative frequency とは，その階級までの度数の合計（累積）を示すものである。表 4 では，10〜20 秒の度数は 1 なので累積度数も 1 となり，次に 20〜30 秒の度数は 1 なので累積度数は，直前の階級の累積度数 1 にこれを加えて，2 ということになる。同様に，30〜40 秒では 4 ということになる。このような操作を最後まで続けると，最後の階級 170〜180 秒では必ず累積度数は全体の数 45 になる。そのため「計」の欄に，累積度数を記入する必要はなく，表 4 のように斜線を記しておく。

▶累積度数

各階級の累積度数の全体の人数に対する割合（%）を，**累積相対度数** relative cumulative frequency とよぶ。すなわち，

▶累積相対度数

$$累積相対度数 = \frac{(各階級の累積度数)}{(全体の人数)} \times 100 (\%)$$

によって求められる。

累積相対度数は，その階級までに何 % の者がいるのかを示すものであり，例えば，80〜90 秒で 48.9% となっているのは，90 秒未満の者が 48.9% いることを示している。

ここまでの説明で度数分布表の作成が行えるものと思う。しかし，度数分布表では情報が数字で与えられるため，直観的な理解があまりうまくいかないという欠点がある。そこで，視覚的に分布の形状を理解するために，分布を図に描くことがよく行われる。そこで，以下にいくつかの分布図を描く手法を説明しよう。

●ヒストグラム histogram

図 7 に，血圧測定時間の度数分布図をヒストグラムによって示した。図の描き方は，縦軸に度数をとり，横軸に血圧測定時間を定める。横軸の血圧測定時間

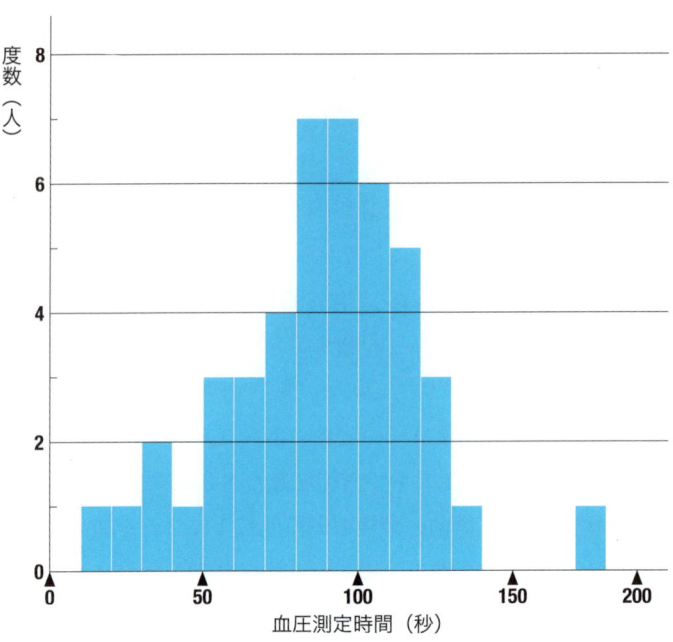

図 7 血圧測定時間の度数分布図（ヒストグラム）

を等間隔に区切り，適当な間隔ごとに目盛りが入れてある。縦軸も同様に等間隔に目盛りが入れてある。この場合，間隔のとり方は常に等しくとる必要がある。例えば，50 ～ 60 秒の幅を 1 cm にとったのならば，他も 10 秒が 1 cm になるようにする。また，これは度数の目盛りも同様であり，一定の間隔で度数を目盛るようにする。

　このように，縦軸と横軸を引いたならば，次に各階級の度数に応じて，長方形の棒を描けばよい。長方形の面積によって，その階級の度数を表わすのがヒストグラムである。通常は，長方形の幅を各階級の級間（幅）に一致させ，高さをその階級の度数分だけとる。図 7 のようなグラフはヒストグラムとよばれるが，**棒図表** bargraph（**バーグラフ**）とよぶこともある。

▶棒図表
▶バーグラフ

　図による表示によって，一目で分布の形状が理解できるだろう。80 ～ 100 秒の間が最も度数（人数）が多いことなどが，すぐにわかる。図 7 は，多少でこぼこがあるにしろ，山が 1 つの比較的きれいな分布をしている。

　図のでこぼこは，実は全体の人数が 45 人しかいないのに，階級を細かく分けたことに，1 つの原因がある。一般に，分布の形状を知るためには階級の数を 10 以下にすることが望ましいといわれている（図 7 の例では 45 人を 17 段階に分けたことになる）。正しい階級の数というものは存在しないが，1 つの目安となる基準がいくつか提案されている。ここでは**スタージェスの方法** Sturges' formula について述べよう。階級の数については，

▶スタージェスの方法

$$\text{階級数} = 1 + 3.32 \times \{\text{常用対数(人数)}\} \qquad (3)$$

によって決める。次に，データから変数の最小のもの（最小値という）と最大のもの（最大値）を求める。そして，最大値と最小値の差をとり，データの範囲を求める。この範囲を階級数で割ることにより，1つの階級の幅を求めることができる。ただし，一般にこのようにして求めた級間が必ずしも，10，15，20などの切れのよい数になることはないので，適当に級間を変更した方が，表や図を描く場合，より都合のよいものになることが多い。

例3 45人の看護師の血圧測定時間のデータから度数分布表を作る場合，(3) 式によると階級数はいくつになるであろうか。

$$\text{階級数} = 1 + 3.32 \times \{\text{常用対数(45)}\} = 1 + 3.32 \times 1.65 \fallingdotseq 6.5$$

となる。6.5は整数ではないので，ここでは階級数を7としよう。次にデータの最小数は18，最大数は175なので，範囲は157となる。157を7で割ると，約22.4であるから，ここでは級間を20にとることにしよう。階級は，〜20秒，20〜40秒，40〜60秒のようにとることにする。このようにして，度数分布表を作り，図に示したものが，**図8**である。

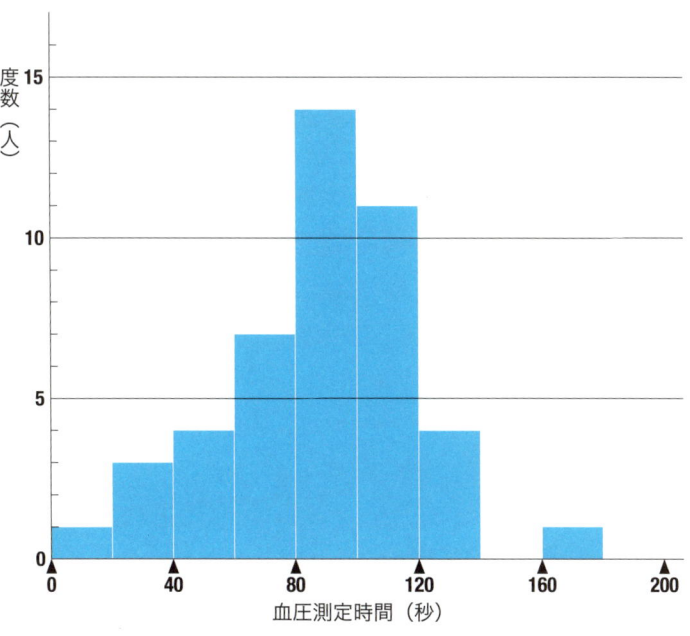

図8　階級数を変えた場合のヒストグラム

図8は図7に比べ，その分布の形状がより滑らかになっていることに注意しよう。このように，階級の幅の決め方により，分布を図に描いた場合，その印象も大きく変わることがある。同様に，分布の形状を変えてしまう方法に，縦軸の目盛りのつけ方がある。縦軸は，よほどの理由がない限り，原点（0）から目盛るべきであるが，人数が多い場合などは0以外の10や100などから目盛ったり，またある階級だけ人数が多かったりすると，縦軸の途中に切れ目（波線）を入れたりすることがある。これは，分布の形状を故意に変えるものであるから，厳に慎むべき方法である。

　さて，ここまでは縦軸に度数をとった場合について述べてきたが，縦軸に相対度数や累積度数をとった場合でも同様にしてヒストグラムを作図することができることは，いうまでもないことである。

●折線図 polygon

　上述のヒストグラムは，度数や相対度数を高さにとり，級間（階級の幅）を横幅にとって，長方形を作ることで，各階級の頻度などを示すようになっていた。よく似た方法として，各階級の級心（真中の値）の位置の真上に，高さとしてその度数などをとり，そこに丸印や×印などで，頻度を示す方法がある。印をつけたあとで，隣りの印を互いに直線で結ぶことにより，分布の形状を示すことができる。図9はこのようにして描かれたもので，図8とまったく同じデータを使

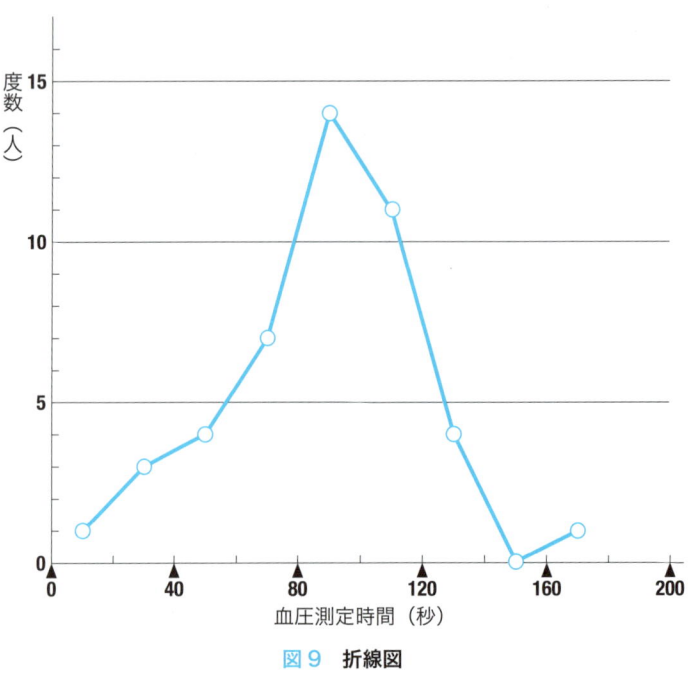

図9　折線図

用している。図9のように，各階級の度数に関して作成されたものは**度数折線図** frequency polygon（**度数多角形図**，度数ポリゴン）などとよばれることもある。

▶度数折線図
▶度数多角形図

折線図もヒストグラムと同様に相対度数や累積相対度数などを示すために，極めてよく使用される図である。

●幹葉表示 stem-and-leaf display

ここまで，表3の血圧測定時間のデータをもとに，度数分布表の作り方やその結果を図示する方法などについて述べてきた。ところで，度数分布表は各データをいくつかの階級に分類してしまうため，もとのデータの数値がいくつであるかという情報を失ってしまう。また，ヒストグラムや折線図にしろ，分布の形状を示すことはできても，データの詳細な情報を伝えることはできない。このような両者の欠点を補うために，Tukey, J. W. によって「幹葉表示」とよばれる方法が考案されている。

図10は，表3の血圧測定時間のデータをもとに，それを幹葉表示で示したものである。

データから幹葉表示を作成することは，極めて容易である。まず，データを2つの部分に分ける。図10の場合は，下1桁の数字とその他の部分に分けている。例えば，測定時間が80〜90秒であるデータは，80, 80, 82, 82, 83, 83, 88

```
 1 *  8
 2 *  6
 3 *  0 8
 4 *  9
 5 *  2 6 8
 6 *  2 2 3
 7 *  1 5 8 9
 8 *  0 0 2 2 3 3 8
 9 *  2 2 4 4 4 9
10 *  1 2 5 7 8 9
11 *  1 1 6 9 9
12 *  3 6 7
13 *  4
14 *
15 *
16 *
17 *  5
```

図10　血圧測定時間の幹葉表示

の7つである。この7つの数値で上1桁の8という数はすべて同じであり，下1桁のみが異なるので，8＊のように書くことにする。＊の所に0がくれば80になり，2がくれば82になるわけである。図10の左側に，1＊から17＊が並んでいるのは，上記のことを示すものである。8＊の所を横にみると，0022338のように数字が並んでいる。これは，80が2つ，82が2つ，83が2つ，そして88のデータが1つあることを示している。このような操作を全てのデータについて行った結果が図10となるわけである。そして，左側と右側を分けるために縦軸が引かれているが，これが**幹** stem となり，右側が**葉** leaf というわけである。

幹▶ 葉▶

　幹葉表示を用いることで，データを全て提示し，かつ分布の形状も表示することができることが，図10から明らかであろう。

　ところで幹葉表示の作り方では，何もデータを下1桁とその他に分ける方法に限らない。下1桁の数字が0〜4を＊とし，5〜9を●と書くこともできるし，下2桁の数字により，0〜19をA，20〜39をB，40〜59をC，60〜79をD，80〜99をEなどと書くこともできる。ただし，この場合には，葉の部分に書く数字は，1つのデータに対して2桁の数字を書く必要がある。図11は，表3のデータを上のように分けて，幹葉表示したものである。図11では，データは下2桁ずつ葉の部分に書かれている。

　上記のように，データのまとめ方，分布の形状の図示の仕方をいくつか述べてきた。このように，分布の形状を調べることは，自分のもっているデータを理解するために，極めて重要なことである。分布が左側や右側に偏っているのか，山が2つ以上あるのか，極端に他のデータから離れているものがないのかなどを調べるためには，分布図を描くことが勧められる。また，極端に大きな値や小さ

```
 A | 18
 B | 26 30 38
 C | 49 52 56 58
 D | 62 62 63 71 75 78 79
 E | 80 80 82 82 83 83 88 92 92 92 94 94 94 99
1A | 01 02 05 07 08 09 11 11 16 19 19
1B | 23 26 27 34
1C |
1D | 75
```

A：0〜19　B：20〜39　C：40〜59
D：60〜79　E：80〜99

図11　分け方を変えた場合の幹葉表示

な値をもつデータは，もしかすると測定のミスや，記入の誤りなどによるものかもしれない。そのような点を確かめ，よりデータを信頼性の高いものにするためにも，データ解析の一番最初に分布図を描くことを，多くの研究者は行うべきである。

分布の代表値 — データの代表となる数値は何か

前節でデータから度数分布表や分布図を作る方法を述べた。これらの方法は，対象となる集団の特定の変数についての分布の形状を知るために，極めて有用な方法であった。ここでは，何人かの標本から得たデータを用いて，その分布を「代表」するような数値を求める方法を述べよう。

ある変数の分布を代表するとは，どういう意味をもつのであろうか。それは，分布の代表となる数値のまわりの人数や頻度が，他のところに比べて最も大きくなるという意味をもつ。このような数値を**代表値** average とよぶ。 ▶代表値

代表値でよく使用されるものは，**平均値** mean，**中央値** median，そして**最頻値** mode の3つである。これらの3つの代表値は，英語ではすべて頭文字が m になっているため，略号で m と書いてもどれを示すのか定かではない。一般的にいうと，平均値は標本については $\bar{x}$（エックス・バー）や m を使い，母集団では μ（ギリシャ文字ミュー）を用いる。中央値は X_e（エックス・イー）や Me の記号を用い，最頻値は X_o（エックス・オー）や Mo の記号を用いることが多いようである。 ▶平均値 ▶中央値 ▶最頻値

代表値は，上述のようにある1つの数値であり，言い換えると，ある物差し上の一点を示すことになる。すなわち，ある1つの位置を示すために，**位置の尺度**とよぶこともある。 ▶位置の尺度

以下に各代表値の説明を述べることにする。

●平均値

平均値にはその計算方法により，**算術平均，幾何平均，調和平均**などいくつかある。しかし，通常よく使われるのは算術平均 arithmatic mean であり，平均値といえばこれをさすのが普通である。そこで，ここでは算術平均についてのみ述べることにする。 ▶算術平均 ▶幾何平均 ▶調和平均

算術平均は，ある変数についての各個人の観測値をすべて足し算し，これを標本の人数（標本数）で割ったものである。すなわち，

$$\text{平均値} = \frac{(\text{観測値の合計})}{(\text{標本数})}$$

となる。

例4 表3のデータから，血圧測定時間の平均値を求めてみよう。

観測値の合計＝18＋26＋30＋…＋134＋175＝3945

となる（式の途中の＋…＋は，この部分の数値を書くのを省略したことを示している）。45人の看護師について調べたのであるから，この場合，標本数は45となる。そこで平均値は，

平均値＝3945/45≒87.7

となる。このようにして，血圧測定時間の平均値は87.7秒と求めることができる。

●中央値

中央値は，ある変数のデータを大きさの順に並べたとき，その中央に位置する数値である。中央値は**中位数**とよばれることもある。実際に中央値を求める場合は，例えば血圧測定時間のデータが表2のようになっていたものを，表3のように大きさの順番に並びかえておく必要がある。次に中央の数値を求めればよいのだが，標本数により中央の求め方が異なる。

標本数が奇数の場合，例えば標本数が5だとしよう。そうすると，各観測値は1番，2番，3番，4番，5番のように順位がつけられる。仮に，観測値に等しいものがあっても，気にせずに順序をつけることにする（もしくは表3のようにデータを並べて，あとで通し番号をつける）。さて，標本数が5の場合，3番目のデータがちょうど真中にくることがわかるだろう。3番目は，上からも下からもまったく同じ順番になっている。これを計算で求めると，(5＋1)/2＝3というように求められる。一般に標本数が奇数の場合，中央値は，

$$\text{中央値} = \frac{(\text{標本数})+1}{2}\text{番目の観測値}$$

ということになる。

中央値

平均値

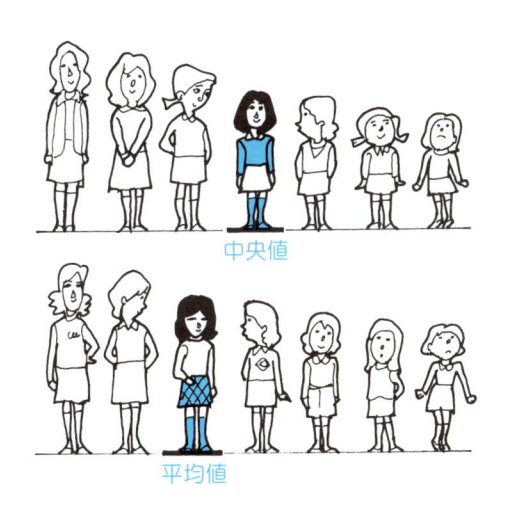

「中央値」と「平均値」の違いはちょっとわかりづらいかもしれない。文章をよく読んでその違いを理解しておこう。

　標本数が偶数の場合，中央に位置する数値はない。例として，標本数が4の場合を考えてみよう。1，2，3，4という順位が各標本につけられるが，中央の順位は2番でも3番でもない。しいて言えば，その真中の2.5番ということになる。実際にその順位にあたるデータはないので，2番目と3番目の観測値の平均値をとることにする。これを一般化すると，{(標本数)/2}番目の観測値と，{(標本値)/2＋1}番目の観測値を足して2で割ることになる。すなわち，

$$\text{中央値} = \frac{\left[\left(\frac{\text{標本数}}{2}\right)\text{番目の観測値}\right] + \left[\left(\frac{\text{標本数}}{2}+1\right)\text{番目の観測値}\right]}{2}$$

(6)

となる。

　上記のように，中央値の求め方は標本数が奇数か偶数かにより異なるので注意が必要である。

例5　表3から，血圧測定時間の中央値を求めてみよう。

　標本数は45と奇数なので，(5)式を用いると，23番目の観測値となる。23番目は92であるから，中央値は92秒となる。

　中央値は，各測定値の順位をもとに求められるものであるが，同様にして四分位数，十分位数，百分位数なども定義できる。**四分位数** quartile は，全体を大き

▶四分位数

さの順に，4分の1ずつの部分に分ける数値である．数値の小さい方から，**第1・四分位数** first quartile，**第2・四分位数** second quartile，**第3・四分位数** third quartile とよぶ．このうち，第2・四分位数は上記の中央値であるから，通常は四分位数といえば第1・四分位数と第3・四分位数をさす．同様に，十分位数は全体を十等分した場合の，百分位数は百等分した場合のそれぞれの数値を示すことになる．このうち百分位数は**パーセンタイル** percentile とよばれることが多い．

血圧測定時間の四分位数を求めてみよう．まず全体を2等分すると，1〜23番の部分と23〜45番の部分に分かれる．この場合，標本数が奇数なので，真中の順位である23番は両方に含まれている．仮に，標本数が44などの偶数ならば，1〜22番，23〜44番のように重なるものがないように分けられる．次に，前半分と後半分についてそれぞれの中央値を求める．そうすると，求まったものが第1・四分位数と第3・四分位数となる．前半分の真中の順位は，$(23+1)/2 = 12$ であるから，12番目の観測値をみると，71であることがわかる．後半分の方も同様にすると，34番目の観測値である108ということになる．結局，第1・四分位数は71秒，第3・四分位数は108秒になる．

百分位数なども同様にして求められるわけであるが，標本数が100未満の場合，直接データから求めることは面倒なので，累積相対度数を図に描き，図より求める方が簡単である．この方法は，中央値，各四分位数などを求めるのにも使うことができる．表4をもとにして，累積相対度数の分布図を**図12**に示した．

図12では，25，50，75，90の各パーセンタイル値を求めている．縦軸の対応する累積相対度数から水平に線を引き，それが累積相対度数の曲線と交わる点から，垂直に線を下ろし，横軸と交わる点の値を読めばよい．このようにすると，第1・四分位（25パーセンタイル）は66秒，中央値（50パーセンタイル）は86秒，第3・四分位（75パーセンタイル）は102秒，そして90パーセンタイルは，116秒などと求めることができる．各四分位と中央値の値は先ほど求めたものより，やや小さな数値になっているが，これは図が表4の度数分布表をもとに作成されたためである．より正確な値を求めるためには，各階級の幅をより小さなものにして，累積相対度数を求め，図に描けばよい．この方法は，一度に多くのパーセンタイル値を求めるためには，便利な方法といえるだろう．

●最頻値

最頻値は，ある変数のうち最も数多く現れる数値であり，**並数**とも**典型値**ともよばれることがある．度数分布図でみると，最も度数の大きな点に位置する値である．

最頻値は，求めたい変数の度数分布表をもとに計算されることが多い．しかし，

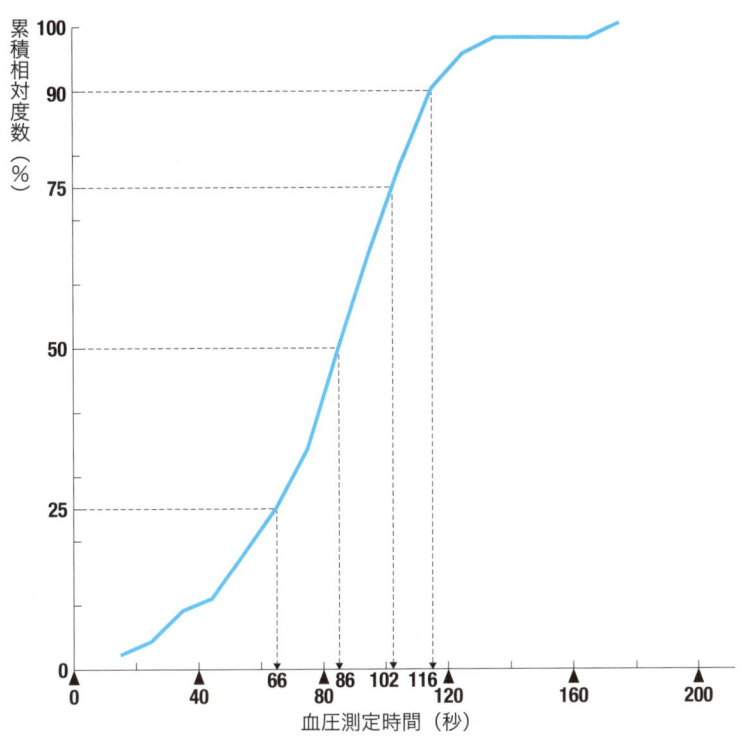

図12 血圧測定時間の累積相対度数と各パーセンタイル値の求め方

対象となる標本数が少ない場合や階級の分け方が細かすぎる場合など，分布の形状が不規則になり，簡単に最頻値を求めることはできない。

分布の形状は，階級のとり方で多少変化するものであるから，それに従って最頻値も変わってくる。この点，最頻値を標本データから求めた場合，あまりその数値に信頼をおきすぎるべきではない。1つの目安として，最も頻度の大きい位置が，そのあたりにあるだろうと考える方がよいように思う。

最頻値を求めるための方法として，以下に3つ示すことにする。

まず度数分布表を作成する。そして，最大の度数が存在する階級について考える。

$$最頻値 = (その階級の下限) + \frac{(後の階級の度数) \times (級間)}{(前後の階級の度数の合計)}$$

によって求められる。ここで「その階級の下限」とは，最大度数をもつ階級での小さい方の境界の値である。また，「前後の階級」とは，最大度数をもつ階級の1つ前，そして1つ後の階級のことである。級間は階級の幅を示している。

例6 (7) 式を用いて，血圧測定時間の最頻値を求めてみよう。

　　度数分布表は表4に示してあるが，表4では最大度数7をもつ階級が2つあり，また分布の形状がやや不規則なので，ここでは図11の幹葉表示から情報を得ることにする。

　　図11から最大の度数をもつ階級はE（80〜99）であることがわかる。Eの下限は80であり，1つ前のDの度数は7，1つ後の1Aの度数は11であることがわかる。また各階級の級間は20である。(7) 式より，

$$最頻値 = 80 + \frac{11 \times 20}{7+11} \fallingdotseq 92.2$$

となり，92.2秒が最頻値となる。

　(7) 式よりも若干複雑な方法として，次のような計算方法がある。

$$最頻値 = (階級の下段) + (度数差比) \times (級間) \qquad (8)$$

である。ただし，

$$度数差比 = \frac{(最大度数) - (前の階級の度数)}{2 \times (最大度数) - (前後の階級の度数の合計)} \qquad (9)$$

である。ここで，「度数差比」とは便宜的につけたよび方で，一般に使われているわけではない。

例7 (8) 式を用いて，血圧測定時間の最頻値を求めてみよう。

　　【例6】と同様に図11から必要な情報を得よう。最大度数はEの14であるから，

$$最頻値 = 80 + \frac{14-7}{2 \times 14 - (7+11)} \times 20 = 80 + 0.7 \times 20 = 94$$

となり94秒が最頻値となる。この結果は，(7) 式で求めた92.2秒とそれほど変わるものではない。

最頻値を求める方法として，度数分布表からではなく，平均値と中央値を用いる方法がある。この方法はピアソン Pearson の方法とよばれ，以下のようになる。

> 最頻値＝（平均値）−3×［（平均値）−（中央値）］　　(10)

によって求める。

例8　(10) 式を用いて，血圧測定時間を求めてみよう。

前述のように，平均値は 87.7 秒，中央値は 92 秒であるから，(10) 式より，

　　最頻値＝87.7−3×(87.7−92)＝100.6

となる。最頻値は 100.6 秒となる。この結果は，前述の 2 つの例に比べ，かなり大きくなっている。

それぞれの代表値の長所と短所

以上，3 つの代表値について主に述べてきたが，各代表値には長所もあれば短所もある。

平均値は全てのデータを用いて計算されるため，階級の分け方などによらず極めて客観的に算出される。このため，中央値や最頻値に比べ，全データを代表しているものと考えることができる。しかし，データの中に，他のデータと比べ極めて大きかったり，小さかったりするようなものが含まれていると，その影響を受けやすい。中央値はそのような極端な値の影響を受けることが少ない。しかし，中央値を求めるのは，標本数が多くなるに従い，面倒なものとなる。最頻値は変数の典型的な値を示すのではあるが，階級分けの影響を受けやすいし，標本数が少ない場合などはまったく不明確なものとなる。

統計学ではその計算の方法や，扱いやすさから，平均値を分布の代表値として用いることが多い。しかし，研究者の目的によっては中央値や最頻値をあわせて用いることは，調査や研究を進める上で，極めて有効な場合もあり得るので，唯 1 つの代表値に固執する必要はないだろう。

分布の散布度 ── データのばらつき具合を示す指標

　ある変数の分布を代表する値として，代表値について既に述べた。ところで，代表値は1つの値によって全体を示すためのものであった。しかし，実際には各個人は同一ではないのだから，代表値といえどもそれで全てが記述できるわけではない。それぞれの個人のばらつき具合を適当な指標を用いて示すことが必要となるだろう。すなわち，分布の「広がり」を示す値を考える必要がある。分布の広がりを示す指標は**散布度**（spread, despersion）とよばれており，以下に述べるようにいくつかある。

▶散布度

●範囲 range

　データを大きさの順に並べたとき，そのうち最も小さな値である最小値と，最も大きな値である最大値の間の差を範囲という。
　すなわち，

> 範囲＝（最大値）－（最小値）　　⑪

である。

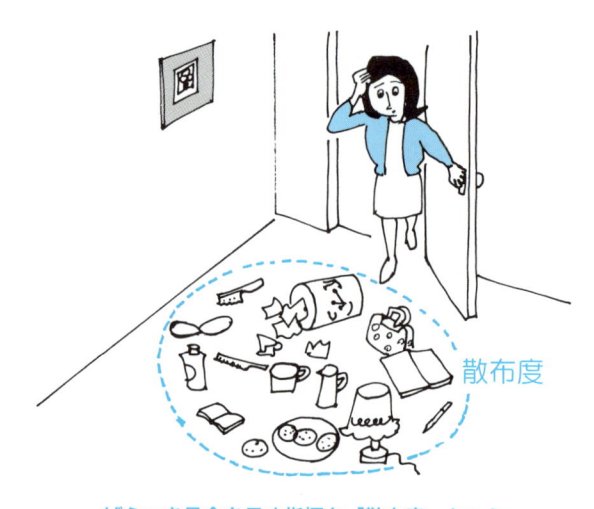

ばらつき具合を示す指標を「散布度」という。

例9 表5に癌患者30例の術前の不安をMAS（manifest anxiety scale）により測定した結果を示した。MASはTalor（1953）により作成された不安測定のための質問紙であり，不安項目50と検査目的をあいまいにするために若干，他の項目を加えたものである。得点は0〜50点の間にあり，得点が高いほどその患者の不安も大きいことになる。このデータから範囲を求めてみよう。

　表5はMASの得点の順に並んでいるので，最小値が3，最大値が37ということがすぐにわかるだろう。(11)式から，

　　範囲＝37－3＝34

となり，範囲が34であることがわかる。
　同様にして，血圧測定時間の範囲は表3を用いることで，175－18＝157（秒）である。

　範囲はこのように，計算が極めて簡単であり，しかも必ず全データがこの幅の中に収まっているということを示すものであるが，極端に大きな値や小さな値の影響を受けやすい。分布を図に描いた場合，分布の片側や両側のすその方に極端にとび離れた値（「**はずれ値**」とよぶ）があるときは，範囲は極めて大きくなる　▶はずれ値

表5　癌患者のMASの得点

順位	得点	順位	得点
1	3	16	20
2	5	17	21
3	9	18	22
4	11	19	24
5	12	20	24
6	16	21	24
7	17	22	27
8	18	23	27
9	18	24	27
10	19	25	27
11	19	26	28
12	19	27	29
13	20	28	35
14	20	29	35
15	20	30	37

だろう。はずれ値 outlier は測定のミスや，誤記入による場合や，対象となった患者（標本）が他の患者と著しく異なった特性をもつ場合などがあるので，そのまま分析をせずに一度その標本のデータを調べ直す必要がある。

●四分位偏差 quartile deviation

四分位偏差は，第1・四分位数と第3・四分位数によって求められる（偏差という言葉については39頁参照）。第1・四分位数は，全データの下側4分の1が，この値までにある。同様に，第3・四分位数はこの値以上に，全データの4分の1があるような数値である。四分位偏差は以下のように定められる。

$$四分位偏差 = \frac{(第3・四分位数) - (第1・四分位数)}{2} \quad (12)$$

中央値から分布の両側に，四分位偏差の範囲内に全データの4分の1ずつ，あわせて2分の1のデータがほぼ含まれることになる。

四分位間範囲▶ また，2つの四分位数の差は，**四分位間範囲** interquartile range と呼ばれ，全データの2分の1が含まれる。すなわち，

$$四分位間範囲 = (第3・四分位数) - (第1・四分位数) \quad (13)$$

である。

例10 表5の癌患者の MAS 得点データから，四分位偏差を求め，また表3の血圧測定時間についても求める。

まず，MAS のデータについて，2つの四分位数を求める必要があるが，その前に中央値を求めよう。

標本数は30であるから，15番目と16番目のデータの平均値が中央値になる（(6)式より）。そこで，中央値=(20+20)/2=20 となる。次に第1・四分位数は，1～15番のデータの中央値であるから，(15+1)/2=8 となり，8番目のデータである。表5から，第1・四分位数は18となる。第3・四分位は，16～30番のデータの中央値であるから，23番のデータとなる。すなわち，第3・四分位数は27である。(12)式より，癌患者の MAS の四分位偏差は，

$$四分位偏差 = \frac{1}{2}(27-18) = 4.5$$

となる。中央値は20であるから四分位偏差を上下にとると，15.5〜24.5となる。この中には16のデータがあり，ほぼ全データの半分が入ることがわかるだろう。

血圧測定時間については既に，中央値92，第1・四分位数71，第3・四分位数108ということがわかっている。従って，

$$四分位偏差 = \frac{1}{2}(108-71) = 18.5$$

となる。血圧測定時間についても中央値の上下に四分位偏差をとると，73.5〜110.5秒の間に，45例中23例が入り，ほぼ半数のデータが入っている。

四分位偏差は範囲のように，分布の端にあるはずれ値などの影響を受けない。しかし，代数的な取扱いが難しいため，統計的解析には適していない。ただし，研究目的によっては代表値として中央値を用い，散布度として四分位偏差を用いることで分析の一貫性を保つことができる。

●**四分位偏差係数** coefficient of quartile deviation

【例10】から，MASの四分位偏差は4.5点であり，血圧測定時間では18.5秒であることがわかった。さて，それでは分布の広がりとしてどちらの方が大きいのであろうか。この場合，単純な比較を行うことはできない。一方は質問紙による得点であり，他方は測定時間（秒）を単位とするものである。このように，測定の単位が異なる変数について，分布の散布度を直接比較することはできない。そこで，単位をそろえる必要がある。

四分位偏差係数は上述の目的のため，四分位偏差を中央値で割り，比較を可能とするものである。すなわち，

$$四分位偏差係数 = \frac{(四分位偏差)}{(中央値)}$$

と定義される。もしくは，

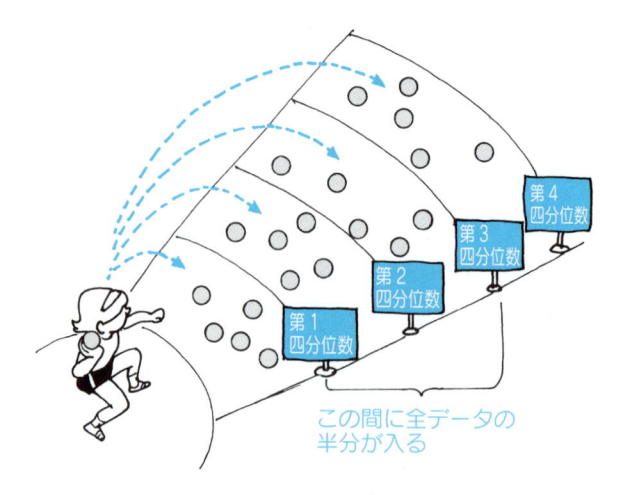

四分偏差では第1・四分位数と第3・四分位数の間に全データの半分が入る。

$$四分位偏差係数 = \frac{(四分位偏差)}{\frac{1}{2}[(第1・四分位数)+(第3・四分位数)]} \quad (15)$$

のように定義することもある。(15) 式では，中央値のかわりに，2つの四分位数の真中の位置にくる数値を用いている。

例11 癌患者のMASと看護師の血圧測定時間の散布度を，(14) 式の四分位偏差係数を用いて比較しよう。

$$MASの四分位偏差係数 = \frac{4.5}{20} = 0.225$$

$$血圧測定時間の四分位偏差係数 = \frac{18.5}{92} \fallingdotseq 0.201$$

となる。わずかに，癌患者のMASデータの方が分布が広がっているようだが，両者に大きな差はないようである。(15) 式を用いた場合については，読者自身で試みるとよいだろう。

● **分散と標準偏差**

ある変数の分布の散布度として，範囲，四分位偏差，四分位偏差係数について述べた。ところで，これらの散布度はデータを大きさの順に並べ，ある順位にあ

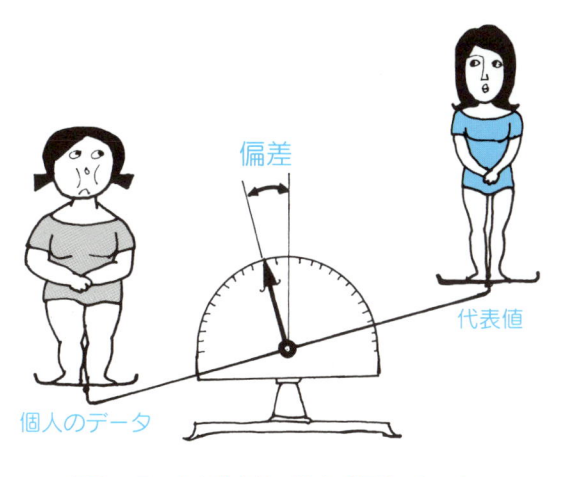

個人のデータと代表値の差を「偏差」という。

る数値のみを用いて算出されている。このため，全体のデータを用いて計算されているとはいいにくい。ここでは，標本の全データを用いて分布の広がりを示すための散布度について説明する。

まず各個人のばらつきを，代表値との差として考えてみよう。個人のデータと代表値との差は，**偏差** deviation とよばれる。すなわち，

▶偏差

$$\text{偏差} = (\text{個人のデータ}) - (\text{代表値}) \tag{16}$$

である。代表値として，一般に平均値が用いられるが，中央値を用いることもある。それぞれ，「平均値からの偏差」，「中央値からの偏差」とよんで区別する。

各個人の偏差の平均を散布度として用いることがまず考えられる。それでは，(16) 式の代表値として，平均値を用いた場合，偏差の合計はどのようになるであろうか。

$$\begin{aligned}\text{偏差の合計} &= \{(\text{個人のデータ}) - (\text{平均値})\}\text{の合計} \\ &= (\text{データの合計}) - (\text{平均値}) \times (\text{標本数})\end{aligned}$$

となる。

ところで，平均値はデータの合計を標本数で割ったものであるから，上式は0となることがわかるだろう。偏差を求めるときに，平均値でなく，中央値を用いたとしても，平均値と中央値にはあまり大きな差がないのが普通であるから，偏差をそのまま合計するのはあまりうまい方法ではない。そこで，1つの方法として，偏差の絶対値をとることが考えられる。これは，偏差が−10のように負の

場合，そのマイナスの符号をとり，10とすることを示すものである。偏差が正かゼロの場合，そのままの数値を用いればよい。このようにして，

$$\text{平均偏差} = \frac{(\text{各偏差の絶対値の合計})}{(\text{標本数})}$$

$$= \frac{|(\text{各データ}) - (\text{代表値})|\text{の合計}}{(\text{標本数})} \quad (17)$$

平均偏差 ▶ によって**平均偏差** mean deviation が定義される。ここで，(17) 式中の | ⋯ | の記号は，この中の数値の絶対値をとるということを示している。

代表値として平均値を用いる場合は，(17) 式は「平均値からの平均偏差」とよばれ，中央値を用いれば「中央値からの平均偏差」とよばれる。

例12 癌患者の術前の不安を測るための MAS 得点について，平均値からの平均偏差と中央値からの平均偏差を求めてみよう。

中央値は 20 と既にわかっている。表 5 より，

$$\text{中央値からの平均偏差} = \frac{1}{30}(|3-20| + |5-20| + \cdots$$
$$+ |35-20| + |37-20|)$$
$$= \frac{1}{30}(17 + 15 + \cdots + 15 + 17)$$
$$= \frac{1}{30} \times 181 \fallingdotseq 6.03$$

となる。

平均値からの平均偏差を求めるには，まず平均値を求める必要がある。

$$\text{平均値} = \frac{1}{30}(3 + 5 + 9 + \cdots + 35 + 37) = \frac{1}{30} \times 633 = 21.1$$

となる。従って，

$$\text{平均値からの平均偏差} = \frac{1}{30}(|3-21.1| + |5-21.1| + \cdots$$
$$+ |35-21.1| + |37-21.1|)$$
$$= \frac{1}{30} \times 183.4 \fallingdotseq 6.113$$

となる。

　代表値として中央値と平均値の2通りで平均偏差を求めたが，この場合両者に大差はなかった。しかし，中央値を代表値として用いた方が，平均値を用いたものより，やや小さくなっていることがわかるだろう。これは一般にいえることであり，平均偏差は代表値として中央値を用いた場合が最小となる。

　平均偏差は，計算に絶対値を用いており，この点から数学上の取り扱いが不便である。そこで，偏差の2乗をとることを考えよう。そうすると，偏差が負であっても正に直すことができる。散布度として，各標本の偏差の2乗の合計をとり，それを標本数で割ることにする。このようにして定義されたものが**分散** variance ▶分散
である。すなわち，

$$\text{分散} = \frac{(\text{偏差})^2 \text{の合計}}{(\text{標本数})} = \frac{\{(\text{各データ})-(\text{平均値})\}^2 \text{の合計}}{(\text{標本数})} \quad (18)$$

である。分散を求める場合，代表値として平均値を用いる。また，分散を示す記号としてVやS^2などがよく用いられている（Vはvarianceの V，Sはすぐ後で述べるstandard deviationのSである）。

　実際にデータから(18)式を用いて分散を計算する場合，各標本のデータから平均値を引く必要がある。ところが，平均値はうまい具合に整数値になることは少ない。そのため，小数を含む数値の2乗を1つひとつ計算することになる。コンピュータが使える場合は問題にならないが，電卓などでは計算が大変に面倒である。そこで(18)式を変形すると，

$$\text{分散} = \frac{\{(\text{各データ})^2 \text{の合計}\}}{(\text{標本数})} - (\text{平均値})^2 \quad (19)$$

となる。(19) 式は (18) 式とまったく等しい結果を与える。(19) 式では，まず各標本の観測値のデータを 2 乗し，それをすべて加え合わせる。その後，その合計を標本数で割り，最後に平均値の 2 乗を引くことで，分散を求めている。このようにすると，各標本ごとに平均値を引き 2 乗するという操作がなくなり，標本数が小さい場合など計算が楽になる。

分散は各観測値を 2 乗しているため，その単位が，例えば血圧測定時間のように秒であれば，秒^2 になり，身長ならば cm^2 のようになる。そのため，分散の値から直接，その変数の分布の広がり具合をみるには不便である。そこで，分散の平方根を散布度として用いることが多い。これが**標準偏差** standard deviation である。すなわち，

標準偏差▶

$$標準偏差 = \sqrt{(分散)} \qquad (20)$$

である。記号 $\sqrt{\ }$（ルート）は，平方根をとることを示している。標準偏差は最もよく用いられる散布度であり，standard deviation の頭文字をとって S や SD のように略記することが多い。

例13 血圧測定時間と MAS 得点の分散，標準偏差を求めてみよう。

表 3 から血圧測定時間の分散を求めよう。(19) 式を用いると，

$$分散 = \frac{1}{45} \times (18^2 + 26^2 + 30^2 + \cdots + 134^2 + 175^2) - \left(\frac{3945}{45}\right)^2$$

$$\fallingdotseq \frac{1}{45} \times 387827 - 7685.44 \fallingdotseq 932.9$$

となる（上式で平均値を以前に求めた 87.7 としなかったのは，2 乗計算による誤差を少なくするためである。平均値を 87.7 として計算すると，どのくらい違うか読者自身で確かめてもらいたい）。

標準偏差は (20) 式より，

$$標準偏差 = \sqrt{932.9} \fallingdotseq 30.5$$

と求めることができる。

同様にして，癌患者の MAS 得点の分散と標準偏差を求めてみよう．表5のデータを，(19) 式に代入すると，

$$\text{分散} = \frac{1}{30} \times (3^2 + 5^2 + \cdots + 35^2 + 37^2) - (21.1)^2$$

$$= \frac{1}{30} \times 15269 - 445.21 ≒ 63.8$$

となる．標準偏差は (20) 式より，

$$\text{標準偏差} = \sqrt{63.8} ≒ 8.0$$

となる．

分散・標準偏差を用いるときの注意

　分散と標準偏差は，各データを2乗するという操作を経て求められるため，データの中にはずれ値（他に比べ極端に大きな値や小さな値）を含む場合，分布の散布度として適さなくなることがある．例えば，10人の値が10のとき，1人だけ100という値だったとしよう．10人のデータの2乗和は，$10 \times 10^2 = 1,000$ であるが，残り1人だけで $100^2 = 10,000$ となり，10倍も大きくなる．このようにデータがはずれ値を含む場合，そのまま分散を求めてもあまり意味がないかもしれない．はずれ値をもつ標本の測定が正しく行われたのか，またデータの誤記入などはなかったかなどを，確認する必要がある．もしくは，はずれ値を含めた場合と除外した場合の2通りの分析を行うなどもよいだろう．また前述した四分位偏差などを用いることを考えてもよいかもしれない．

● 変動係数 coefficient of variation

　【例13】で，血圧測定時間と MAS 得点の分散，標準偏差を求めたが，分布のばらつきはどちらが大きいのであろうか．この問題は以前，四分位偏差の比較について考えたのとまったく同じものである．四分位偏差の場合は，中央値などで割ることにより，一種の標準化を試みた．ここではまったく同様な考えにより，標準偏差と平均値を用いて，変動係数とよばれるものを定義する．すなわち，

(21)
$$\text{変動係数} = \frac{(\text{標準偏差})}{(\text{平均値})} \times 100$$

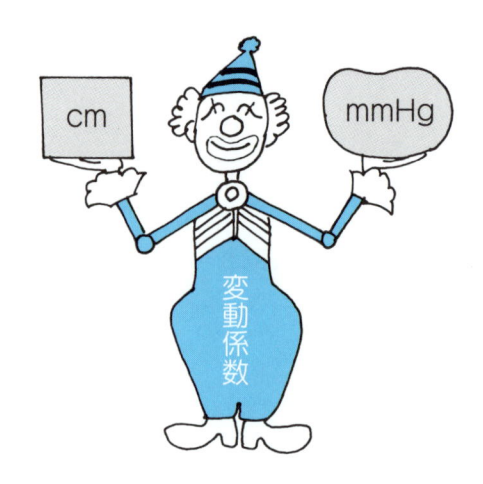

単位の違うもののばらつきを比較するには
「変動係数」を用いる。

である。変動係数を用いることで，データの測定単位（cm，mmHg，秒，など）を気にせずに各分布のばらつき具合を比較することができる。また，変動係数は**変異係数**，**変化係数**などとよばれることもある。

▶変異係数
▶変化係数

変動係数が大きければ，分布のばらつきも大きく，逆に変動係数が小さければ，分布のばらつきも小さいものと考えればよい。

例14 血圧測定時間とMAS得点の変動係数を求め，比較しよう。

血圧測定時間の標準偏差は30.5（秒），平均値は87.7（秒）であるから，(21)式から，

$$\text{血圧測定時間の変動係数} = \frac{30.5}{87.7} \times 100 \fallingdotseq 34.8$$

となる。

同様に，MAS得点の標準偏差は8.0，平均値は21.1であるから，

$$\text{MASの変動係数} = \frac{8.0}{21.1} \times 100 \fallingdotseq 37.9$$

となる。両者を比べると，わずかにMAS得点の方が大きいが，あまり差があるとは考えられない。従って，両者の分布のばらつきの程度は大差のないものといえるだろう。この結果は，【例11】で四分位偏差係数を求めたときのものと大差ない（数値は異なるが）。

上記のように，比較的簡単に変動係数は計算できるので，平均値と標準偏差を求めた場合，同時に変動係数も求めておくと各変数の比較ができ，分布のばらつきに対してよりよい理解ができるだろう。

●**不偏分散** unbiased variance

　ある標本からデータを得た場合，その1つの項目について，その代表値となる平均値や分布のばらつきを示す分散などについて述べてきた。平均値や分散のように，標本データから計算されたものを**統計量** statistic とよぶ。平均値や分散は，標本に関する記述をするものだった。通常，標本データを分析する目的は，その背後にある母集団の特性を明らかにすることにあるだろう。それでは，母集団でのある変数の平均値や分散と，標本から得られた平均値や分散との関係はどのようになっているのであろうか。

▶統計量

　図13に示すように，母集団から標本を選ぶ方法は無数にある。ただし，母集団の大きさは無限とする（**無限母集団**とよぶ）。いま，1つの変数について考えると，各標本ごとでその平均値や分散は，それぞれ異なるものとなろう。そのように考えると，1つの標本から得た平均値や分散は，必ずしも母集団での平均値（**母平均値**とよぶ）や分散（**母分散**）に一致しないことになる。それでは，標本データから各種の統計量を求めるのは無意味のように思えるが，必ずしもそうではない。標本の平均値などが母平均値に一致しないのは事実であるが，標本平均がでたらめの値をとるわけでもない。

▶無限母集団

▶母平均値　▶母分散

　ある母集団から標本抽出を多数回くり返して行い，それぞれ平均値を求め，さらにその平均値の平均値を求めたらどうなるであろうか。これは平均値の**期待値** expectation とよばれるものである。このようにすると，平均値の期待値は母平

▶期待値

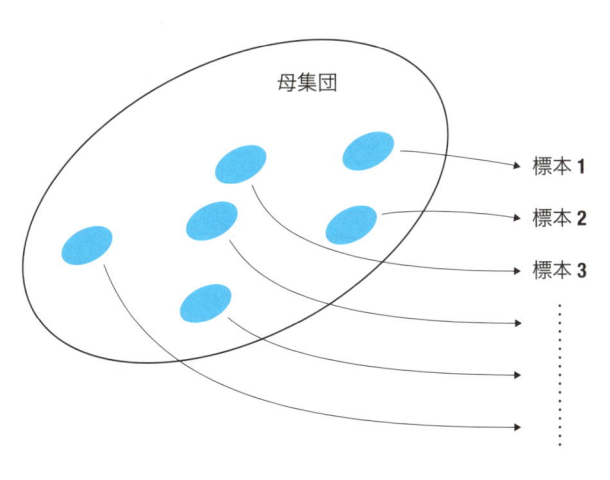

図13　母集団と標本

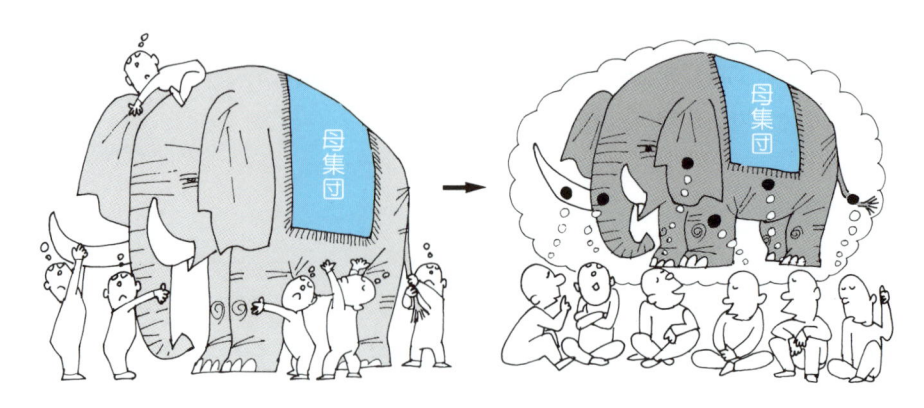

「群盲象をなでる」とは，一部のデータだけで全体を判断する過ちをいさめるたとえであるが，もし盲人達がそれぞれのデータを集積しあったら全体"象"を描くことができただろう。

均値に一致する。すなわち，

$$期待値（平均値）＝母平均値$$

の関係がある。標本データから得た平均値のような統計量の期待値が，母集団での母数（母平均値や母分散など）に一致する場合，その統計量は**不偏** unbiased であるといわれる。そのような統計量は**不偏統計量** unbiased statistics とよばれ，とくに母数推定のために選ばれたものは**不偏推定量** unbiased estimator とよばれる。

    統計量の不偏性は，標本データから母集団の特性を知る上で，極めて望ましいものである。この点から，標本データの平均値は母平均値の不偏推定量であり，そのままで用いることができる。ところが，標本分散の方は母分散の不偏推定量ではない。標本分散と母集団には，

$$期待値（標本分散）＝\frac{（標本数－1）}{（標本数）}\times（母分散）$$

の関係があり，わずかに異なっている。そこで，次のような**不偏分散** unbiased variance を考える。

$$\text{不偏分散} = \frac{(\text{標本数})}{(\text{標本数}-1)} \times (\text{標本分散}) \qquad (24)$$

とする。このように不偏分散を定めると，不偏分散の期待値は母分散に一致し，母集団での特性を考える場合，有用である。(24) 式を書き直すと，

$$\text{不偏分散} = \frac{\{(\text{各標本データ})-(\text{平均値})\}^2\text{の合計}}{(\text{標本数}-1)} \qquad (25)$$

となる。既に述べたように(標本)分散の式 (18) と比べると，分母が(標本数)から(標本数－1)にかわるだけであることが，理解されよう。このことは，標本数が大きくなれば，標本分散も不偏分散も数値上は大差がなくなることを示している。しかし，考え方の上では大きな差があることに注意しよう。

標本での標準偏差は，分散の平方根であったが，母集団での母標準偏差の不偏推定量は，不偏分散の平方根ではない。すなわち，

$$\text{不偏標準偏差} = \sqrt{\frac{\{(\text{各標本データ})-(\text{平均値})\}^2\text{の合計}}{(\text{標本数}-1.5)}} \qquad (26)$$

である。しかし，(26) 式の平方根の内容は，(25) 式の不偏分散と大差なく，とくに標本数が大きい場合，あまり問題にはならない。通常は，

$$\text{不偏標準偏差} = \sqrt{(\text{不偏分散})} \qquad (27)$$

により，代用することが多い。

例15 MAS 得点の不偏分散と，不偏標準偏差を求めよ。MAS 得点の標本分散は，既に【例 13】で求めているので，その結果を用いることができる。

それは，

$$標本分散 ≒ 63.757 (≒ 63.8)$$

であった。この値を（24）式に代入すると，

$$不偏分散 = \frac{30}{30-1} \times 63.757 ≒ 65.96$$

となる。小数第1位までとれば，不偏分散は66.0ということになる。

次に，不偏標準偏差を求める。まず，(27)式によって求めてみよう。

$$不偏標準偏差 = \sqrt{65.96} ≒ 8.1$$

となる。この結果は，先に【例13】で求めた標準偏差8.0と大差ないことがわかる。

それでは，(26)式で求めた場合はどうなるであろうか。(26)式は，標本分散を用いて書くと，次のようになる。すなわち，

$$不偏標準偏差 = \sqrt{\frac{(標本数)}{(標本数-1.5)} \times (標本分散)}$$

$$= \sqrt{\frac{30}{(30-1.5)} \times 63.757} = \sqrt{67.112} ≒ 8.2$$

となる。このことから，(26)式による不偏標準偏差は(27)式によるものに比べ，若干大きくなることが理解できるだろう。しかしながら，両者の差は実際上の目的では，どちらを用いても，標本数さえある程度の大きさを備えていれば，あまり問題にはならないだろう。以後，本書では，不偏分散は(25)式によって求め，不偏標準偏差は，(27)式のように，不偏分散の平方根にとったものを用いることにする。

母集団での平均値（母平均）の推定
――標本データを用いて母集団での平均値を推定する方法

既に述べたように，1つの標本から得たある変数の平均値は必ずしも，母集団での平均値，すなわち母平均値に一致するものではない。各標本によって，その

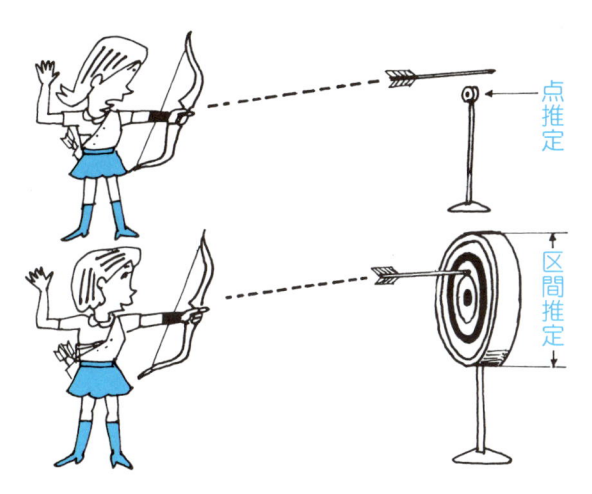

確からしさを示すとき点で示すよりも範囲で示した方が
誤りを犯す可能性は低い。

平均値は多少なりとも異なるのが普通である。確かに，前節で述べたように，標本から得られた平均値の期待値は母平均値に一致する。そこで，1つの立場として，標本平均値をもって母平均値の**推定値** estimate とすることができるだろう。この場合，ある1つの数値をもって推定を行うので，**点推定量** point estimator とよばれることがある。この点推定量の「点」の意味は，標本平均値などはある物差しの上で考えると，ある一点の値であるから，その点 point をさして，こうよぶのである。

▶推定値
▶点推定量

この点推定量は，計算が簡単であるという利点をもつが，反面，標本平均値も各標本で異なるのであるから，1つの値で母平均を推定するため，誤りを犯す可能性が常に存在する。そこで，1つの数値ではなく，ある確からしさで，母平均の存在する区間を示すという方法が考えられよう。そのような立場から得られるものが，**区間推定量** interval estimator である。またその区間を**信頼区間** confidence interval とよぶ。信頼区間はその確からしさをつけて，95%信頼区間とか99%信頼区間とかよばれるのが普通である。仮に95%信頼区間ならば，同一の標本調査を行った場合，母平均値がその区間にくるのは100回中95回の調査で確実であり，5回は間違える危険があると考えればよい。

▶区間推定量
▶信頼区間

それでは実際に，母平均値の区間推定はどのように行えばよいのであろうか。それにはまず標本平均値の分布を考える必要がある。この標本値の分布を考える上で極めて重要な定理について説明する。

なお，中心極限定理は難解でなかなか理解しづらいかもしれない。そのような読者は，51ページの「正規分布」の項から読み進めても，いっこうに差し支えない。

●中心極限定理 central limit theorem

アンケート調査ではいくつかの簡単な質問項目に答えさせ，その項目の答えによって得点をつけ，複数の項目の得点の合計点などを求めることがよくある。

このようにして得られた合計点の分布は，各項目の得点分布がどのような分布であっても，項目数が大きくなるにつれてある特定の分布に従うことが知られている。この表現は不正確なものなので，もう少し正確に述べると次のようになる。

いま独立な確率変数が n 個あるとする。この n 個の変数はすべて同一の分布に従っており，各変数の母平均と母分散はすべて同一であるとする。このとき，変数の和は n が大きくなるにつれ，平均が {n×(母平均)} で，分散が {n×(母分散)} である**正規分布** normal distribution に従う。また，全変数の平均値は，平均が n 個の変数の母平均と等しく，分散が {(母分散)/n} である正規分布に従う。

▶ 正規分布

話がやや難しくなったが，この定理は極めて重要なものなので理解しておくことが望ましい。

中心極限定理では，実は各変数が同一の分布に従わなくとも，他の条件を満たしていればよいことが知られているが，本書の範囲を超えるので，ここではこれ以上深入りすることは避けることにしよう。

重要な点は，特定の項目について調査を行った場合，その項目が母集団でどのような分布をしていようとも，それが同一の分布に従っており，標本が無作為抽出法により，独立に抽出されたのであれば，その項目の得点の和や平均値は，正規分布に従うものとして分析が行えることである。また，複数の項目の合計点などを考える場合にもこのことがいえることである。

さて，ここで変数の分布として正規分布というものが登場した。この分布はほとんどすべての統計的解析の基礎になっている分布なので，次に正規分布につい

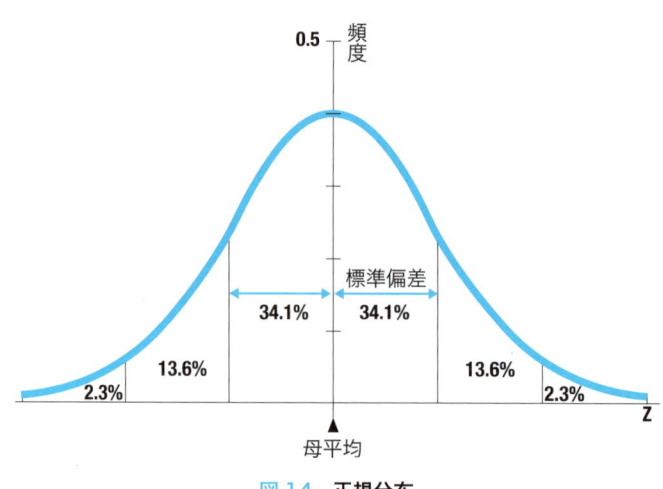

図14　正規分布

て述べることにしよう。

●正規分布 normal distribution

　正規分布は**図14**に示したように，その母平均を対称軸として左右対称になっている。そして両側に広がるすそをもつ一峰性（山が1つ）の分布である。正規分布では，分布の代表値である平均値，中央値，最頻値のすべてが一致しているという特徴をもつ。また，正規分布はガウス（Gauss, K. F., 1777-1855）によって発見されたため，**ガウス分布**ともよばれることがある。

▶ガウス分布

　話がやや難しくなるが，正規分布を表わす式を下に示す。すなわち，ある変数の値が与えられた場合，その確率は，

$$\text{変数値の確率} = \frac{1}{\sqrt{2\times(\text{円周率})\times(\text{母分散})}} \times \exp\left\{-\frac{(\text{変数値}-\text{母平均})^2}{2\times(\text{母分散})}\right\} \quad (28)$$

となる。ここで記号 exp｛変数｝は，指数関数 e の（変数）乗を示し（e＝2.718…），円周率は約3.14である（ここで，正しくは（28）式はある変数の「確率密度」を与えるものであるが，その概念がやや理解しにくいため，このように記した）。

　（28）式で示したような正規分布が，統計学の多くの手法の基礎となる分布である。しかし，いくつかのグループでの分布を比較したり，多くの変数の分布を

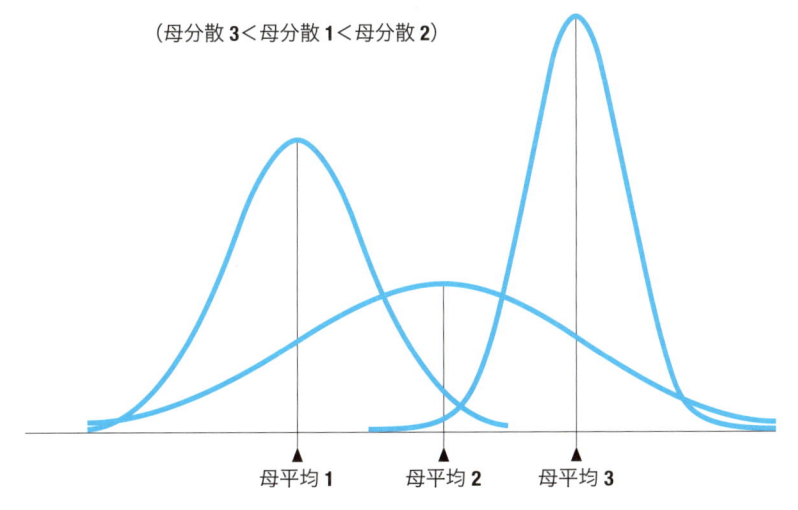

（母分散3＜母分散1＜母分散2）

母平均1　母平均2　母平均3

図15　いろいろな形の正規分布

比較したりする場合，それぞれの平均値や分散が異なると，分布の形がまったく違ってみえることになる。これは**図15**に示したような場合である。そこで，各変数の値に対し，母平均と母分散（その平方根の母標準偏差）を用いて，**標準得点** standardized score を求めることがよく行われる。

▶ 標準得点

$$標準得点 = \frac{(変数値) - (母平均)}{(母標準偏差)} \tag{29}$$

▶ 標準化

である。このような操作は**標準化** standardization とよばれる。(29) 式によって求められた標準得点の平均値は 0 に，分散は 1 になる。また (28) 式は，

$$標準得点の確率 = \frac{1}{\sqrt{2 \times (円周率)}} \times \exp\left\{-\frac{1}{2}(標準得点)^2\right\} \tag{30}$$

▶ 標準正規分布

となる。この分布は，**標準正規分布**とよばれるものである。

　ところで，一般に標本調査などによって得られるデータを標準化する場合，母平均や母分散は知られていない。そこで，標本平均と不偏標準偏差を用いて推定することになる。すなわち，

$$標準得点 = \frac{(データの値) - (標本平均)}{(不偏標準偏差)} \tag{31}$$

となる。さらに，標準得点を用いて偏差値を求めることもできる。

$$偏差値 = 10 \times (標準得点) + 50 \tag{32}$$

▶ T得点

である。偏差値は **T得点** ともよばれ，平均 50，標準偏差は 10 となる。

例16　血圧測定時間の平均値は 87.7 秒，不偏標準偏差は 30.9 秒である。血圧測定に 120 秒かかる看護師の標準得点と偏差値を求めてみよう。

まず (31) 式から,

$$標準得点 = \frac{120 - 87.7}{30.9} ≒ 1.045$$

となる。次に, この標準得点を (32) 式に代入すると,

$$偏差値 = 10 \times 1.045 + 50 ≒ 60.5$$

となる。

　偏差値という言葉は, 大学受験に関係してよく聞くものであるが, 実際の計算は上記のように極めて簡単なものである。ここでは述べていないが, 正規分布の性質を利用することで, この偏差値や標準得点から上位, もしくは下位の何%位のところにその成績をとったものが位置するかも計算することができる（図14参照）。

　平均値の区間推定のための前書きがかなり長くなったが, 次にここまでに説明したことを用いて, いよいよ本題に入ることにしよう。

●平均値の区間推定

　既に述べた中心極限定理から, 標本データの平均値の分布は, 正規分布に従うことがわかった。また, 平均値の期待値は母平均に一致するので, 標本平均を母平均のかわりに用いることができる。ところで, 平均値の分散は, 母分散を標本数で割ったものであった。すなわち,

$$標本平均の分散 = \frac{(母分散)}{(標本数)} \quad (33)$$

である。

　ある変数についての分散の平方根をとったものは, 標準偏差とよばれるわけであるが, 平均値のように標本データをもとに求められた数量（**統計量** statistic とよぶ）の分散の平方根をとったものは, **標準誤差** standard error とよばれる。すなわち,

▶統計量
▶標準誤差

$$標準誤差 = \sqrt{\frac{(母分散)}{(標本数)}} \quad (34)$$

である。

　仮に，母平均と母分散がわかっているものとすると，前述した標準化の方法によって，ある標本データの標準得点を求めることができる。

$$\text{平均値の標準得点} = \frac{(\text{標本平均}) - (\text{母平均})}{(\text{標準誤差})} \qquad (35)$$

　上式で求まる標準得点は，平均0，分散1の正規分布（標準正規分布という）に従う。しかし，実際には母集団の母平均や母分散が知られている場合はほとんどない。そこでまず，母分散の推定値として (25) 式の不偏分散を用いることにしよう。そうすると，(34) 式の標準誤差の推定値は，

$$\text{標準誤差の推定値} = \sqrt{\frac{(\text{不偏分散})}{(\text{標本数})}} \qquad (36)$$

となる。(35) 式と同様な標準化を行い，得られた値を t とすると，

$$t = \frac{(\text{標本平均}) - (\text{母平均})}{\sqrt{\dfrac{(\text{不偏分散})}{(\text{標本数})}}} \qquad (37)$$

t 分布▶　となる。この t 値は，正規分布ではなく，**t 分布**に従うことが知られている。
　t 分布は，標準正規分布によく似た分布であり，平均0を対称軸として左右対称な一峰性の分布であり，標準正規分布に比べると，分布のすそがより長く広がっているという特徴をもつ。また，t 分布は正規分布と異なり**自由度** degree of
自由度▶　freedom をもっている。
　(37) 式の場合，

　　自由度 = (標本数) − 1

である。この値は，不偏分散を求めるときの式での分母と等しくなっている。
　自由度の意味は，わかりにくいものであるが簡単な説明を加えることにしよう。(37) 式で t 値を求めるとき，母分散の推定値として不偏分散を用いた。この不

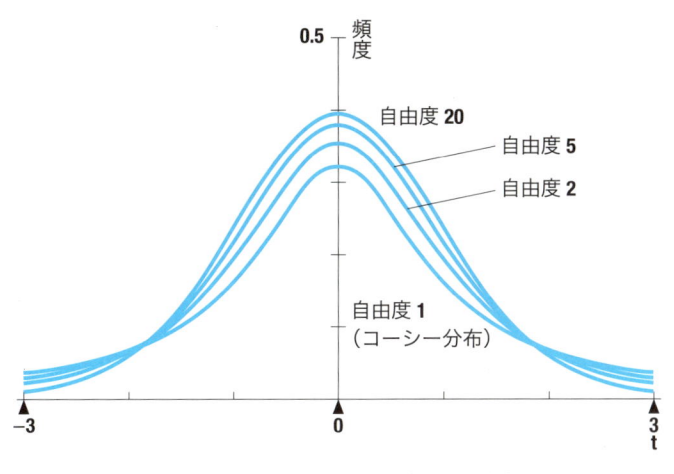

図16　t分布の形状と自由度による変化

　偏分散を求めるには，各データから平均値を引いて2乗するという操作をくり返していることを思いだしてもらいたい。例えば，標本数が5で，その平均値が10であるとしよう。そうすると，4つのデータが12，15，7，9であることがわかれば，残りの1つは7であると必ず決まってしまう。言い換えると，平均値をデータから求めた場合，以後の計算では，(標本数－1)個のデータを用いれば，残り1つは決まったものとなる。このため，不偏分散では分母に標本数から1を引いた数値が用いられていると考えることもできる。このように，平均値が決まった場合，自由になる数は（標本数－1）個のデータであり，これがt分布の自由度と一致する。

　t分布はその自由度によって分布形が少しずつ異なり，とくに自由度1のt分布は**コーシー分布**とよばれ，極めて長いすそをもち，分散をもたない。また自由度が大きくなるにつれ，t分布は標準正規分布に近づく。自由度をいくつか変えた場合のt分布の形状の変化を**図16**に示した。このt分布を用いて，平均値の区間推定を行うことができる。

▶コーシー分布

　(37) 式で計算されるt値が，t分布に従うことは既に述べた。それでは，そのt値の数値はどのくらいの範囲に入るであろうか。標本抽出が無作為に行われたものであれば，その標本平均は母平均とそれほど大差ないと考えてもよいだろう。言い換えれば，t値は0のあたりの可能性が最も高く，0から離れるにつれ，その可能性は少なくなるだろう。そこで，t値が0を対称として，分布の特定の区間の中に入るものと考えてみよう。一般に統計学ではこの確率が95%（もしくは，99%）になるようにする。95%というと，かなり広い範囲を選んでいるように感じるかもしれない。しかし，これくらいにしても誤る可能性は20回に1回あることになり，どうしてもあまり狭くはできないのである。

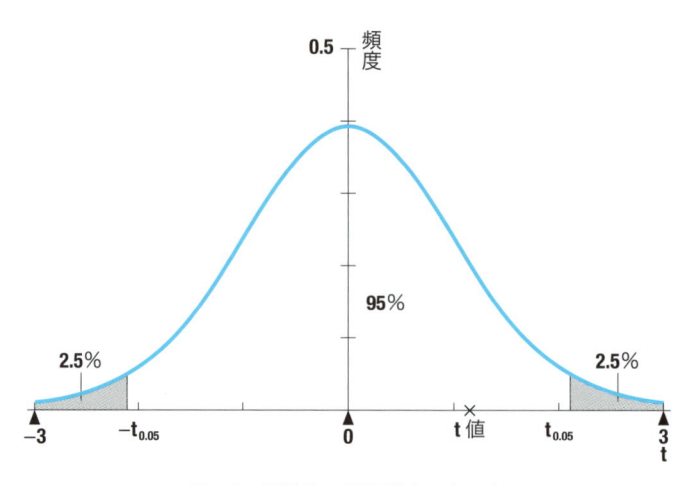

図 17　平均値の区間推定の考え方

　図 17 に上記の考え方を示した。図中の灰色の部分は，上側と下側でそれぞれ 2.5％あり，中心部が 95％あることを示している。この灰色の部分に t 値が入ることはあまりないものと考えられるだろう。また図中で $t_{0.05}$ と示されているものは，この値以上の部分と，$-t_{0.05}$ 以下の部分の合計が 5％に一致する点の値を示している（両側確率が 5％という）。実際にこの値を求めるには，t 分布表（巻末付表参照）を利用し，その自由度と両側確率との交点の値を読めばよい。最近ではパソコンで比較的容易に計算することもできる。**表 6** は，自由度 20 の t 分布の両側 5％の点の値を求める方法を表したもので，この場合，$t_{0.05}=2.086$ となる。
　上述の考え方に従うと，

$$-t_{0.05} < \frac{(標本平均)-(母平均)}{\sqrt{\frac{(不偏分散)}{(標本数)}}} < t_{0.05}$$

になることは，95％確かであると考えてよいだろう。上式を書き換えると，

$$(標本平均) - t_{0.05} \times \sqrt{\frac{(不偏分散)}{(標本数)}} < 母平均$$

$$< (標本平均) + t_{0.05} \times \sqrt{\frac{(不偏分散)}{(標本数)}}$$

表6　t分布表の使い方

自由度＼確率	0.9	0.8	……	0.1	0.05	0.01
1	0.158	0.325	……	6.314	12.7	63.66
2	0.142	0.289	……	2.920	4.303	9.925
⋮	⋮	⋮		⋮	⋮	⋮
10	0.129	0.260	……	1.812	2.228	3.169
⋮	⋮	⋮		⋮	⋮	⋮
→20	0.127	0.257	……	1.725	2.086	2.845
⋮	⋮	⋮		⋮	⋮	⋮
60	0.126	0.254	……	1.671	2.000	2.660
⋮	⋮	⋮		⋮	⋮	⋮
∞	0.126	0.253	……	1.645	1.960	2.576

自由度20の矢印の方向と、確率0.05（5％）の矢印の方向の交点2.086が求める値。

となる。これが求める母平均の区間推定のための式である。$t_{0.05}$は両側5％の値であり，(39)式で求められる区間は，**95％信頼区間**とよばれる。もし，両側1％の点$t_{0.01}$の値を$t_{0.05}$のかわりに用いるのなら，確からしさはさらに高まり，99％信頼区間を得ることができる。

▶95％信頼区間

　標本数が200以上になると，一般にそれに対応する自由度のt分布の両側確率5％，1％などの点の値が正確に示されているt分布表は少ない。しかし，t分布は自由度が大きくなると標準正規分布に近づくので，両側5％の点として1.96を，1％の点として2.58を用いても，実用上問題となることはほとんどないであろう。

例17　癌患者のMAS得点の母平均値の95％信頼区間を求めてみよう。

　標本数は30，標本平均値は既に求めたように21.1である（例12）。また不偏分散は65.96であった（例15）。これらの値を用いて，母平均値の区間推定を行う。まず，標準誤差を求める。これには，(36)式を用いて，

$$標準誤差 = \sqrt{\frac{(不偏分散)}{(標本数)}} = \sqrt{\frac{65.96}{30}} ≒ 1.483$$

となる。
　次に，標本数が30なので1を引いた29を自由度とするt分布を考える。自由度29のt分布の両側5％の点の値をt分布表から求める。これは，$t_{0.05}=2.045$である。そこで(39)式の計算に必要な数値は，すべてそろった。まず，

$$t_{0.05} \times (標準誤差) = 2.045 \times 1.483 ≒ 3.033$$

を求めておくとよい。

$$(標本平均) - t_{0.05} \times (標準誤差) = 21.1 - 3.033 ≒ 18.1$$
$$(標本平均) + t_{0.05} \times (標準誤差) = 21.1 + 3.033 ≒ 24.1$$

となる。従って，

$$18.1 < 母平均 < 24.1$$

が，求める95％信頼区間である。

99％信頼区間を求めるには，自由度29のt分布の両側1％のt値2.756を2.045のかわりに用いて同様に計算すればよい。読者自身で計算し，区間がどの程度異なるかを調べてみるとよいだろう。

割合について

●割合とは

これまで，個人のデータが量として与えられる場合について述べてきた。ここでは，データが「はい」「いいえ」や「好き」「嫌い」のように，量としてではなく，ある特定の性質を示すものとして与えられた場合を考えよう。このようなデータは質的データとか計数データとかカテゴリカル・データとかよばれることは既に述べた。

範疇▶ カテゴリ▶　基本的には，このようなデータはその項目の各細目（**範疇：カテゴリ** category）ごとの人数を数えることから分析が始まる。

表7は小児が入院する場合，母親が付き添うことに対して，看護師および准看護師がそれに賛成か反対かを質問して得たデータである（架空例）。どちらも30名ずつであり，答えに不明はないものとする。表7では，「賛成」を1，「反対」を2，「どちらともいえない」を3として表している。これは別に数字に大きな意味はなく，A，B，Cや（イ），（ロ），（ハ）などと書いてもかまわない。このあたりの表現の仕方は，量的データの場合とまったく異なることに注意してほしい。また，資格として「看護師」を1，「准看護師」を2として表わしたが，これも0，1にしようと，A，Bにしようと本質的には何の変化ももたらさない。

表7のデータをもとに，まず看護資格を問題とせず，質問についての答えに

表7 小児の入院に母親が付き添うことへの意見

No.	答	資格	No.	答	資格
1	3	1	31	1	2
2	1	1	32	1	2
3	3	1	33	3	2
4	2	1	34	3	2
5	3	1	35	3	2
6	3	1	36	2	2
7	1	1	37	3	2
8	3	1	38	3	2
9	3	1	39	3	2
10	1	1	40	3	2
11	3	1	41	3	2
12	2	1	42	1	2
13	1	1	43	3	2
14	3	1	44	3	2
15	1	1	45	2	2
16	3	1	46	3	2
17	3	1	47	3	2
18	1	1	48	3	2
19	2	1	49	3	2
20	3	1	50	1	2
21	3	1	51	3	2
22	1	1	52	3	2
23	1	1	53	1	2
24	3	1	54	3	2
25	3	1	55	3	2
26	2	1	56	3	2
27	3	1	57	1	2
28	3	1	58	2	2
29	1	1	59	3	2
30	3	1	60	3	2

答：1が「賛成」、2が「反対」、3が「どちらともいえない」
資格：1が看護師、2が准看護師

ついてまとめてみよう。これは単純に，1が何人，2が何人いるかなどと数えていけばよい。その結果が**表8**である。表8から，賛成としたものが15名いたことがわかる。しかし，15名といってもこの場合，60名中の数であり，もしこれが200名中のものであれば，そのもつ意味が違ってくるだろう。そこで通常，このような各カテゴリの人数を全体の人数で割り，その全体中のどの程度を占め

表8　小児入院の母親付き添いに関するデータの集計

	人数	割合	百分率
賛　　　　成	15	0.250	25.0
反　　　　対	7	0.117	11.7
どちらでもない	38	0.633	63.3
計	60	1.000	100%

割合（比率）▶

るかを求める。これを **割合（比率）** proportion とよぶ。すなわち，

$$\text{あるカテゴリの割合} = \frac{(\text{そのカテゴリの人数})}{(\text{全体の人数})}$$

である。割合はこのように，全体に対してのその部分の大きさを示すものであるから，

$$0 \leq \text{割合} \leq 1, \text{全ての割合の和} = 1$$

という関係が成り立つ。割合と同様のものであるが，全体を1ではなく，100としたものが百分率である。すなわち，

$$\text{百分率} = 100 \times (\text{割合})(\%)$$

であり，通常よくこの百分率が用いられる。

表8の場合，賛成15名であるから，

$$\text{賛成の割合} = \frac{15}{60} = 0.25$$

となり，百分率では25％ということになる。

なお，これまで割合のことを「比率」と誤って慣用的に用いられてきており，一般には「割合＝比率」として通用しているが，本書では「割合」に統一した。

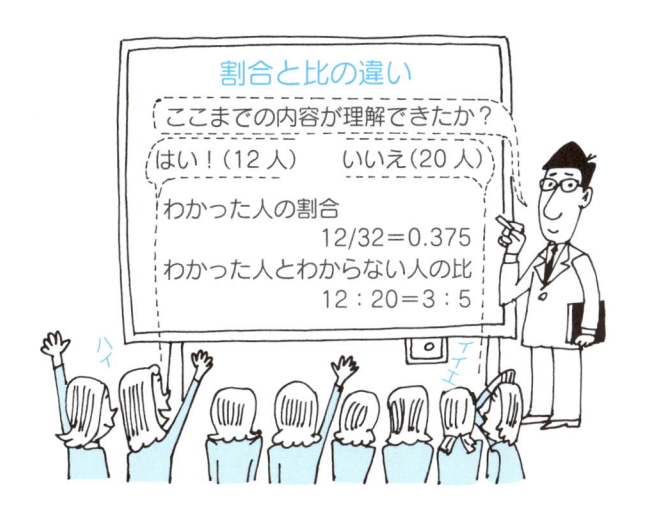

●割合と比

　ここで，言葉としてよく似ている「比」についての説明を加えよう。日常会話などではこの「比」と「割合」を混合して使用することがよくある。しかし，両者は本質的に異なるものである。

　比 ratio は**割合**が全体に対しての部分の大きさを示すものであったのと異なり，通常2つのカテゴリの割合や人数の大きさを比較するものである。例えば，いまAとBの2つのカテゴリを比べると，

$$\text{AとBの比} = \frac{\text{Aの割合（または人数）}}{\text{Bの割合（または人数）}}$$

のように書ける。

　表8で，賛成と反対の比は，$15/7 \fallingdotseq 2.1$ となり，賛成が反対の2倍強いることを示している。

　このように，比と割合はまったく異なるものであるから，用語として注意して使用すべきである。

●割合に関する分布

　さて，小児の入院に母親が付き添うことに賛成するものの割合は0.25であった。この数値が母集団でも同一であるとしよう。母集団での割合は母割合（母比率）とよばれるが，これを0.25と仮定するわけである。

　表7, 8の例では看護師60名について調査を行ったわけであるが，もし1名

しか調査できないとすると，その1名が賛成である可能性はどのくらいであろうか。これは明らかに，

　　　賛成0.25(25%)　　その他0.75(75%)

と考えてよいであろう。それでは2名の場合はどうか。

　（賛成・賛成），（賛成・反対），（反対・賛成），（反対・反対）の4つの組み合わせがあることが理解できよう。この場合，（賛成・賛成）の組の可能性（確率）は1名が賛成の可能性が0.25であるから，$0.25 \times 0.25 = (0.25)^2$ と書ける。同様に2名とも反対の可能性は $0.75 \times 0.75 = (0.75)^2$ のように書ける。また，一方が賛成で他方が反対の組み合わせは2通りあるので，$2 \times 0.25 \times 0.75$ のように書ける。全体では，

$$(0.25)^2 + 2 \times 0.25 \times 0.75 + (0.75)^2 = (0.25 + 0.75)^2$$

となり，これは1である。

　ここで重要なことは，上式の右辺を展開したものが，各組み合わせについての確率を与えていることである。これは2名の場合に限らず，何人の場合でも成り立つ。

　一般に，特定の標本数のうち，K人が賛成である確率は，

$$\text{K人賛成の確率} = \binom{\text{標本数}}{K} \times (\text{母割合})^K \times (1-\text{母割合})^{(\text{標本数}-K)}$$

となる。ここで，

$$\binom{\text{標本数}}{K} = \frac{(\text{標本数})!}{K!(\text{標本数}-K)!}$$

であり，組み合わせの数を示している。

　例えば，母割合が0.25の場合，標本数を10名とすれば，賛成の人数が3名となる確率は，以下のようになる。

表9 10人中の賛成の人数と確率

人数	確率
0	0.05631
1	0.18771
2	0.28157
3	0.25028
4	0.14600
5	0.05840
6	0.01622
7	0.00309
8	0.00039
9	0.00003
10	0.00000
計	1.00000

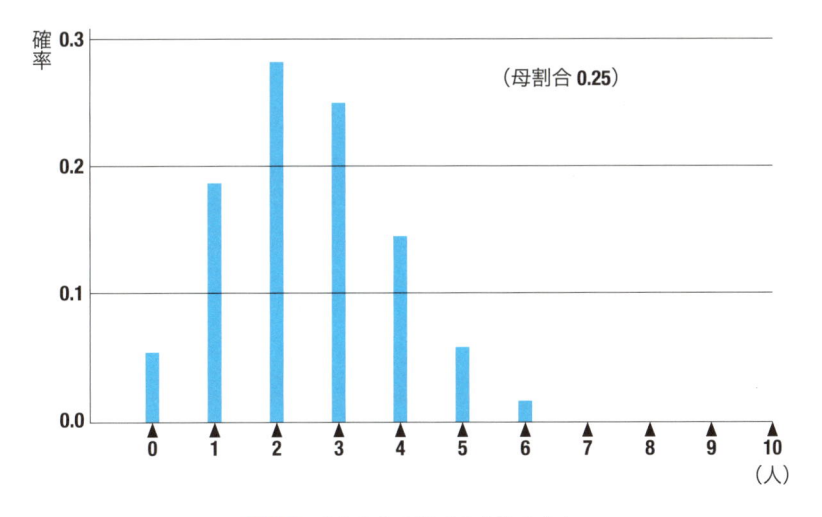

図18 10人中の賛成の人数の分布

$$3人賛成の確率 = \begin{pmatrix} 10 \\ 3 \end{pmatrix} \times (0.25)^3 \times (1-0.25)^{(10-3)}$$

$$= \frac{(10!)}{(3!)(7!)} \times (0.25)^3 \times (0.75)^7$$

$$\fallingdotseq 0.250$$

ただし,記号！は階乗を表しており,例えば,10！＝10×9×8×7×6×5×4×3×2×1,を示すものである。

同様の計算を0名,1名,…10名が賛成となる場合について行い,表にした

ものが**表9**であり，またその分布を**図18**に示した．表と図からわかるように，10人中6人以上が賛成となることは，めったにないことがわかるだろう．実際に，6人以上になる確率は，6人の確率から10人の確率まで，すべて足し合わせれば求めることができる．この値は，0.0197となり，約2%ということである．

これは，10人についての調査を100回行って，そのうち2回ぐらいが，6人以上賛成となることを示しており，統計的にはまれなことになる．

2項分布▶
ベルヌイ分布▶

ところで，(44)式で表されるような分布は，一般に**2項分布** binomial distribution とか，**ベルヌイ分布** Bernoulli distribution とかよばれる．この分布は，図18に示したように，とびとびの値しかとらず，正規分布などのように連続的な値をもつものと異なっている．正規分布や t 分布を大きく2分類した場合，**連続分布**に分類されるが，2項分布は**離散分布**とよばれる分布に分類される．

連続分布▶
離散分布▶

上記のように，2項分布はある特性が，その有無などにより2分類される場合，その特性をもつものの人数などがどの程度，標本中に表われるかを示す分布と考えることができる．分類のしかたが3以上のものも考えることもできるが，ここではこれ以上のことは必要ではないので省略する．

2項分布の平均値と分散はどのようになるであろう．ここで注意しなくてはならないことは，図18でわかるように，平均値とは割合についての平均値ではなく，標本中の人数についての平均値であり，分散についても同様である．これらの値は，

$$\text{平均値} = (\text{標本数}) \times (\text{母割合}) \tag{45}$$

$$\text{分散} = (\text{標本数}) \times (\text{母割合}) \times (1 - \text{母割合}) \tag{46}$$

になることを導くことができる．

例18 小児の入院に母親が付き添うことに反対であるものは11.7%であった．これが母割合と等しいものと仮定した場合，200人について調査すれば，平均値と分散はどのくらいになるであろうか．

これは正確にいうと，標本数200の調査をくり返し行った場合，反対とするものの平均人数とその分散を求める問題である．この点，いままで扱った平均値などは1つの標本についてのものであり，考え方が異なっていることに注意し

てほしい。考え方としては，標本割合がデータをまとめた場合の統計量であり，いま問題となっているものは，母割合がわかっている場合，標本数を決めればどのくらいの人数が反対と答えるのかを予測することである。

(45), (46) 式から，

$$\text{平均値} = 200 \times 0.117 = 23.4$$
$$\text{分散} = 200 \times 0.117 \times (1 - 0.117) ≒ 20.7$$

となる。ちなみに標準偏差は，

$$\text{標準偏差} = \sqrt{(\text{分散})} ≒ 4.5$$

となる。

ところで，母平均値の点推定値は標本平均値であった。それでは，母割合の点推定値はどのように書けるであろうか。それは，標本割合が母割合の点推定値になることが知られている。すなわち，

> 標本割合の期待値＝母割合　(47)

であり，上記の例で母割合の値として標本割合を用いたのは，誤りではなかったことになる。それでは，母割合の区間推定はどのようになるのであろうか。この問題についての解答に移るまえに，もう少し2項分布の性質について触れてお

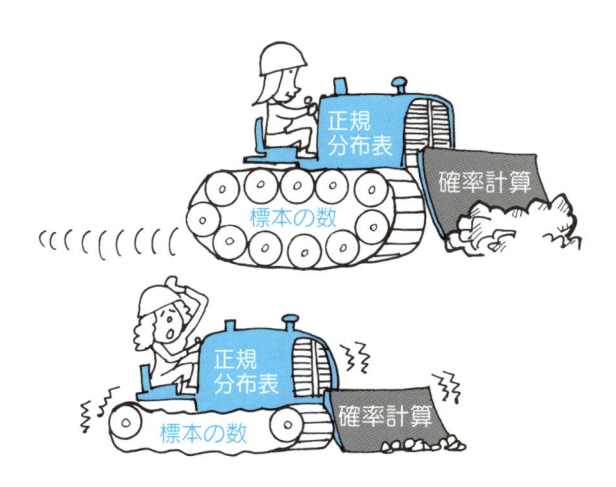

2項分布の確率計算では標本の数が多ければ正規分布表で確率計算が可能である。

こう。

● 2項分布と正規分布

2項分布は離散的（とびとびの値をとる）な分布であることは既に述べた。ところで，標本数の増加に従い，取り得る値も増加し，感覚的には数字が連続しているようになる。言い換えれば，離散的な状態から連続的な状態に近づくように考えられるだろう。この説明はあまり科学的なものではないが，直観的には理解できよう。実際に，2項分布は標本数の増加に従い，ある連続的な分布に近づくことが知られている。これが正規分布であり，その平均値と分散は既に(45),(46)式で定義した値になる。ただし，平均値が小さい場合，言い換えると標本数がいくら大きくなっても，母割合が極めて小さく（0に近い値のとき），そのため平均値も小さいものである場合は，正規分布ではなく，後述するポアソン分布に近づくことが知られている。

ここでは，2項分布を正規分布で近似することを考えよう。

実際に2項分布について，その確率を(44)式などを用いて計算することは，大変手間のかかることである。そこで，先に述べた標準化の方法を用いて，正規分布の表からその値を求めると便利である。

例えば，「小児入院の……」の例で，100人中30人以上が賛成する確率を，2項分布による場合と，正規分布近似とで求めてみよう。

まず標準得点を求める。

$$標準得点 = \frac{(人数) - (標本数) \times (母割合)}{\sqrt{(標本数) \times (母割合) \times (1 - 母割合)}} \tag{48}$$

と書けるので，人数に30, 標本数に100, 母割合に0.25を代入して計算すると，

$$\frac{30 - 100 \times 0.25}{\sqrt{100 \times 0.25 \times 0.75}} \fallingdotseq 1.155$$

となる。巻末の正規分布表(192頁)で，この数値に対応する確率を求めると, 1.155という値は左側の上側確率と書かれた欄の, .12と最上段の.004の交点にある。これから上側確率は0.12+0.004=0.124と求められる。したがって, 30人以上の確率は, 12.4%となる。

これを直接, 2項分布から求めるには，

$$
\begin{aligned}
30人以上の確率 &= 1-(29人以下の確率) \\
&= 1-\{(0人の確率)+\cdots+(29人の確率)\}
\end{aligned}
$$

となることを利用すると、少々計算は大変であるが、0.14954 となり約 15.0%と求められる。正規分布で近似した方がいく分値が小さくなっているが、ほぼ近い値になっていることがわかるだろう。標本数がさらに大きくなれば近似の程度はよりよいものとなる。このように、2 項分布の確率の計算に、標本数が大きな場合には正規分布近似による方法を用いることができる。

● 2 項分布とポアソン分布

2 項分布において、母割合が極めて小さい場合がある。例えば交通事故による死亡は、1 年間に 1 万人に 1 人以下であるから、母割合は 0.0001 以下となる。このような場合、標本数を十分に大きくしても、(45) 式で求められる平均値は無限に大きくなることはない。このような条件のもとでは、2 項分布は標本数の増加に従い、正規分布ではなく**ポアソン分布** Poisson distribution によって近似することができる。

▶ポアソン分布

（標本数）×（母割合）を（母数）と書くことにすると、標本中で特定の特性を有するものの人数の確率は、

$$
確率 = \frac{(母数)^{(人数)}}{(人数)!} \times e^{-(母数)} \qquad (49)
$$

と書くことができる。これがポアソン分布である。ただし、e は自然対数の底で 2.71828… という値をもつ。ポアソン分布の平均値と分散は、

$$
平均値 = 母数, \quad 分散 = 母数 \qquad (50)
$$

となり、平均値と分散は完全に一致する。

例19 1年間に食中毒患者が5,000人に1人の割合で発生するものとしよう。人口50万人の都市で，1日に1人も患者の発生しない日が起こる確率を求めよ。

$$1日の母割合 = \frac{1}{5000} \times \frac{1}{365} \fallingdotseq 5.479 \times 10^{-7}$$

となり極めて小さい。また都市の人口は極めて大きく，ここでは食中毒の患者発生がポアソン分布に従うものと仮定する。

$$母数 = 500,000 \times 5.479 \times 10^{-7} \fallingdotseq 0.274$$

となる。0人となる確率は，

$$0人の確率 = \frac{(0.274)^0}{0!} \times e^{-0.274} \fallingdotseq 0.760$$

となる。ただし，0！＝1である。この結果は食中毒発生が0の日が76％あることを示すものである。しかし，実際には食中毒は夏期に多く発生するものであり，また1人ずつではなく集団で発生することが多いので，上の結果がそのまま現実社会に適応できるわけではない。

一般に，ポアソン分布のあてはまる事象として，交通事故による死亡数，製品中の不良品の個数，また発症率の極めて低い疾患についての特定地域での発症者数などがある。

●母割合の区間推定

母割合が0に比べ大きく，かつ標本数が大きければ，2項分布は正規分布によって近似できることを述べた。この性質を用いて，母割合の区間推定を行うことを考えよう。

標本中のある特性の人数を，2項分布の平均値と分散を用いて標準化しよう。平均値と分散は，(45)，(46) 式となるので，

$$z = \frac{(ある特性の人数) - (平均値)}{\sqrt{(分散)}}$$

$$= \frac{(標本数) \times (標本割合) - (標本数) \times (母割合)}{\sqrt{(標本数) \times (母割合) \times (1 - 母割合)}}$$

となる。この式を整理すると，

$$z = \frac{(標本割合)-(母割合)}{\sqrt{(母割合)(1-母割合)/(標本数)}} \quad (51)$$

となる。ここで，Z は平均が 0，分散が 1 である標準正規分布に従う変数である。

母平均値の区間推定の場合と同様に，この Z の値が正規分布の上側 2.5% の点と下側 2.5% の点の間に入るものと考えれば，95% 信頼区間を得ることができる。標準正規分布では下側 2.5% の点は -1.96，上側 2.5% の点は 1.96 となっているので，

$$-1.96 < Z < 1.96$$

として，(51) 式を母割合について解けばよい．すなわち，

$$\frac{(標本割合)+\dfrac{1.92}{(標本数)}-1.96\sqrt{\dfrac{(標本割合)(1-標本割合)}{(標本数)}+\dfrac{0.96}{(標本数)^2}}}{1+\dfrac{3.84}{(標本数)}}$$

$$< 母割合 <$$

$$\frac{(標本割合)+\dfrac{1.92}{(標本数)}+1.96\sqrt{\dfrac{(標本割合)(1-標本割合)}{(標本数)}+\dfrac{0.96}{(標本数)^2}}}{1+\dfrac{3.84}{(標本数)}} \quad (52)$$

が，母割合の 95% 信頼区間である。99% 信頼区間の場合，1.92 を 3.32，1.96 を 2.58，0.96 を 1.66，そして 3.84 を 6.64 に変えて計算すればよい．

ところで (52) 式は標本数が大きくなると，

$$(標本割合) - 1.96\sqrt{(標本割合)(1-標本割合)/(標本数)}$$
$$< 母割合 <$$
$$(標本割合) + 1.96\sqrt{(標本割合)(1-標本割合)/(標本数)}$$

(53)

で近似することができる。一般に (52) 式よりも (53) 式がよく用いられている。しかし (53) 式を用いる場合，標本数がある程度大きいことが条件となる。また，99%信頼区間を求めるには，(53) 式の 1.96 という値を 2.58 に変えて計算すればよい。

例20 小児入院の母親付き添いに賛成のものは 60 名中 15 名であった。標本が母集団から無作為に抽出されたものとして，賛成の母割合の 95% 信頼区間を求めてみよう。

まず標本割合は表 8 に示したように 0.25 であるから，これを (52) 式に代入すると，

$$母割合の下限 = \frac{0.25 + 1.92/60 - 1.96 \times \sqrt{0.25 \times 0.75/60 + 0.96/60^2}}{1 + \frac{3.84}{60}}$$

$$= \frac{0.282 - 1.96 \times \sqrt{0.003392}}{1.064} \fallingdotseq 0.1577$$

$$母割合の上限 = \frac{0.282 + 1.96 \times \sqrt{0.003392}}{1.064} \fallingdotseq 0.3723$$

となる。これより，95%信頼区間は，

$$0.1577 < 母割合 < 0.3723$$

となる。この結果は母集団での賛成の割合は約 15.8% から 37.2% ぐらいまでの間にあることは 95% 確実であることを示している。

次に (53) 式を用いて同様の計算を行ってみよう。

$$母割合の下限 = 0.25 - 1.96 \times \sqrt{0.25 \times 0.75/60} ≒ 0.1404$$

$$母割合の上限 = 0.25 + 1.96 \times \sqrt{0.25 \times 0.75/60} ≒ 0.3596$$

となる。これより，

0.1404 ＜ 母割合 ＜ 0.3596

となり，約14％から36％までの区間となる。これは（52）式で求めたものより若干小さい値の方向に区間がずれている。しかし，実際上そのずれは小さいものであるから，あまり問題にならないかもしれない。ここでは標本数が60であったが，もう少し標本数が大きくなればもっとその差は小さいものになろう。標本数と母割合の区間推定値との関係を表10に示した。表10でみるように，2つの式の差は標本数が200以上になると小さなものとなっている。しかし，両者が一致するのは標本数が2万近くなる必要がある。この点から，できれば標本数が小さい場合は，（52）式を使用する方がよい。多くの統計の書物では（53）式を母割合の区間推定の式としているが，これは（52）式の近似式であり，標本数が小さい場合はうまく機能しないおそれがある。

ところで，標本割合が0の場合を考えてみよう。これは例えば60人中賛成がだれもいなかった場合に相当する。この場合，（53）式では母割合の上限，下限とも0となり区間推定は不可能である。しかし，（52）式を用いると，

表10 標本割合0.25の場合の母割合の95％信頼区間（2式による）と標本数

標本数	（52）式		（53）式	
	下限	上限	下限	上限
100	0.1754	0.3430	0.1651	0.3349
200	0.1951	0.3143	0.1900	0.3100
300	0.2044	0.3020	0.2010	0.2990
400	0.2101	0.2947	0.2076	0.2924
500	0.2140	0.2898	0.2120	0.2880
1000	0.2242	0.2778	0.2232	0.2768
2000	0.2315	0.2694	0.2310	0.2690
3000	0.2348	0.2658	0.2345	0.2655
4000	0.2368	0.2637	0.2366	0.2634
5000	0.2382	0.2622	0.2380	0.2620
10000	0.2416	0.2586	0.2415	0.2585
20000	0.2440	0.2560	0.2440	0.2560

母割合の下限≒0.0000

母割合の上限≒0.0602

となり，

0.0000≦母割合＜0.0602

となる。このように，標本割合が0であっても必ずしも母割合は0とは限らない。

2グループの母割合（母比率）の差の検定
2つのグループでの割合を比較する方法

　表7のデータは，小児入院の母親付き添いに関して，看護師と准看護師を対象に賛否を調査したものであった。それでは，看護師と准看護師では「賛成」の割合が異なっているのか，それとも等しいのであろうか。この問題に答えるために，まず表7のデータをもとに，看護師と准看護師の別に集計を行ってみよう。

　表11がその結果である。ここでは「賛成」の割合についてのみ興味があるものとしよう。看護師の30%，准看護師の20%がそれぞれ賛成と答えていることがわかる。2つの割合を比べると10%の差があるので，看護師の方が小児入院の母親付き添いに賛成の者が多いといえるのであろうか。確かに，この標本データの中だけで考えればそうである。しかしここで考えねばならないのは，この結果がわずか30名ずつの看護師と准看護師の調査から得られているということである。

　既に母集団と標本の関係については，その都度触れてきた。母集団から標本を抽出する選び方は無数にあり，上記のように2つの割合に10%の差が出たのは偶然であり，本当は両者の間に何の差もないのかもしれない。2つの割合に差があるのか，それともないと考えるべきかに答える方法として，**統計的仮説検定** statistical test of hypotheses とよばれる方法がある。一般には単に「**検定** test

統計的仮説検定▶
検定▶

表11　看護師，准看護師の別による賛否の集計

	看護師	准看護師	計
賛　　　成	9（30.0）	6（20.0）	15（25.0）
反　　　対	4（13.3）	3（10.0）	7（11.7）
どちらでもない	17（56.7）	21（70.0）	38（63.3）
計	30（100%）	30（100%）	60（100%）

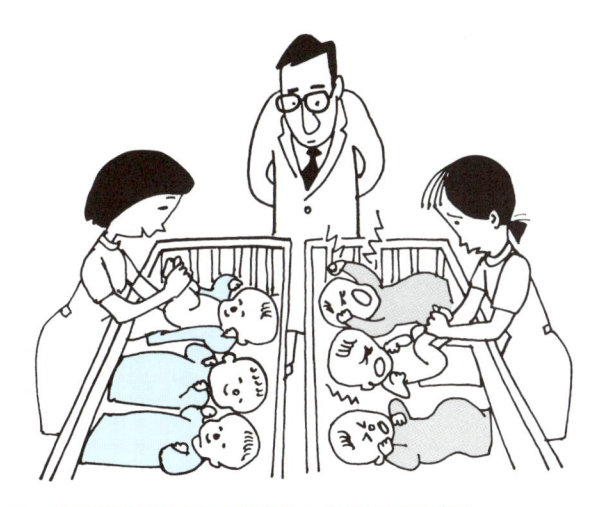

2つの母集団で割合に差が出たとき偶然にすぎないかどうかを確かめる方法を「検定」という。

とよぶことが多い。

検定の方法は，通常我々が考える思考方法と若干異なっている．まず，**仮説** hypothesis とよばれるものを設定する．上の例のように，2つの割合（正確にいうと母割合）に差があることを確認したいとしよう．それならば，仮説として「2つの割合には差がある」として，これを統計的に証明すればよいことになる．しかし，一般にこのような仮説を立てることはない．逆に，「2つの母割合は等しい」という仮説を立てる．そして，このような仮説のもとで，2つの標本での割合の差が偶然に起こる確率を計算する．仮に，仮説が正しければ，その確率も大きくなるであろうし，逆に正しくないのならば，小さな確率しか得られないであろう．求めた確率があらかじめ決めておいた値（一般に，5%か1%）より小さければ，仮説は誤ったものとして棄てる（**棄却** reject するという）．従って「2つの母割合は等しくない」，すなわち「2つの母割合に差がある」ということになる．

▶仮説

▶棄却

このように，仮説は採択されるためというより，むしろ棄却されるためにあるといってもよい．このため，この種の仮説を**帰無仮説** null hypothesis とよぶ．また，仮説を棄却するか採択するかを決定するための確率の大きさを，**有意水準** significance level とよび，一般に 0.05（5%）か 0.01（1%）かを用いることが多い．この有意水準はときに**危険率**ともよばれる．これは仮に，5%の有意水準で2つの母割合に差があるものとしても，まだそうでない可能性は5%あり，その分だけ仮説を棄却する誤りを犯す危険があるからである．

▶帰無仮説
▶有意水準
▶危険率

いま，2つのグループA，Bがあるとしよう．この2グループでのある特性の割合を，割合A，割合Bと書き，標本数を標本数A，標本数Bなどと書くことにする．

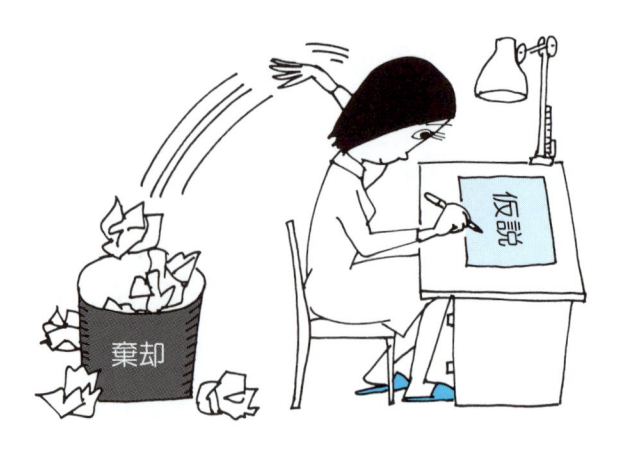

検定のための仮説は棄却するためにたてる。
これを「帰無仮説」という。

　帰無仮説は「母割合 A ＝母割合 B」，すなわち，2 グループの母割合は等しいというものである。検定には，以下の計算をすればよい。

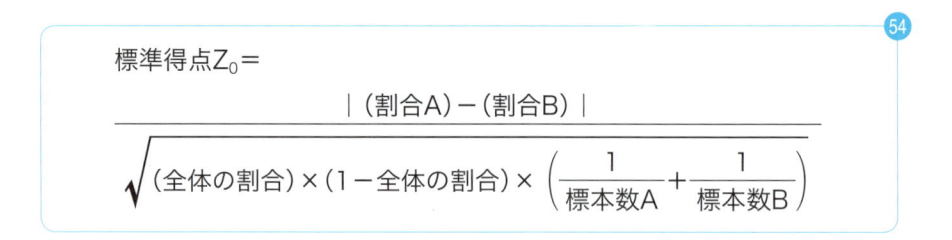

$$標準得点 Z_0 = \frac{|(割合A) - (割合B)|}{\sqrt{(全体の割合) \times (1 - 全体の割合) \times \left(\dfrac{1}{標本数A} + \dfrac{1}{標本数B}\right)}}$$ (54)

を求める。ただし，全体の割合とは，A と B の両方を合わせた場合の，ある特性をもつものの割合である。

　(54) 式で求めた標準得点 Z_0（ゼット・ゼロと読む）は標準正規分布に従うものと仮定できる。そこで，標準正規分布の表をもとに，この得点 Z_0 とを比べて検定することができる。ここで，標準得点 Z_0 は (54) 式でわかるように，絶対値をつけているので，負の値はすべて正に変換されている。この理由は，2 つの割合の差の大きさだけが問題であり，どちらが大きいとか小さいとかは問題にならないからである。このため，標準正規分布表から，確率 5% や 1% の点を求める場合，上側確率が 5% の半分である 2.5% の点 1.96 と，0.5% の点 2.58 を求めればよい。このようにすれば，負の値を正にした分も考慮されることになる。この値を用いると，

　(1) 標準得点＜1.96

　　　5% の有意水準で仮説採択，2 つの母割合に差があるとはいえない。

　(2) 1.96 ≦標準得点＜2.58

5%の有意水準で2つの母割合に差があるといえる。通常，「5%で有意差あり」などという。

(3) $2.58 \leq$ 標準得点

1%で有意差あり。

のように検定できることになる。もちろん，有意水準として5%や1%を必ず用いなければならないという理由はない。判断を厳しくしたければ，0.1%の水準でもよいし，甘くてもかまわないのなら10%でもよいことになる。5%や1%の値は慣習的によく用いられているだけのものである。

上記の(1)の場合，仮説は棄却されずに採択されることになる。しかし，この場合，仮説がまったく正しいと証明されたわけではないことに注意しよう。単に，仮説を棄却する積極的な理由が存在しないだけであり，この点からいえば，仮説の消極的採択ということになるだろう。従って，仮説が棄却されないときは，母割合に関しては差があるともいえない状態であると解釈すべきであり，新たに調査をするか，何らかの情報が追加されるまで態度は保留ということになる。

ところで，(54)式で計算される標準得点 Z_0 は，標本数が大きい場合には，標準正規分布にうまく適合するが，標本数が小さい場合には，若干ずれが生じることがわかっている。これはもともと，割合の計算が人数という離散的（とびとび）な値をもとにしていることによる。離散的なものを，連続的なものにあてはめるのであるから，多少のずれが生じるのは当然のことであろう。このずれを，より小さくするために，「**連続性の補正**」とよばれる修正を(54)式につけ加える。すなわち，

▶連続性の補正

$$\text{標準得点}Z_0 = \frac{|(\text{割合A}) - (\text{割合B})| - 0.5 \times \left[\dfrac{1}{\text{標本数A}} + \dfrac{1}{\text{標本数B}}\right]}{\sqrt{(\text{全体の割合}) \times (1 - \text{全体の割合}) \times \left(\dfrac{1}{\text{標本数A}} + \dfrac{1}{\text{標本数B}}\right)}} \quad (55)$$

を求めればよい。計算されたZ値をもとにして検定を行う方法は，(54)式の場合とまったく同様である。

例21 表11の看護師と准看護師の「小児入院の……」に関する賛成の割合の差を検定しよう。

まず，(54) 式による場合は，

$$\text{標準得点} Z_0 = \frac{|0.3-0.2|}{\sqrt{0.25 \times (1-0.25) \times \left[\dfrac{1}{30}+\dfrac{1}{30}\right]}}$$

$$= \frac{0.1}{\sqrt{0.0125}} \fallingdotseq 0.894$$

となる。この値は，1.96 より小さいので 5% の有意水準で差があるとはいえないことになる。通常，「5% で有意差なし」などということが多い。

次に，(55) 式によって Z_0 を求めてみる。

$$\text{標準得点} Z_0 = \frac{|0.3-0.2|-0.5 \times \left[\dfrac{1}{30}+\dfrac{1}{30}\right]}{\sqrt{0.25 \times 0.75 \times \left[\dfrac{1}{30}+\dfrac{1}{30}\right]}}$$

$$\fallingdotseq \frac{0.0667}{\sqrt{0.0125}} \fallingdotseq 0.596$$

となる。この値も 1.96 より小さく，やはり 5% で有意差なしとなる。

結局，2つの方法とも有意差なし，つまり，先ほどのデータでは，看護師も准看護師も小児入院の母親付き添いについて，賛否の態度に差があるとはいえないということになる。しかし，ここで注意してほしいことは，(55) 式による標準得点の方が，(54) 式によるものよりも小さくなることである。このことは，2つの割合の差が極端に小さくないのならば，一般に成り立つ関係である。従って，(55) 式による検定結果は，(54) 式によるものよりも，仮説を棄却しにくいようになっているといえる。

上記のようにして，2つの標本での母割合の差を検定することができるが，この他に表11のような集計結果をもとに検定する方法（クロス集計表に関する検定，後述）もある。

母割合の差の検定結果が仮に有意であった場合，母割合の差がどのくらいの範囲にあるのかを知りたいと考えるかもしれない。このための，母割合の差の区間推定の方法は以下のようになる。すなわち，

$$|(割合A)-(割合B)|-1.96\times\sqrt{\frac{(割合A)(1-割合A)}{(標本数A)}+\frac{(割合B)(1-割合B)}{(標本数B)}}$$

$$<2つの母割合の差<$$

$$|(割合A)-(割合B)|+1.96\times\sqrt{\frac{(割合A)(1-割合A)}{(標本数A)}+\frac{(割合B)(1-割合B)}{(標本数B)}}$$

(56)

によって，2つの母割合の差の95％信頼区間を求めることができる。99％信頼区間を求める場合は，(56) 式中の1.96という数値を2.58に変えればよい。

例22　「小児入院……」についての賛成の割合には，先の例にみたように有意差は認められなかった。ところで，この結果が看護師，准看護師とも各30例のデータではなく，その10倍の人数，すなわち各300例のデータであるとすれば，検定結果はどうなるであろうか。ここで，「賛成」の割合に変化はないものとする。

(55) 式を用いて，2つの母割合の差の検定を行う。

$$標準得点 Z_0 = \frac{|0.3-0.2|-0.5\left[\dfrac{1}{300}+\dfrac{1}{300}\right]}{\sqrt{0.25\times 0.75\times\left[\dfrac{1}{300}+\dfrac{1}{300}\right]}}$$

$$\fallingdotseq \frac{0.09667}{\sqrt{0.00125}} \fallingdotseq 2.734$$

となる。

$Z_0 > 2.58$ であるから，有意水準1％で2つの母割合に差があることになる。

2つの標本割合は以前の例とまったく同じでも，このように標本数が増加することにより，統計的に有意差があるという結論が導かれた。先に，仮に仮説が採択されても，それが母割合がまったく等しいことを証明したことにならないと述

べたが，この例によってもそのあたりの事情が確認できたと思う。一般的にいえば，どんなに小さな差でも，それが0でなければ，標本数をどんどん大きくしていけば必ず有意になるはずである。逆に考えれば，極めて小さな差を見つけるには，標本数を極めて大きくとる必要があることになる。

さて，2つの母割合に有意差が認められたので，2つの母割合の差の95%信頼区間を求めよう。

(56)式により計算する。まず，

$$1.96 \times \sqrt{\frac{0.3 \times (1-0.3)}{300} + \frac{0.2 \times (1-0.2)}{300}} \fallingdotseq 0.0688$$

を求める。また，標本割合の差は，0.3－0.2＝0.1 であるから，

$0.1 - 0.0688 \fallingdotseq 0.031$

$0.1 + 0.0688 \fallingdotseq 0.169$

となり，

$0.031 < $ 2つの母割合の差 < 0.169

が求める95%信頼区間である。また，99%信頼区間は，

$0.009 < $ 2つの母割合の差 < 0.191

となる。これは読者自身で確かめるとよい。

2グループの母平均値の差の検定
―― 2つのグループの平均値を比較する方法

前節で，ある特性についての2標本間での割合の差をもとに，母割合の差の検定を行う方法について述べた。ここでは，ある変数の平均値について，2標本の平均値から母平均値の差を検定する方法について述べる。

表12は，3年課程と2年課程の卒業生の看護水準について調べたものである。内容は，指導性（患者指導の内容，方法，評価など），科学性（生活の援助，診療介助場面における実践，評価など），および応用性（患者中心の看護実践に関して）の3特性からなり，各特性はそれぞれ10項目の質問から成っている。各質問項目に対して，卒業生の勤務する師長もしくは主任が，4段階の評価を行い，これを4～1点の得点にしたものである。各特性の得点は，10項目の平均得点

表12 出身課程別にみた各項目の平均得点と分散（不偏分散）

項目 グループ	指導性 平均	指導性 分散	科学性 平均	科学性 分散	応用性 平均	応用性 分散	総合 平均	総合 分散
3年課程 （58人）	2.87	0.274	2.91	0.191	3.11	0.233	2.97	0.233
*｛2年課程学院 （23人）	2.94	0.171	3.00	0.159	3.07	0.223	3.00	0.184
2年課程短大 （39人）	2.72	0.213	2.84	0.186	2.96	0.371	2.84	0.253
2年課程合計* （62人）	2.80	0.206	2.90	0.179	3.00	0.314	2.90	0.230

（小野寺杜紀，他：看護研究7(3)，332-339，1974，表3参照）

であり，この得点が高いほど，評価も高いことになる。

　問題は，表12のような結果が得られた場合，どのようにして，3年課程と2年課程を比較するかということである。ちなみに，2年課程は学院卒業と短大卒業にさらに区分されている。これは，両者にも違いがある可能性が存在するためである。

● 2標本の母平均値の差の検定

　標本がAとBの2つあり，各標本の人数を標本数A，標本数B，平均値を平均A，平均B，不偏分散を分散A，分散Bなどと表すことになる。

　検定すべき仮説は，「母平均A＝母平均B」である。これは，2つの母平均に差がないという仮説である。既に，母割合の差の検定で述べたのと，まったく同様の考えによって検定を行う。

　計算すべき統計量は，

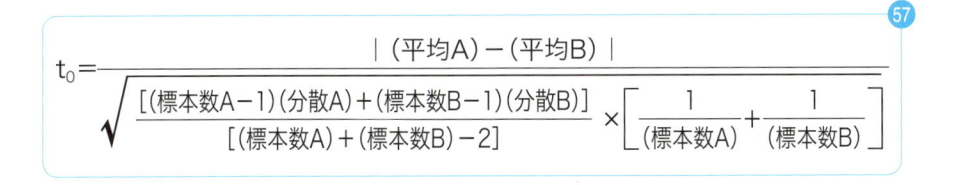

$$t_0 = \frac{|(平均A)-(平均B)|}{\sqrt{\dfrac{[(標本数A-1)(分散A)+(標本数B-1)(分散B)]}{[(標本数A)+(標本数B)-2]} \times \left[\dfrac{1}{(標本数A)}+\dfrac{1}{(標本数B)}\right]}} \quad [57]$$

である。t_0は既に述べたt分布に従うので，t分布の確率を求めることで検定を行うことができる。また自由度は，

$$自由度 = (標本数A)+(標本数B)-2 \quad [58]$$

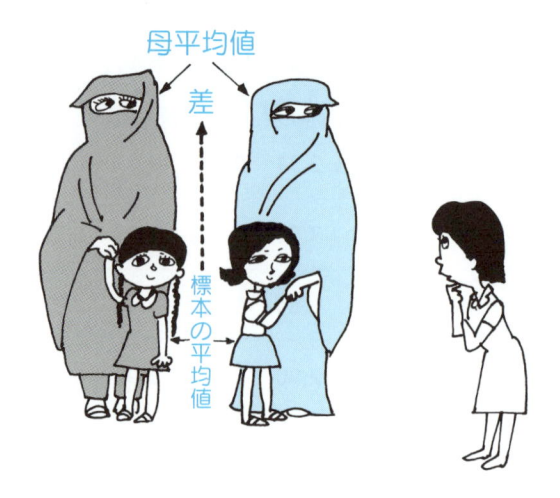

標本の平均値から母平均値の差を検定する。

となる．(57)式で求めた t_0 の値と，t分布表の対応する自由度での，両側5%か1%のt値（$t_{0.05}$, $t_{0.01}$ とする）と比べ，

(1) $t_0 < t_{0.05}$ ならば，2つの母平均値に5%で有意差なし．
(2) $t_{0.05} \leq t_0 < t_{0.01}$ ならば，2つの母平均値に5%で有意差あり．
(3) $t_{0.01} < t_0$ ならば，2つの母平均値に1%で有意差あり．

のように検定を行えばよい．また，有意水準は5%と1%に決まっているわけではないので，0.5%でも2%でもよい．しかし，一般には，上記の(1)～(3)のように検定するのが普通である．また最近では，(57)式によるtの値と(58)式の自由度から，t_0 以上の確率を計算し，このままでは片側確率しか与えないので2倍し，これを用いて仮説を棄却する確率とすることも多い．これは，有意確率やP値とよばれ，統計ソフトなどでは標準的に出力される．

例23 表12を用いて，3年課程と2年課程短大の指導性について，平均値の差の検定を行え．

(57)式より，

$$t_0 = \frac{|2.87 - 2.72|}{\sqrt{\dfrac{(58-1) \times 0.274 + (39-1) \times 0.213}{(58+39-2)} \times \left[\dfrac{1}{58} + \dfrac{1}{39}\right]}}$$

$$= \frac{0.15}{\sqrt{0.010703}} \fallingdotseq 1.450$$

となり，(58) 式より自由度は，

$$自由度 = 58 + 39 - 2 = 95$$

となる。

　t 分布表から，自由度 95 の両側 5% の点を求める。しかし，自由度 95 に対応する部分は t 分布表にはないかもしれない。このような場合，95 より小さな自由度で表に載っている最大の自由度のもので代用すればよい。例えば，巻末の t 分布表（194 ページ，付表 3）では，自由度 80 の次は 120 となっているので，自由度 80 の両側 5% の値で代用すればよい。この値は 1.990 である。正確な値でないことが気になる人は，自由度 120 の 5% 点をみてほしい。それは，1.980 となっていることがわかるだろう。このように，自由度がある程度以上大きくなると，数値は大差なく，計算した t の値が 2 前後の値でない限り，あまり問題にはならないのである。また，t 分布は自由度が大きくなるにつれ，標準正規分布に近づくので，t_0 の値は少なくても 1.96 以上でないと，どのような場合でも 5% で有意にならない。これは t 分布表をよくみると理解できることであるが，実際の検定で 1 つの目安となるので，1.96 という数値を覚えておくと便利である。

　t_0 は 1.450 であった。これは 1.96 よりも小さく，自由度を考えに入れなくても 5% で有意になり得ないものである。すなわち，指導性の評価に関して，3 年課程と 2 年課程短大の卒業生に差があるとはいえないことになる。

例24　表 12 の「総合」について，2 年課程学院と 2 年課程短大について，平均値の差の検定を行え。

まず，

$$t_0 = \frac{|3.00 - 2.84|}{\sqrt{\frac{(22 \times 0.184 + 38 \times 0.253)}{(23 + 39 - 2)} \times \left[\frac{1}{23} + \frac{1}{39}\right]}} \fallingdotseq 1.275$$

である。また自由度は 60 となる。自由度 60 の t 分布の両側 5% の値は 2.000 であるから，やはり有意差は認められないことになる。

　2 つの標本の母平均値の差の検定について，例を 2 つあげて説明したが，実はここで述べた検定の方法は 1 つの仮定のもとに成り立っている。それは，「2 つの母分散は等しい」という仮定である。一般に，母集団での母分散について，その数値が知られていることはまれであるから，上記の仮定が成り立つことを検定

する必要があるだろう。その後，もしこの仮定が成り立つのならば，ここで述べた方法で母平均値の差を検定する。しかし，母分散が等しくないと検定されたのならば，他の方法を用いる必要がある。もちろん，なんらかの理由で事前に母分散が等しいと考えてよい場合には，それらの方法は必要ではない。逆に，母分散が等しいものと検定されても，後述の方法で母平均値の差を検定することも有用かもしれない。

等分散の検定▶

● 等分散の検定

いま，2つの標本A，Bがあるとしよう。これらの標本データから2つの母集団での母分散が等しいか否かを検定する。

まず，仮説は「2つの母分散は等しい」とする。これを検定するには，各標本の不偏分散を（25）式で求める必要がある。ここでは，不偏分散を単に，分散A，分散Bと書くことにする。これらの値から，

$$F_0 = \frac{（分散A）}{（分散B）} \tag{59}$$

を計算する。ただし，上式は分子，分母を入れ換えて計算することも可能なので，$F_0 \geqq 1$ になるようにする。すなわち，値の大きい方が分子にくるようにしよう。

(59)式で計算された F_0 は，F分布に従うことが知られている。F分布に関して，正確な定義は述べないが，分散の比に関する分布として考えておくとよい。

F_0 がF分布に従うことは述べたが，F分布でもt分布と同様に自由度を考える必要がある。F分布の場合，自由度は2つあり，(59)式による F_0 の自由度は（標本数A−1，標本数B−1）である。1番目の自由度は，(59)式の分子（分散A）の自由度に一致し，2番目の自由度は分母（分散B）の自由度に一致する。F分布もt分布と同様に，その自由度によって，分布の形状が変化する。その様子は**図19**に示した。

(59)式で計算した F_0 値を用いて，等分散の検定を行うには，自由度（標本数A−1，標本数B−1）のF分布の上側2.5%の点の値（$F_{0.025}$ とする）を，F分布表から求める必要がある。そして，F_0 と $F_{0.025}$ を比べ，

(1) $F_0 < F_{0.025}$ ならば，5%の有意水準で仮説は棄却されない。すなわち，仮説を採択する。これは，2つの母分散に差がないものと仮定できることを意味する。

(2) $F_0 \geqq F_{0.025}$ ならば，5%の有意水準で仮説を棄却する。すなわち，2つの母

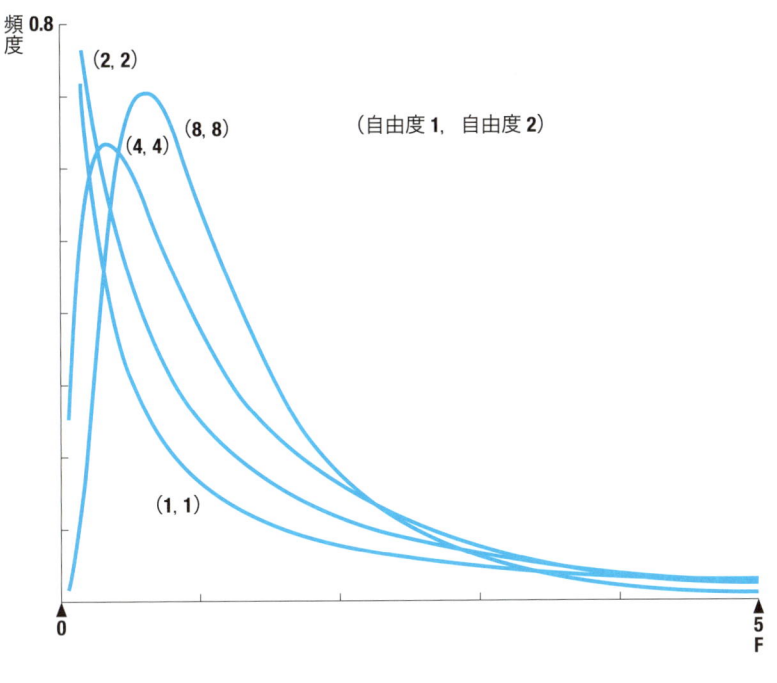

図19　F分布の形状と自由度による変化

分散は等しくないと考える。

このようにして，等分散の検定を行い，(1)の場合ならば，前述した2つの母平均値の差の検定を行えばよい。もし，(2)となったならば，後述するウェルチ（Welch）の検定を行う必要がある。

ところで，上記の等分散の検定で，上側2.5％の値を用いているのに，有意水準が5％ということに疑問をもつかもしれない。これは，F_0が1以上になるように(59)式を計算することによる。(59)式では分子に分散Aが，また分母に分散Bが代入されている。しかし，この分子と分母を入れ換えて，

$$F_1 = \frac{（分散B）}{（分散A）} \tag{60}$$

とすることもできる。この場合，自由度は（標本数B−1, 標本数A−1）となり，F_0とは自由度の順序が逆になる。このようにF_1を用いて等分散の検定を行うこともできる。従って，等分散の検定にはF_0とF_1を使った2通りあることになる。(59)式と(60)式を比べるとわかるように，$F_0 = 1/F_1$の関係があり，両方の値を用いると検定がやや複雑になる。そこで，通常は先に述べたように，F_0が1

```
             1 ≦ F₀ < F_{0.025} : 仮説採択（等分散）
             F₀ ≧ F_{0.025} : 仮説棄却（不等分散）
                            （5％有意水準）
```

自由度（標本数 A-1，標本数 B-1）の F 分布

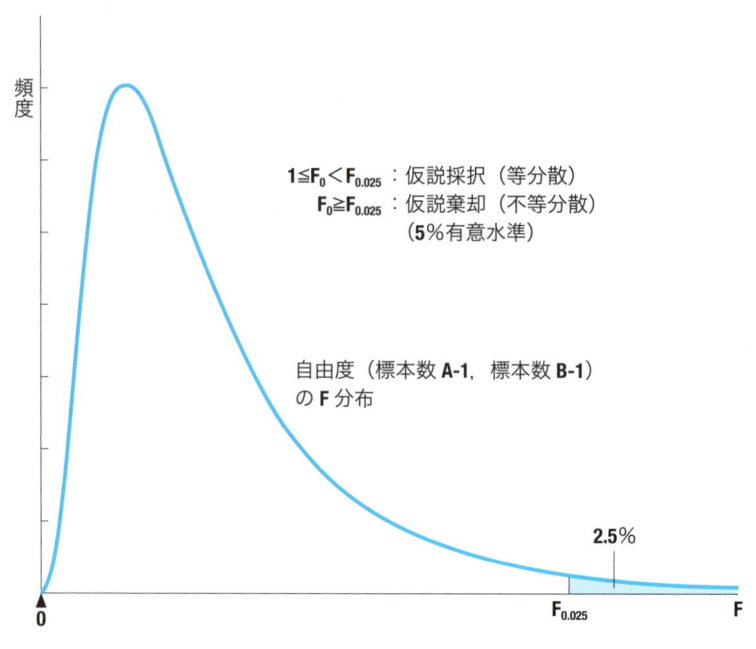

2.5%

図20　等分散の検定の方法

以上になるようにして，検定を行うわけである。ここで述べた方法は，**図 20** を参考にすると理解しやすいであろう。

例25　【例23】で3年課程と2年課程短大の指導性について，母平均値の差の検定を行ったが，この場合，母分散が等しいと仮定できるのか検定していない。そこで，等分散性の検定を行う。

指導性の不偏分散は，3年課程（58人）は，0.274，2年課程短大（39人）は 0.213 である（表12）。これを，(59)式に代入すると，

$$F_0 = \frac{0.274}{0.213} \fallingdotseq 1.286$$

となる。自由度は（58−1, 39−1），すなわち（57, 38）となる。自由度（57, 38）のF分布の上側2.5％の点の値を求める必要がある。しかしこれは表にはないので，次のようにすればよい。F分布表をよくみてみると，2つの自由度のそれぞれの増加に従い，上側2.5％の値は小さくなっていることがわかるだろう。すなわち，

自由度(57,38)の$F_{0.025}$ ＞ 自由度(60,38)の$F_{0.025}$

の関係がある。そこで，自由度（60, 38）の上側2.5％の値よりF_0が小さければ，仮説は棄却できないことになる。F分布表から，自由度（60, 38）の上側2.5％の値は1.824である。$F_0 = 1.286 < 1.824$であるから仮説は採択される。すなわち，2つの母分散は等分散と仮定してよく，前述の母平均値の差の検定を用いてよかったことになる。

ところで，もしもF_0の値が1.824より大きかったならばどうであろうか。その場合，それだけでは仮説を棄却できない。なぜならば，実際は自由度（57, 38）の上側2.5％の値の方が1.824より大きいからである。このようなときには，

自由度$(40, 38)$の$F_{0.025}$ ＞ 自由度$(57, 38)$の$F_{0.025}$

の関係を用い，自由度（40, 38）の上側2.5％の点と比べればよい。この値は1.896であるが，仮にこの数値以上ならば，自由度（57, 38）の上側2.5％の値よりも確実に大きく，仮説を棄却するのに十分となる。このように，数値表に載っていない自由度に対して，検定を行う場合，やや面倒になる。これに対しては，適当な補間法で数値を近似することができるが，自由度がある程度大きくなれば上記のような方法で十分実用上問題はない。また，F_0以上の確率（上側確率）を精確に求めることもできる。上の例では，$F_0 = 1.286$，自由度（57, 38）なので，F値が1.286以上の確率は約0.207となる。これは20.7％であるから，2.5％に比べずっと大きく，確かに仮説を棄却することはできない。確率の計算には少なくとも，専用の統計ソフトが必要であるが，最近ではインターネットで簡単に計算ができる（例えば，著者のホームページなど。92ページ，コーヒーブレーク参照）。

●母分散が等しくない場合の母平均値の差の検定（ウェルチの検定）

ここでは，2つの標本の母分散が等しくない場合，母平均値の差をどのようにして検定するかを述べる。この方法は，一般に**ウェルチ（Welch）の検定**として知られている。

▶ウェルチ(Welch)の検定

まず求めるべき統計量は，

$$t_0 = \frac{|（平均A）-（平均B）|}{\sqrt{\dfrac{（分散A）}{（標本数A）}+\dfrac{（分散B）}{（標本数B）}}}$$

である。ここで，分散とは不偏分散を示すものとする。このt_0の値は，t分布に従うことが知られている。しかし，その自由度は前述した検定の場合ほど簡単に

求めることができない。t_0 の自由度は，

$$自由度 = \frac{\left\{\dfrac{(分散A)}{(標本数A)} + \dfrac{(分散B)}{(標本数B)}\right\}^2}{\left\{\dfrac{(分散A)^2}{(標本数A)^2 \times (標本数A-1)} + \dfrac{(分散B)^2}{(標本数B)^2 \times (標本数B-1)}\right\}} \quad (62)$$

となる。上述の自由度は一般に整数にならず，小数部分をもつ。このため，通常のt分布表のかわりに「小数自由度のt分布表」が必要になる。しかし，自由度が10以上の場合，普通のt分布表を用いて，差し支えない。この場合，自由度は小数部分をもつので小数点以下は切り捨てにし，整数部のみを自由度にすればよい。例えば，(62) 式による自由度が26.6ならば，自由度を26として，t分布表を利用すればよい。

　検定の方法は前述の方法とまったく同様であり，(61) 式による t_0 の値と，対応する自由度のt分布の両側5％か1％の点の値と比べ，t_0 の方が大きければ仮説を棄却すればよい（2つの母平均値に有意差ありとする）。

例26　表12の応用性について，3年課程（58人）と2年課程合計（62人）の平均値の差を，2通りの方法で検定してみよう。

まず，(57) 式による2標本の母平均値の差の検定を行う（等分散を仮定）。

$$t_0 = \frac{|3.11 - 3.00|}{\sqrt{\dfrac{(57 \times 0.233 + 61 \times 0.314)}{(58 + 62 - 2)} \times \left(\dfrac{1}{58} + \dfrac{1}{62}\right)}} \fallingdotseq 1.149$$

となる。t_0 の自由度は $(58+62-2) = 118$ となる。自由度118のt分布の両側5％の点は，t分布表にはないので，自由度80の点で代用すると，1.990となる。明らかに t_0 は小さく，5％水準で有意差なしとなる。

次に (61) 式によるウェルチの検定を行う（等分散を仮定しない）。

$$t_0 = \frac{|3.11 - 3.00|}{\sqrt{\dfrac{0.233}{58} + \dfrac{0.314}{62}}} \fallingdotseq 1.154$$

となる。自由度は (62) 式から，

$$\text{自由度} = \frac{\left(\dfrac{0.233}{58}+\dfrac{0.314}{62}\right)^2}{\dfrac{(0.233)^2}{(58)^2\times(57)}+\dfrac{(0.314)^2}{(62)^2\times(61)}} \fallingdotseq 117.2$$

となる。自由度の整数部分だけとると117となる。上の場合と同様に,やはり5%水準で有意差は認められない。

 上記の2つの場合とも,t_0の値も自由度も大差なかった。これは,1つには標本数が比較的大きいことと,2つの母分散が等分散と仮定できることにもよる。実際,等分散の検定を行うと,$F_0=0.314/0.233\fallingdotseq 1.35$であり,自由度は(61,57)である。自由度(60,60)のF分布の上側2.5%の点は1.67であり,1.35はこれより小さいので,自由度(61,57)の上側2.5%点より明らかに小さくなる(正確なP値は0.127)。これは,等分散が仮定できることを示している。従って,2つの母平均値の差の検定には(57)式を用いればよく,ウェルチの方法を用いる必要はないことになる。しかし,ここで重要なことは,等分散が仮定できる場合にウェルチの方法で検定しても,結果が大きく異なることは少ないということである。等分散の検定が,仮説を棄却できなかったことで等分散という仮説を採択するという方式をとっているため,積極的に等分散であるとする理由は少ないかもしれない。そのように考えた場合,ウェルチの方法でも検定を行い,両者を比較してみるのもよいだろう。

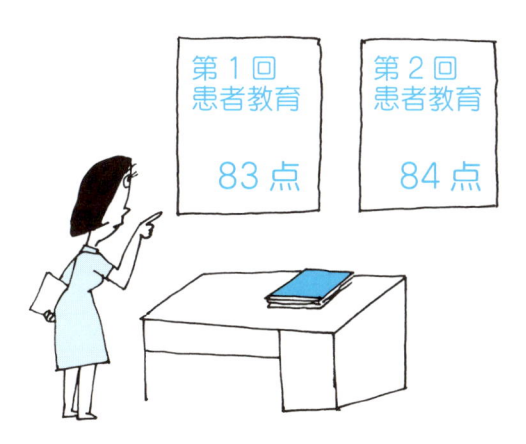

果たして教育の効果はあったのか? こういう場合は「対応のある場合の母平均値の差の検定」を行う。

●対応のある場合の母平均値の差の検定

ある教育を学生に行い，その結果を調べたいという場合がある。このような場合，教育を行う前と後で同一の試験（もしくは質問など）を行い，前後の試験の得点差でその効果をみることが多い。この場合，同一人に対して，測定を2度行うことになる。また，教育の前と後の試験の得点の平均値の差を比べるとき，対象となる標本集団は同一である。このようなときには，「対応のある場合の母平均値の差の検定」を行う必要がある。

表13は20人の学生にある教育を行う前後の同一試験問題による得点である。2回の試験の得点について，母平均値の差を検定しよう。このためには，2回目と1回目の得点の差についての平均値と不偏分散を求める必要がある。すなわち，

$$差の平均値 = \frac{\{(2回目の得点)-(1回目の得点)\}の合計}{(標本数)}$$

表13　教育の前後における試験得点

No.	1回目	2回目	得点差	(得点差)²
1	5	8	3	9
2	4	8	4	16
3	7	9	2	4
4	8	8	0	0
5	3	6	3	9
6	2	6	4	16
7	6	9	3	9
8	3	5	2	4
9	5	5	0	0
10	5	7	2	4
11	7	8	1	1
12	7	9	2	4
13	3	7	4	16
14	2	5	3	9
15	4	8	4	16
16	4	7	3	9
17	6	7	1	1
18	1	5	4	16
19	9	9	0	0
20	5	9	4	16
合計	96	145	49	159

$$\text{差の不偏分散} = \frac{\{(2回目と1回目の得点差)-(差の平均)\}^2 \text{の合計}}{(標本数-1)} \quad ⑥⁴$$

を求める。これは，2回目と1回目の得点差を1つのデータと考えれば，通常の平均値と不偏分散を求める式と何ら変わりはない。

　表13に示した得点差の合計と，得点差の2乗の合計から，

　　差の平均値＝49/20＝2.45

　　差の不偏分散＝$\{159-20\times(2.45)^2\}/19$＝2.05

となる。上式で，差の不偏分散を求めるのに (64) 式からではなく，

　　不偏分散＝$\{(データの2乗の合計)-(標本数)\times(平均)^2\}/(標本数-1)$

という式を用いた。上式は (64) 式を変形して導くことができ，実際の計算に極めて都合のよい式である。

　差の平均値と不偏分散を求めたならば，次に，

$$t_0 = \frac{|\text{差の平均値}|}{\sqrt{\dfrac{(差の不偏分散)}{(標本数)}}} \quad ⑥⁵$$

を計算する。t_0 は自由度（標本数－1）の t 分布に従う統計量となる。t 分布表から，この自由度の場合の両側5%の点（$t_{0.05}$）の値を求め，この値と t_0 を比べて検定を行えばよい。ちなみに仮説は「2度の試験の母平均値は等しい」である。t_0 が $t_{0.05}$ より大きければ，この仮説は棄却され，1回目と2回目の平均得点に差があることになる（または，P値をパソコンなどで求め，$P<0.05$ ならば有意差ありとする）。これは言い換えると，1回目と2回目の間に行った教育に，なんらかの効果があるものと考えてよいことになる。

　表13のデータについて t_0 を求めると，

$$t_0 = \frac{2.45}{\sqrt{\dfrac{2.05}{20}}} \fallingdotseq 7.65$$

となる。自由度は19であるから，t 分布表の自由度19の両側5%点の値を読むと，

2.093 である。また両側 1% の値は 2.861 であり，t_0 の値はこれよりもさらに大きいことがわかる。これは，1 回目と 2 回目の平均得点に 1% 水準で有意差があることを示すものである。

上記のように，対応のある場合の平均値の差の検定方法は，既に述べた 2 つの標本の平均値の差の検定方法に比べ簡単である。

両側検定と片側検定
──検定の有意水準について考える

これまでにいくつかの検定方法について述べてきた。その場合，仮説を棄却するか採択するかは，分布の両側での確率が 5% 以下か，より大きいかで決めてきた。このように両側の確率を用いて検定する方式を，**両側検定** both-sided test, two-tailed test とよぶ。

両側検定 ▶

2 つの母平均値の差の検定について考えてみよう。表 12 の「応用性」の平均値は，3 年課程 3.11，2 年課程 2.96 である。この結果をみると，3 年課程のグループの方が 2 年課程短大よりも，平均値が高いものと考えてしまうのではないだろうか。そして，検定も「3 年課程の応用性の平均値は 2 年課程短大よりも高い」ということを確認するために行うものと考えてしまうかもしれない。しかし，この考えは誤りである。既に述べたように，母集団から標本を選ぶ方法は無数にある。ある標本集団では，母集団の母平均値よりも低い平均値をもつし，他の標本集団ではずっと高い平均値をもち得るのである。従って，調査などによって得られた標本データから平均値を算出し，2 つの標本の平均値を比べ，一方が他方より平均値が高いからといっても，それが母集団でも成り立つとはいえないのである。逆に，母集団では標本平均値の低い方が高い母平均値をもつことすらあってもよいのである。このようなことから，母平均値の差の検定では，差の大きさだけを問題にしており，母平均値が等しいか否かだけが検定できるのである。差が正か負かを問わないのであるから，確率を求める場合，分布の両側の確率を求めることになる。一般に，母平均値などに対して，事前に何らかの情報がない限り，検定は両側で行うべきである。また，検定結果が有意となっても，それは単に差が存在することを示しただけであり，一方が他方に比べ大きいとか小さいとかを示していないことに注意が必要である。

場合によっては，事前に一方が他方に比べ母平均値が大きくなることが，予測できることがある。例えば，前述した教育の前後における試験の得点などがそうである。教育を行えば，少なくとも教育前より得点が低くなるとは考えにくい。

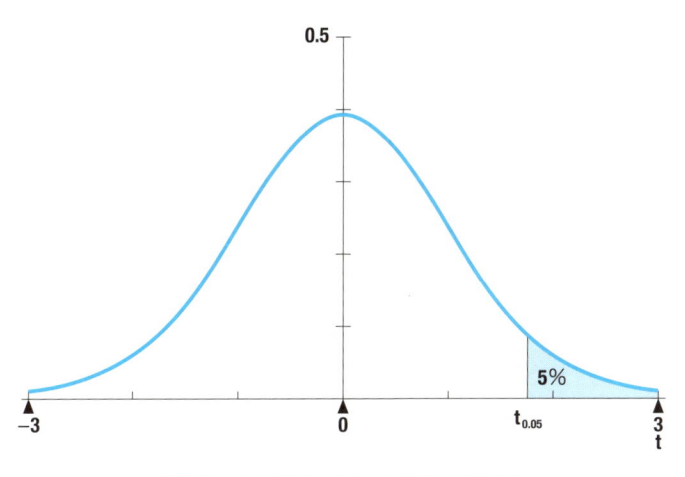

図21　片側検定の場合の仮説の棄却域

このような場合，2回目の平均得点は1回目のものより高くなるだろう。そこで，検定に際しても，何も両側の確率を使う必要はなく，上側の確率だけを用いれば十分であるという考え方もできる。このような検定は，**片側検定** one-sided test, one tailed test とよばれ，図21のように，片側の確率を用いる。

▶片側検定

　両側検定と片側検定では，片側検定の方が仮説を棄却しやすくなる。すなわち，差が有意となりやすい。これは，両側検定が分布の両端の確率を足すことを考えれば，当然のことである。しかし，有意になりやすいからといって片側検定を安易に用いるのは，厳に慎むべきである。片側検定を用いてよい場合は，前述のように事前に確たる根拠がある場合のみである。調査結果をみて，両側検定では有意にならないので，片側検定を行うなどは最も避けるべきことである。さらに言えば，片側検定でもよいと思える場合でも両側検定を行うことを考えた方がよいだろう。なぜならば，片側検定でよいという根拠が，一般に受け入れられない可能性もあり，かつ両側検定で有意となれば，その結果はより信頼してよいことになるからである。

coffee break ① 統計解析のためのソフト

ひと昔前までは、統計学の授業といえば電卓片手に数式を追って、適当な例題のデータの数値を1つずつ打ち込むのが当たり前であった。現在でも、統計学の基礎を覚えようと思ったならば、この方法はかなり有用である。正しい結果が得られたときは、かなりの達成感があるので、やる気も起きる。ただし、授業はなかなか進まないし、相関係数の計算あたりで、正解が求められない学生が続出することが多い。平均値、分散、相関係数、クロス表のカイ2乗検定と簡単なt検定あたりまでが、電卓での計算の限界のようである。

今は大学などにはOAルームといったパソコンを何十台も整備した部屋があるので、電卓の使い方を教えるよりも、パソコン用の統計ソフトを使用できるようにする教育が必要になった。

パソコンの普及により、統計学的なデータ解析は自分のパソコンで簡単に行えるようになった。質問紙調査などでデータを収集した後は、エクセルなどの適当なソフトウェア（ソフト）を用いれば、コンピュータにデータを電子化して保存することができる。しかし、大抵は入力ミスがあるものなので、データチェックは時間をかけて行う必要がある。

分析用のデータさえ整えば、後はほんの短い期間に統計解析が済んでしまう。データ解析に時間がかかる場合、それは研究計画がいい加減だからである。研究目的に沿った研究計画を立てるときに、収集したデータをどのように統計解析したら、研究目的を達成することができるかを考えておくべきだし、そうでなければ調査項目が決定しないはずである。

看護研究のための研究計画書の作成に関しては、他の成書に譲るとして、ここでは、看護研究に必要とされる統計解析のためのソフトについて簡単な説明と、実際のデータ解析での諸注意について指摘したい。なお、ここで取り上げるソフ

トについて，より詳しい説明に興味のある読者は，末尾の文献 1 を参照されたい。

どんな統計解析ソフトがあるのか

　著者が学生の頃にはまだパソコンはなく，統計計算は全て大型計算機で自作のプログラムで行っていた。大学院生の頃に初めて，大型計算機上で SPSS という統計ソフトが使用できるようになり，えらく便利になったものだと思ったが，それでも最新の分析方法は含まれておらず，博士論文のためには自作のプログラムが必要であった。その後，米国の研究所に留学しているときには，統計学の専門家ばかりのセクションにいたせいか，そこでは SAS というソフトが主に使用されていた。

　これらの 2 つのソフト，SPSS と SAS はパソコン版が開発され，広く研究者によって使用されている。現在は，インターネットが普及したこともあり，統計学とプログラムの素養のある個人が，ホームページ上に統計ソフトを公開している。統計学の基礎を覚えるには，こちらの方が使い勝手が良いかもしれない。

　以下に，SPSS，SAS，それに我々が開発した HALBAU について簡単な説明をしたい。あわせて，インターネット上で統計解析が行えるサイトも紹介する。

(1) SPSS（Statistical Package for Social Science）

　すでに述べたように，著者が大学院生時代から使用していた約 30 年の歴史を持つ定評ある統計ソフトである。もともとは社会科学系の統計解析のために開発されたソフトであるが，現在はパソコン版の利用が中心となり，解析手法も多数用意されている。

　大型計算機時代は，解析の手続きをプログラムとして記述するための文法を理解する必要があったが，現在のパソコン版ではデータの作成・編集から解析までをメニュー操作で実行できるようになっている。

　利用できる分析手法は，いくつかのパッケージ（プロダクトと呼ばれる）に分野別にまとめられて提供されている。基本的なプロダクトである Base System には，データの作成・管理，記述統計，グラフ作成，主要な検定法，因子分析・判別分析・重回帰分析などの基本的な多変量解析が含まれている。その他の方法を使用したい場合，Base system に加えて必要なプロダクトを追加するように

なっている。

(2) SAS（Statistical Analysis System）

多様な統計解析方法を備えるだけでなく，データ管理や出力など総合的なデータ処理のためのシステムともなっており，医学系を中心に多くの分野で利用されている。

SPSSよりも後発のソフトであるが，とくに薬効評価の分野においては，もっとも定評のある統計ソフトである。しかし，解析のためにはSASプログラムを作成する必要があり，その難易度は低くない。

SASを使用するためには，パッケージとして購入するのではなく，リース契約を結ぶ必要があり，その費用は，SPSSに比べて高額の経費が毎年必要とされる。

SASもSPSSと同様に，機能別に細分化されたソフトを組み合わせる方式になっている。統計解析に最低限必要なものは，データ管理と記述統計・基本的な推測統計の方法のみの機能を持つBase SAS，および回帰分析，分散分析，多変量解析などを含んだSAS/STATの2つである。その他に20以上の機能別のソフトが提供されている。

(3) HALBAU（High-quality Analysis Libraries for Business and Academic Users）

HALBAU[2]は，「多変量解析ハンドブック（柳井・髙木，1986）」に掲載された多変量解析のためのプログラムをもとに，統計パッケージとして開発された[3]。当初はNECのパソコンのみで使用可能であったが，他の統計ソフトと比べて，安価で操作が簡単でありながら高度な解析機能が行えるという点から，国内の看護学・医学分野で多く方に利用された。長年の利用実績から，機能の充実，操作性の向上を図るため，Windows上で動作する統計ソフトとして開発されたものがHALBAU for Windowsである[4]。

HALBAUは，データ管理のための入力・編集及びファイルの操作関連に加えて，本書で解説している統計解析の全ての方法，および多様な多変量解析などの解析手法が提供されている。

（4）インターネットで統計解析

　現在では，インターネット上で簡単な統計計算が行えるサイトがたくさんある。ただし，データ入力の方法などが決まっており，その通りに行わないと誤った結果になることがあるので，注意が必要である。

　以下に，著者が作成した統計解析のためのサイトと，膨大な統計解析／計算のプログラムを含む群馬大学の青木繁伸教授の2サイトを紹介する。

①著者のサイト（Easy Calc）：
　http://homepage2.nifty.com/halwin/javastat.html
②青木繁伸教授のサイト（Black-Box）：
　http://aoki2.si.gunma-u.ac.jp/BlackBox/BlackBox.html

　これらのサイトの統計解析ソフトの使用は自由であるが，使用方法の誤りによる結果の誤りもあり得るので，あくまでも解析結果に関しては自己責任で使用して頂きたい。

統計ソフト使用上の注意

　多くの統計解析用ソフトでは，マウスやキーボードでメニューを選び，分析に使用する変数を指定するだけで，高度な統計手法が簡単に実行できる。大変便利になった反面，統計手法に関する知識が全くなくても，分析結果は出力されてしまう。たとえ分析に使用するデータがその統計手法の前提条件を満たしていない場合でも，形式的に分析結果を得られる点が問題となる。

　当たり前ではあるが，分析のたびに，使用する変数がどのような種類のデータなのかをいちいちパソコンが問うことはない。その分析方法に不適切なデータでも，コンピュータは数値に基づいて計算を行い，分析結果を出力してくれる。さらに，分析手法を指定する過程で，本来ならばその方法の詳細について，いくつかの項目から選択しなければならない場合でも，統計ソフトがデフォルト（あらかじめ決められた標準的な）設定で自動的に決めてしまうことを知らずに利用するのは大問題である。どのような設定がデフォルトになっているのかを，データ解析の開始前に確認しておくことは，分析結果の解釈を間違えないためにも極め

て重要である．とくに，多変量解析の多くの手法では思いのほか，分析前に設定すべき項目が多いので注意が必要である．

　現在のパソコンの環境下では，データを分析し，その結果を読む作業がほとんどリアルタイムで進行する．このため，自分にとって"よい結果"が出る分析方法を探して，手当たり次第分析を繰り返すこともあり得る．

　看護研究を行う者の多くは統計学の専門家ではないので，コンピュータによるデータ解析がブラックボックスであることは仕方ないことであるが，便利な道具である統計ソフトも適切に使わなければ危険な道具となりかねないことは，常に留意しなければならない．

　"Gavages in, Gavages out!（ゴミを入れれば，ゴミの結果が出る！）"と言われるように，質の高いデータを収集することは最も重要である．そのためには，よいデザインでよいデータを集めるための研究計画を立て，それに沿って研究を実施することが重要である．

　統計解析は，データ加工の仕上げであり，適切な統計手法の選択，その手法の適用条件と分析結果の解釈ができる知識を身につけて，統計ソフトを活用してもらいたい．

文　献

1）佐伯圭一郎・髙木廣文：日野原重明，井村裕夫監修，福井次矢編集：パソコン統計ソフト，看護のための最新医学講座　第36巻　EBNと臨床研究，262-275，中山書店，2003．
2）髙木廣文：調査データはHALBAUで，保健の科学，36（9）：574-581，1994．
3）柳井晴夫，髙木廣文，編著：多変量解析ハンドブック，現代数学社，1986．
4）髙木廣文：HALBAUによるデータ解析，シミック株式会社，2006．

Chapter 4

2変数についての解析
関係についての分析法

　これまで主に1つの変数について，どのように分析を行うかを述べてきた。その中には考え方によっては，2つの変数を同時に扱っている方法もあるが，基本的には1変数の解析といってよいだろう。ここでは，同時に2つの変数を扱う方法を考える。分析方法の基本的な考え方は，2変数の間にある関係を明らかにしようということである。

　はじめに，量的データの場合について述べ，次に質的データについて述べることにする。量的データでは，主に「**相関** correlation」ということを扱い，質的データでは「**関連** association」ということが中心となる。

▶相関
▶関連

相関図 correlation diagram
──2つの変数の関係を図に示す方法

　表14 は，再生不良性貧血患者19例の清拭時の皮下点状出血斑数ならびに，発熱状況，血小板数のデータである。これは，血液疾患患者の清拭の基準を検討するために行われた研究のデータの一部である。血小板数は1立方ミリメータ中の個数であり，出血斑数は胸・頸・腋窩部の出血斑の著明な部分に直径2cm

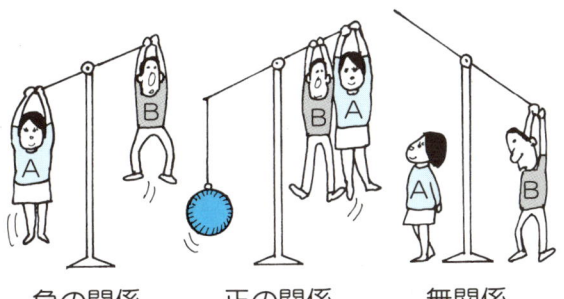

負の関係　　正の関係　　無関係

量的データの場合，2つの変数の間に関係があるのかないのかを調べることを「相関を求める」という。

表14 再生不良性貧血患者の清拭に関するデータ

No.	清拭後の発熱（℃） 10分後	清拭後の発熱（℃） 30分後	血小板数（×10^4）	清拭後の出血斑数
1	−0.2	−0.3	5.4	3
2	0.2	0.0	1.2	39
3	0.0	−0.1	4.9	18
4	0.3	0.5	3.0	13
5	0.4	−0.1	5.1	0
6	−0.2	−0.2	2.1	10
7	−0.7	−0.3	4.1	5
8	−0.4	−0.3	3.2	5
9	−0.2	−0.3	2.7	12
10	−0.1	−0.1	3.5	12
11	−0.3	−0.4	1.8	15
12	−0.2	−0.3	4.3	12
13	0.2	−0.2	3.5	14
14	0.4	0.0	2.9	5
15	−0.2	−0.1	3.0	10
16	−0.2	−0.2	2.8	26
17	−0.1	0.1	2.5	0
18	−0.1	−0.3	3.6	6
19	0.2	0.1	4.4	12

（瀬戸正子：看護研究，56-62，1977，表1参照）

の円を描き，清拭後10分で出現する出血斑の数の3カ所での合計である。

血小板数と清拭後の出血斑数の関係はどのようになっているであろうか。表14の数字をみても皆目わからないのではないだろうか。このような場合，これらの数値を用いて「**相関図**（**散布図** scatter plot）」とよばれるものを描けばよい。

▶相関図　▶散布図

相関図を作成するには，まず横軸と縦軸に血小板数と出血斑数をとる。そして，**図22**のように，1人について1つの点を横軸と縦軸の対応する場所に印せばよい。No.10のケースでは，血小板数が3.5（×10^4）であるから，横軸上の3.5のところから垂直に上に向かい，この線と，出血斑数12のところから水平に右に向かった線との交点の場所に印をつける。図22では，わかりやすくするために点線を引いてあるが，実際に描く場合は単に丸印や×印を該当する位置に印すだけでよく，点線は描かない。

図23は上記の方法で，血小板数と出血斑数を表示し，相関図を作成したものである。この図より，血小板数が増加するにつれ，清拭後の出血斑数が減少する傾向にあることがわかるだろう。一般に，一方が増加するにつれ，他方が減少す

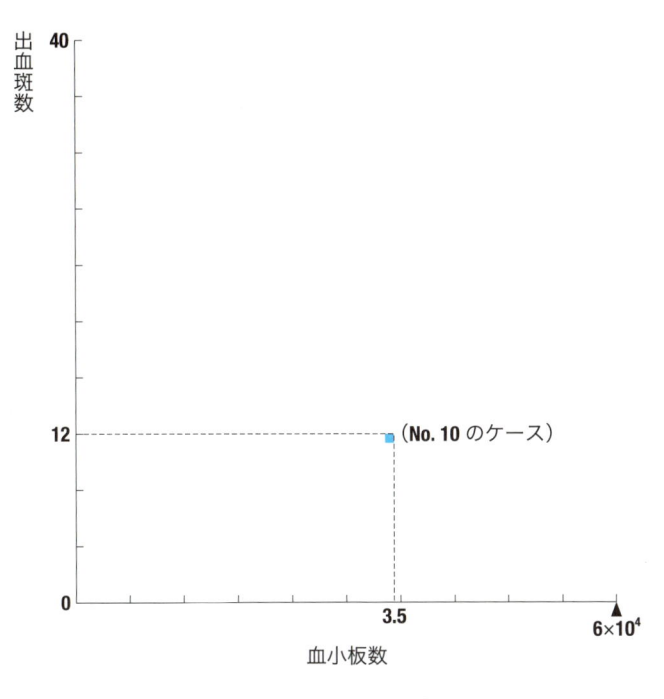

図22　相関図の描き方

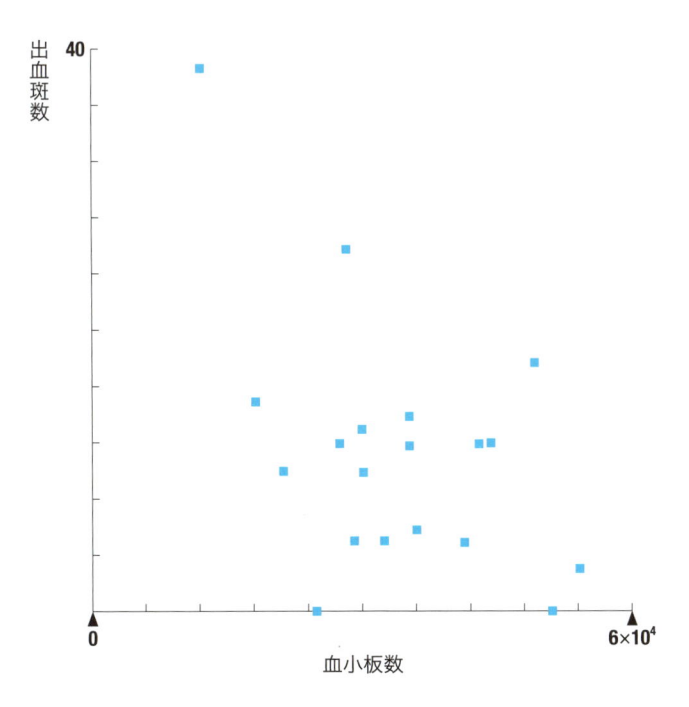

図23　出血斑数と血小板数の相関図（負の相関）

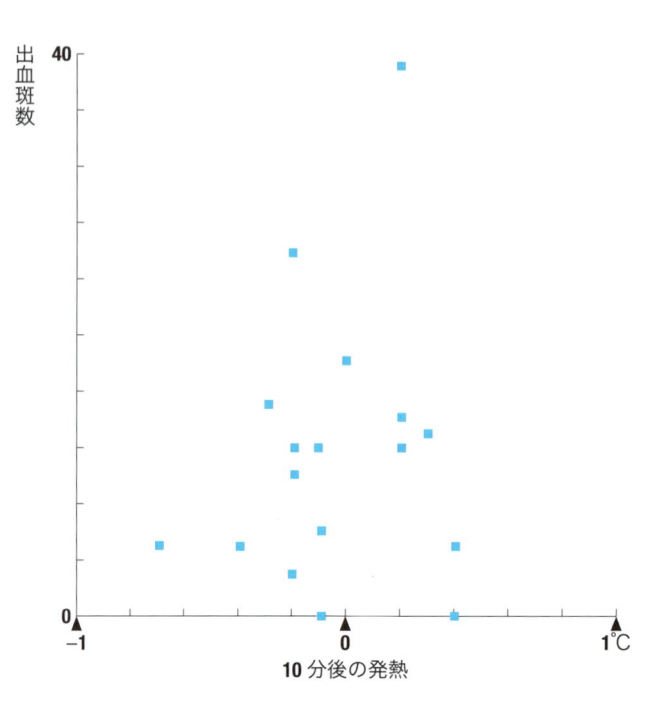

図24　出血斑数と10分後の発熱の相関図（無相関）

負の相関▶　逆相関▶　る傾向を示す場合，2変数間には「**負の相関（逆相関）**」があるという。すなわち，血小板数と出血斑数には負の相関があることになる。

　図24は，清拭後の出血斑数と10分後の発熱について，同様にして相関図を描いたものである。10分後の発熱の程度が増加しても，出血斑数が多いケースもあれば少ないケースもあり，特定の傾向が認められない。このように，一方の増加や減少と他方の増加や減少に特定の傾向が認められない場合，2変数間には

相関がない▶
無相関▶「**相関がない（無相関）**」という。すなわち，出血斑数と10分後の発熱には相関がないことになる。

　図25は，10分後の発熱と30分後の発熱の相関図である。10分後の発熱が高いほど，30分後の発熱も高い傾向にあることがわかるだろう。このように，一方が増加（または減少）するにつれ，他方も同様に増加（または減少）する傾

正の相関▶　順相関▶　向を示す場合，2変数間には「**正の相関（順相関）**」があるという。すなわち，10分後の発熱と30分後の発熱には，正の相関があることになる。

　上記のことから2変数間の関係は大きく3分類すると，①正の相関，②負の相関，③無相関，に大別できることがわかる。このような関係をデータそのものから直接認めることはほとんど不可能である。やはり，相関図を描き，それを眺めることが必要である。このように図を描くことは，1変数の場合と同様に，データ解析を行う上では最も重要なことの1つといえよう。

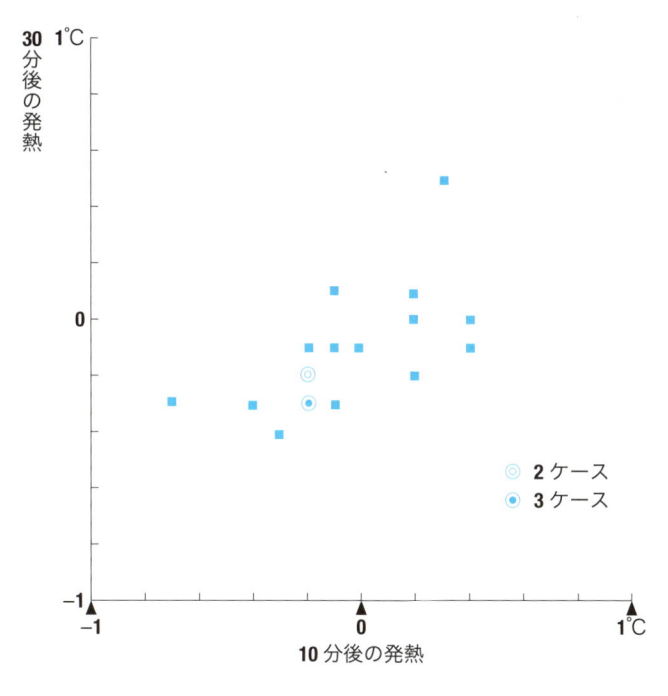

図25 10分後の発熱と30分後の発熱の相関図（正の相関）

回帰直線と相関係数
―――― 2つの変数の関係を直線で示し，その大きさを数値で表わす

　2変数の間に正相関または負相関があるものとしよう。すると，上述したように，一方の増加・減少が他方の増加・減少にかかわりあっていることになる。それならば，一方の数値を知ることで，他方の数値を予測することがある程度できるはずである。

　2変数をAとBとしよう。いま，Aの数値を使ってBを予測するための式を考える。最も簡単な式は，Aの値に適当な数値をかけ，これに一定の数を加えるという方法である。

　すなわち，

> Bの予測値＝（係数）×（Aの値）＋（定数）

```
                    B の予測値＝(係数)×A＋(定数)
              B ↑    ／
                   ／● 
                 ／  ╲ 差＝(実際の値)－(予測値)
               ／
             ●／
           ／ │
         ／   │定数
       ／     │
     ／───────┼──────────→ A
            0              
```

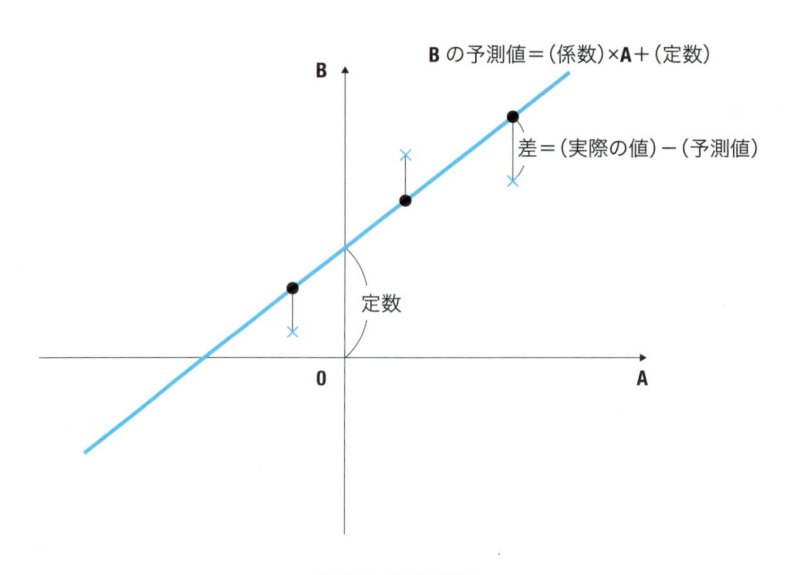

図26　回帰直線

という式である．求めるものは，係数の値と定数の値である．(66) 式を図に描くと，図26のように，直線になる．係数が直線の傾きを表わし，定数はB軸の切片となる．このような直線は，一般に**回帰直線** regression line とよばれる．

▶回帰直線

また (66) 式は，**単回帰式** simple regression equation または，単に回帰式とよぶことが多い．係数はとくに，**回帰係数** regression coefficient とよばれる．

▶単回帰式
▶回帰係数

回帰係数と定数項を求めるには，どのようにすればよいのであろうか．相関図の上に直線を引く方法は無数にあり，どれか1本に決める必要がある．1つの考え方として，回帰式で予測されたBの値（図26の●）と実際のBの値（図26の×）の差の2乗の和が最小になるように (66) 式を決めるという方法がある．この方法は，**最小2乗法** least squares method といわれている．最小2乗法による解は，

▶最小2乗法

$$\text{回帰係数} = \frac{(\text{AとBの共分散})}{(\text{分散A})} \quad (67)$$

$$\text{定数} = (\text{平均値B}) - (\text{回帰係数}) \times (\text{平均値A}) \quad (68)$$

である．(67) 式で**共分散** covariance という新しい統計量がでてきたので，この求め方を説明する必要があるだろう．

▶共分散

分散が，各データからその変数の平均値を引いた偏差の2乗の平均であることは，既に述べた（41頁参照）。同様に，変数Aについての偏差と変数Bについての偏差をかけ合わせ，その平均を考えることができる。これが，AとBの共分散とよばれるものである。すなわち，

$$\text{AとBの共分散} = \frac{\{(\text{Aのデータ}) - (\text{平均A})\} \times \{(\text{Bのデータ}) - (\text{平均B})\} \text{の合計}}{(\text{標本数})} \quad (69)$$

である。(69) 式を変形して，実際の計算に便利なようにすると，

$$\text{AとBの共分散} = \frac{\{(\text{Aのデータ}) \times (\text{Bのデータ})\} \text{の合計}}{(\text{標本数})} - (\text{平均A}) \times (\text{平均B}) \quad (70)$$

のように書くことができる。
　共分散も分散と同様に，不偏共分散を考えることができる。それには，(69) 式の分母を（標本数−1）に変えればよい。また (70) 式は，

$$\text{AとBの不偏共分散} = \frac{[\{(\text{Aのデータ}) \times (\text{Bのデータ})\} \text{の合計}] - (\text{標本数}) \times (\text{平均A}) \times (\text{平均B})}{(\text{標本数}) - 1} \quad (71)$$

となる。(67) 式を求める場合，不偏分散と不偏共分散，標本分散と標本共分散のいずれの組み合わせでも結果は等しくなる。ただし，不偏分散と標本共分散のような組み合わせを用いて，計算してはならない。

例27 清拭後の出血斑数について，血小板数を用いて回帰直線を求めてみよう。

　計算に必要な統計量は，平均と分散と共分散である。

$$出血斑数の平均値 \fallingdotseq 11.421$$
$$出血斑数の分散 \fallingdotseq 80.454$$
$$血小板数の平均値 \fallingdotseq 3.3684 \times 10^4$$
$$血小板数の分散 \fallingdotseq 1.2022 \times 10^8$$

である．また，2変数の共分散は（70）式より，

$$共分散 = \frac{(5.4 \times 3 + 1.2 \times 39 + \cdots + 4.4 \times 12) \times 10^4}{19} - (11.421) \times (3.3684 \times 10^4)$$
$$\fallingdotseq -4.7130 \times 10^4$$

となる．

これらの値から，(67)，(68) 式を用いて回帰係数と定数を計算すると，

$$回帰係数 = \frac{-4.7130 \times 10^4}{1.2022 \times 10^8} \fallingdotseq -3.920 \times 10^{-4}$$

$$定数 = 11.421 - (-3.920 \times 10^{-4}) \times (3.3684 \times 10^4)$$
$$\fallingdotseq 24.6$$

となる．すなわち，

$$出血斑数 = -3.920 \times 10^{-4} \times (血小板数) + 24.6 \quad (72)$$

が求める回帰式になる．図 27 の直線 A で示したものが上式による回帰直線である．例えば，血小板数が 2×10^4 のものは，

$$出血斑数 = -3.920 \times 10^{-4} \times (2 \times 10^4) + 24.6 \fallingdotseq 16.8$$

となり，16〜17 個の出血斑が清拭後現れることが予測される．

ところで，逆に出血斑数から血小板数を予測する回帰式を求めてみよう．

上記の方法とまったく同様にして，

$$回帰係数 = \frac{-4.7130 \times 10^4}{80.454} \fallingdotseq -5.858 \times 10^2$$

となり，

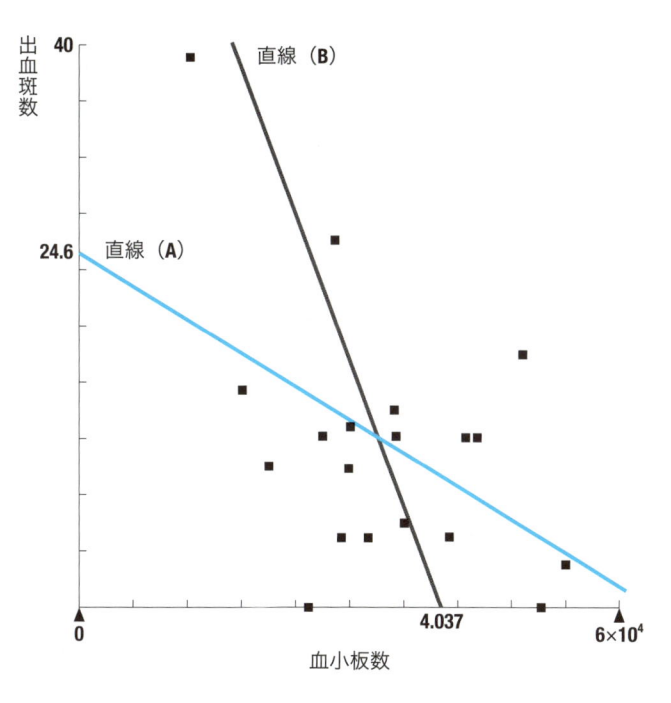

図 27 出血斑数と血小板数の回帰直線

$$定数 = 3.3684 \times 10^4 - (-5.858 \times 10^2) \times (11.421)$$
$$\fallingdotseq 4.037 \times 10^4$$

となる。すなわち，

$$血小板数 = -585.8 \times (出血斑数) + 4.037 \times 10^4 \quad (73)$$

となる。上式を図に描くと，図 27 の直線 B のようになる。直線 B は直線 A と一致しない。すなわち，回帰直線を求める場合，予測される変数（**基準変数，従属変数，目的変数**とよぶ）と，予測のために用いる変数（**説明変数，独立変数**）を入れ換えて計算するとまったく異なる式を与えることになる。

▶基準変数
▶従属変数
▶目的変数
▶説明変数
▶独立変数

上記のように，(72) 式と (73) 式は異なる直線を与えるので，2 変数の間の関係をただ 1 つの回帰式で示すことはできない。それでは 2 つの回帰式の回帰係数をかけ合わせてみよう。

易者が一方の変数（手相）から他方の変数（運命）を予想できる割合（＝決定係数）は？

$$AとBの相関係数 = \frac{(AとBの共分散)}{\sqrt{(分散A) \times (分散B)}}$$

$$(相関係数)^2 = 決定係数$$

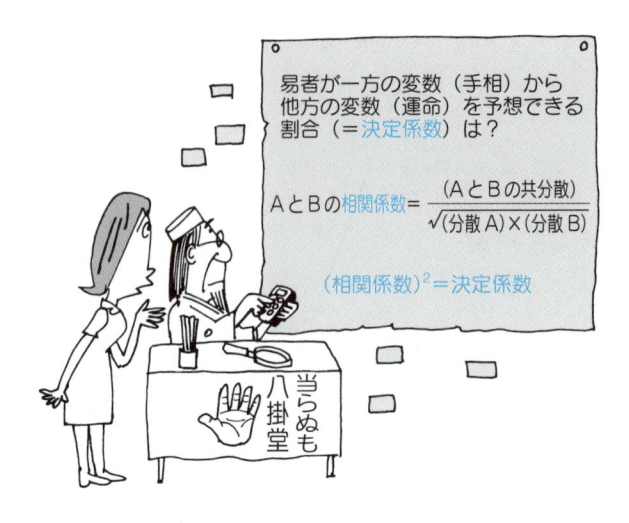

一方の変数からもう一方の変数を予測できる割合を「決定係数」といい，決定係数と相関係数の間には上記のような関係がある。

$$\frac{(AとBの共分散)}{(分散A)} \times \frac{(AとBの共分散)}{(分散B)} = (-3.920 \times 10^{-4}) \times (-585.8)$$

$$\fallingdotseq 0.2296$$

決定係数 ▶ となる。この値は，**決定係数** coefficient of determination とよばれるもので，一方の変数から他方の変数を予測できる割合を示している。上の場合は，約23%となる。

$$決定係数 = \frac{(AとBの共分散)^2}{(分散A) \times (分散B)}$$

であり，0以上，1以下の値となる。

上記のように，決定係数は0から1の間の値をとり，その値が2変数間の関係を示す1つの指標になる。しかし，共分散の2乗をとっているため，共分散が正でも負でも関係なく，0以上になるため，「正の相関」や「負の相関」を区別することができない。そこで決定係数の平方根をとり，符号を共分散のもつ符号と一致させるような指標を考えよう。これが**相関係数** correlation coefficient である。すなわち，

相関係数 ▶

$$\text{AとBの相関係数} = \frac{(\text{AとBの共分散})}{\sqrt{(\text{分散A}) \times (\text{分散B})}} \quad (75)$$

である。(75)式による相関係数は正しくは，**ピアソンの積率相関係数** Pearson's product moment correlation coefficient とよぶ。当然のことであるが，

▶ピアソンの積率相関係数

$$\text{決定係数} = (\text{相関係数})^2 \quad (76)$$

の関係があり，相関係数を求めれば，決定係数を求めることは容易である。また，相関係数は -1 から 1 までの値をとる。

例28 表14のデータから，(1)清拭後の出血斑数と血小板数，(2)出血斑数と10分後の発熱，(3)10分後の発熱と30分後の発熱，の各組み合わせについて相関係数を求めよ。

(1)については，各変数の分散と共分散を【例27】で求めておいたので，計算は簡単に行える。

$$\text{相関係数(1)} = \frac{(-4.7130 \times 10^4)}{\sqrt{(80.454) \times (1.2022 \times 10^8)}} \fallingdotseq -0.479$$

となる。決定係数 $= (-0.479)^2 \fallingdotseq 0.2294$ となり，既に求めた値と若干異なるが，これは桁落ちの影響であり，相関係数として，-0.4792 をとれば，$(-0.4792)^2 \fallingdotseq 0.2296$ となり一致する。仮に，3桁まで精確な値がほしいのならば，途中の計算には最小限4桁まで正しい値をとって計算する必要があるだろう。電卓などを用いて計算する場合，途中の表示桁全てを使って，最終結果まで計算し，最後に必要な桁までとるのが，最も無難な方法といえる。

(2)について，出血斑数の分散（80.454）は既に求めたが，10分後の発熱の分散と，出血斑数との共分散を求める必要がある。

10分後の発熱の平均と分散は，それぞれ -0.06316, 0.07706 となる。また共分散は，(70)式より，

$$\text{共分散(2)} = \frac{(-0.2 \times 3 + 0.2 \times 39 + \cdots + 0.2 \times 12)}{19} - (11.421) \times (-0.06316)$$

$$\fallingdotseq 0.3266$$

となる。これより，

$$\text{相関係数(2)} = \frac{0.3266}{\sqrt{(80.454) \times (0.07706)}} \fallingdotseq 0.131$$

となる。この場合の決定係数は $(0.131)^2 \fallingdotseq 0.017$ となり，1.7％と極めて小さい。

　(3) についても同様にして求める。30 分後の発熱の平均，分散は -0.1316，0.04216 である。また，10 分後の発熱との共分散は，0.03643 となる。従って，

$$\text{相関係数(3)} = \frac{0.03643}{\sqrt{(0.07706) \times (0.04216)}} \fallingdotseq 0.639$$

となる。この場合の決定係数は，0.408 となる。

　上記の結果と，図 23, 24, 25 とを見比べてみよう。図 23 は，負の相関をもつ場合であるが，この場合，相関係数は -0.479 と負の値をとる。

　図 24 は，出血斑数と 10 分後の発熱の相関図である。この場合，2 変数に相関はほとんどみられない。実際，相関係数は 0.131 と 0 に近くなっている。図 25 から，10 分後の発熱と 30 分後の発熱に正の相関関係があることがわかる。このときの相関係数は，0.639 となっている。一般に標本数がある程度大きい場合，相関係数によって，2 変数間の相関関係の程度を知ることができる。その目安と

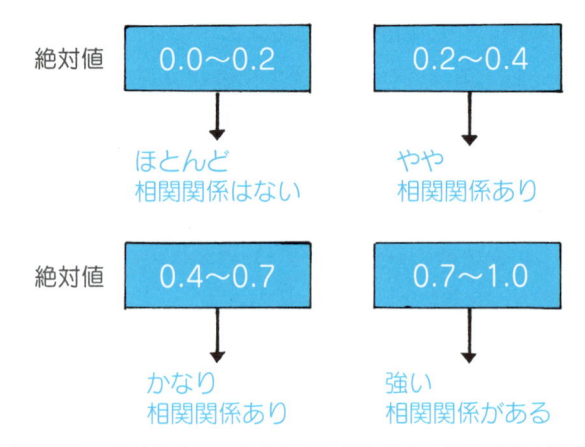

絶対値	0.0～0.2	0.2～0.4
	↓	↓
	ほとんど相関関係はない	やや相関関係あり

絶対値	0.4～0.7	0.7～1.0
	↓	↓
	かなり相関関係あり	強い相関関係がある

相関係数の絶対値はいつも 0 と 1 の間にあり，相関関係の強さと相関係数の間には目安として上記のような関係がある。

して，その絶対値が，
(1) 0.0 〜 0.2　ほとんど相関関係がない
(2) 0.2 〜 0.4　やや相関関係がある
(3) 0.4 〜 0.7　かなり相関関係がある
(4) 0.7 〜 1.0　強い相関関係がある
のように考えることができる。

相関係数の検定と推定 —— 相関の有無を調べる方法

2変数の相関関係を知るために相関係数を求めるわけであるが，この相関係数が必ずしも母集団での母相関係数に一致するわけではない。母相関係数が仮にゼロであっても，偶然の影響で標本での相関係数がある程度の値をとることはできる。ここでは，まず母相関係数がゼロか否かの検定方法を述べ，次に母相関係数がある特定の値（ゼロ以外）か否かの検定について述べる。さらに，母相関係数がゼロとされない場合，その区間推定の方法についても説明する。

●無相関の検定

2変数間の相関が，母集団でゼロか否かについて検定する。仮説は「母相関係数＝0」である。この仮説を検定するには，以下の統計量を求めればよい。すなわち，

$$t_0 = |相関係数| \times \sqrt{\frac{(標本数)-2}{1-(相関係数)^2}}$$

を求める。t_0（ティー・ゼロ）は自由度が（標本数－2）のt分布に従うので，母平均値の差の検定の場合のように，このt_0がt分布の両側5％もしくは1％の点の値より大きいかどうかで検定できる。もしくは，有意確率pを直接計算し，$p<0.05$か否かで検定する。

例29 再生不良性貧血の患者19例について,清拭後の出血斑数と血小板数には-0.479の相関係数が得られた。母相関係数がゼロか否か検定せよ。

(77) 式に各数値を代入すると,

$$t_0 = |-0.479| \times \sqrt{\frac{19-2}{1-(-0.479)^2}}$$

$$\fallingdotseq 0.479 \times \sqrt{22.062} \fallingdotseq 2.250$$

となる。自由度は$(19-2)=17$である。自由度17のt分布の両側5%の点をt分布表から求めると,2.110である。t_0はこの値よりも大きいので仮説は棄却され,2変数の間には有意な相関があることになる。従って,先のデータからは清拭後の出血斑数について,事前に血小板数を測定しておけば,ある程度予測がつき,患者に余計な不安を与えることが避けられるものと考えられよう。

●母相関係数を特定の値とする検定

上記の方法は,母相関係数がゼロの場合について(つまり,相関があるか否か)の検定であった。では,今度は,相関の程度を問題にする場合はどうしたらよいだろう。その場合は,母相関係数が0.5とか0.7とかの検定を行えばよい。以下にその方法について述べよう。

これには,まず標本の相関係数を次のように変換する。

$$変換値 = \frac{1}{2} \cdot ln\left\{\frac{1+(相関係数)}{1-(相関係数)}\right\} \quad (78)$$

を求める。ここで,lnは自然対数*をとることを示している。また,上記の変換は,**フィッシャーのz変換**とよばれている。このとき,(78) 式の変換値は,

【注】
*ある数xの自然対数は以下のように求められる。
　　$ln\,x \fallingdotseq 2.3026 \times \log_{10} x$
したがって5の自然対数は次のようになる。
　　$ln\,5 = 2.3026 \times \log_{10} 5$
　　　　(常用対数)

$$\text{母平均値} = \frac{1}{2} \cdot ln\left\{\frac{1+(\text{母相関係数})}{1-(\text{母相関係数})}\right\} \qquad (79)$$

$$\text{母分散} = \frac{1}{(\text{標本数})-3} \qquad (80)$$

となるような，正規分布に従うものと考えられる。そこで，(78)式の変換値を標準化すると，

$$z_0 = |(\text{変換値})-(\text{母平均値})| \times \sqrt{(\text{標本数})-3} \qquad (81)$$

となる。z_0 は標準正規分布に従うので，両側5%点である1.96，もしくは1%点の2.58と数値を比べればよい。z_0 がこれらの値よりも大きければ，母相関係数は仮定した数値ではないと考えられる。逆に，それより小さければ，仮定した数値ではないとはいえなくなる。

例30 【例29】で，出血斑数と血小板数には有意な相関があることが認められた。相関係数は−0.479であったが，母相関係数は−0.7である（つまり，かなり強い相関がある）といってよいであろうか。

まず，(78)式を用いて変換値を計算する。

$$\text{変換値} = \frac{1}{2} \cdot ln\left\{\frac{1+(-0.479)}{1-(-0.479)}\right\} \fallingdotseq -0.5217$$

となる。また，母平均値は(79)式を用いて，

$$\text{母平均値} = \frac{1}{2} \cdot ln\left\{\frac{1+(-0.7)}{1-(-0.7)}\right\} \fallingdotseq -0.8673$$

となる。これらの値を(81)式に代入すると，

$$z_0 = |(-0.5217)-(-0.8673)| \times \sqrt{19-3} \fallingdotseq 1.382$$

と求めることができる。z_0 の値は，1.96 より小さいので，有意水準5％で仮説は棄却されない。すなわち，母相関係数は -0.7 ではないとはいえない。

●**母相関係数の区間推定**

標本相関係数が有意となった場合，母集団での母相関はどのくらいの範囲に存在するのかを知りたいと思うかもしれない。ここでは，母相関係数の信頼区間を求める方法について述べる。

先に述べたように，標本から計算した相関係数を，(78) 式により変換すると，変換後の値は正規分布に従う変数となる。そこでまず，この変換値の信頼区間の上限（最大の値）と下限（最小の値）を求めてみよう。ただし，ここでは，95％信頼区間を求めることにする。変換値の分散は，(80) 式のようになるので，これを用いると，

$$\text{上限値} = (\text{変換値}) + \frac{1.96}{\sqrt{(\text{標本数}) - 3}} \quad \text{⑧}$$

$$\text{下限値} = (\text{変換値}) - \frac{1.96}{\sqrt{(\text{標本数}) - 3}} \quad \text{⑧}$$

のようになる。もしも，母相関係数の99％信頼区間を求めたいのならば，上の2つの式の1.96を2.58にかえて計算すればよい。

このままの式では，相関係数の形になっていないので，(78) 式を逆に変換し，相関係数になるようにする。すなわち，(82)，(83) 式から，

$$\text{母相関係数の上限} = \frac{\exp\{2 \times (\text{上限値})\} - 1}{\exp\{2 \times (\text{上限値})\} + 1} \quad \text{⑧}$$

$$\text{母相関係数の下限} = \frac{\exp\{2 \times (\text{下限値})\} - 1}{\exp\{2 \times (\text{下限値})\} + 1} \quad \text{⑧}$$

を求める。ここで，記号 exp は指数関数を示している。結局，母相関係数の信頼区間は，(84) 式で求められる値と (85) 式による値の間ということになる。

例31 再生不良性貧血患者 19 例の清拭後の出血斑数と血小板数の母相関係数の 95%信頼区間を求めよ。

標本相関係数は -0.479 であり，(78) 式によるフィッシャーの z 変換後の変換値は -0.5217 であった（例 30）。(82)，(83) 式から変換値の上限値と下限値を求めよう。

$$上限値 = -0.5217 + \frac{1.96}{\sqrt{19-3}} ≒ -0.0317$$

$$下限値 = -0.5217 - \frac{1.96}{\sqrt{19-3}} ≒ -1.0117$$

となる。次に，(84)，(85) 式を用いて母相関係数の上限と下限を求めよう。

$$母相関係数の上限 = \frac{\exp\{2\times(-0.0317)\}-1}{\exp\{2\times(-0.0317)\}+1}$$

$$≒ \frac{0.9386-1}{0.9386+1} ≒ -0.032$$

$$母相関係数の下限 = \frac{\exp\{2\times(-1.0117)\}-1}{\exp\{2\times(-1.0117)\}+1}$$

$$≒ \frac{0.1322-1}{0.1322+1} ≒ -0.766$$

となる。

以上のことより，出血斑数と血小板数の母相関係数の 95%信頼区間は，

$$-0.766 < 母相関係数 < -0.032$$

となる。上記の信頼区間は極めて幅が広いが，これは標本数が少ないことによる影響である。(82)，(83) 式をみればわかるように，変換値の上限値と下限値の差は 1/(標本数−3) に比例して小さくなる。このため，母相関係数の信頼区間を小さくするには，標本数をそれだけ多くとる必要が生じる。

順位データの相関係数
──── データが順位の場合の相関について

　(75) 式に示したピアソンの積率相関係数は，2 変数が量的データ，すなわち「物差し」によって測られたデータについて，その相関を示す目的で使用されるものである。ところで，全ての変数がそのように測定できるわけではない。例えば，絵を描く能力とか歌のうまさとかは，適当な試験を行っても，簡単にそれが数値として得られるものではない。そのような場合，比較的容易に行える方法として，**順位** rank をつけるというやり方がある。仮に，10 人の絵画の能力を測りたいのならば，まず全員に絵を描かせ，次にそれを何人かの審査員に見せ，1 番から 10 番まで順位をつけさせればよい。審査員によって，順位に違いがある場合などは，各人の順位の和をとり，それをもとにして，最終的な順位をつけるなどとすればよい。このように，2 つの変数のデータが順位からなる場合，その相関係数はどのようにして求めればよいであろうか。ここでは，ピアソンの積率相関係数と同一の方法で，相関係数を求めてみよう。データが順位からなる場合，2 変数の相関はとくに**順位相関** rank correlation とよばれることがある。また，データが順位のために，変数の平均値や分散は標本数だけで決まってしまう。すなわち，

▶順位

▶順位相関

$$\text{平均値} = \frac{1 + 2 + \cdots + (\text{標本数})}{(\text{標本数})} = \frac{(\text{標本数}) + 1}{2} \tag{86}$$

となる。同様にして，

$$\text{分散} = \frac{(\text{標本数})^2 - 1}{12} \tag{87}$$

となる。平均値と分散が求まったので残りの共分散を求めれば，順位相関係数を求めることができる。

　いま，変数を A，B とすると，

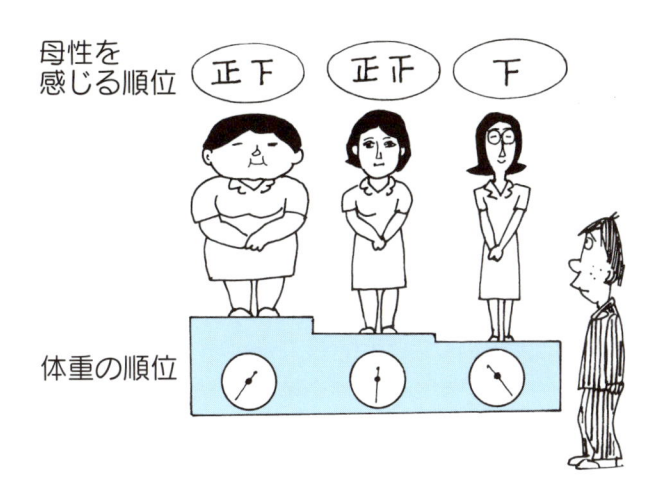

ナースの体重と，患者がナースに感じる「母性」の間には相関があるだろうか？　こんなときは「順位データの相関係数」を計算すればよい。

$$\text{共分散} = -\frac{\{(\text{Aの順位})-(\text{Bの順位})\}^2 \text{の合計}}{2 \times (\text{標本数})} + \frac{(\text{標本数})^2 - 1}{12} \qquad (88)$$

となる。(87), (88) 式を用いて，

$$\text{順位相関係数} = 1 - \frac{6 \times [\{(\text{Aの順位})-(\text{Bの順位})\}^2 \text{の合計}]}{(\text{標本数}) \times \{(\text{標本数})^2 - 1\}} \qquad (89)$$

となる。上式は，ピアソンの積率相関係数の計算を，順位データに適用したものであるが，とくに**スピアマンの順位相関係数** Spearman's rank correlation coefficient とよぶ。

　順位相関は，データが順位によって与えられている場合だけでなく，通常の連続的な計量データをそのまま用いずに，順位にかけて順位相関を計算してもよい。とくに，測定した量があまり精確なものでなく，順位だけは正しいと考えられる場合などは，この順位相関を求めることが必要かもしれない。

　順位相関係数の検定は，標本数がある程度大きければ，「相関係数の検定と推定」(P.109)の節で述べた t 分布を用いての検定が使える。また標本数が小さい場合，検定用の特別の表もあるが，標本数が 10 以上になれば，有意水準 5% で検定するかぎり，(77) 式により t_0 を求め，検定しても結果が大きく変わることはあま

▶スピアマンの順位相関係数

りない。

順位相関係数は，上記のスピアマンによるものの他にもあるが，多くの場合は(89)式を用いるので，本書ではこれ以上の説明は省略する。以後，順位相関係数といえば，スピアマンの順位相関係数をさすことにする。

例32 表15は臨床実習中の学生10人について，その評価を担当教師とその病室にいる患者に行わせ，それをもとに順位をつけたものである（架空例）。教師の評価と患者の評価にどのくらいの相関があるか求めよ。

(89)式に表15のデータを代入する。表中の「差」とは2つの順位の差を示しているので，

$$順位相関係数 = 1 - \frac{6 \times \{(-1)^2 + 2^2 + 0 + \cdots + (-2)^2 + 2^2\}}{10 \times (10^2 - 1)}$$

$$= 1 - \frac{6 \times 18}{990} \fallingdotseq 0.891$$

と計算できる。順位相関係数は0.891となり，強い正の相関が認められる。

順位相関係数を求める場合，データによっては同順位を含む場合がある。仮に5人の順位が，1, 2, 2, 4, 5と2位が2人いるとする。このような場合，この2人には，2位と3位の中間，すなわち2.5を与え，1, 2.5, 2.5, 4, 5のように順位を与えて計算すればよい。同順位が何人いようとも，同様にして上から順位をつけた場合の中間の順位を与えるようにする。これはとくに，連続的な量的

表15 臨床実習についての順位

学生	教師による順位	患者による順位	差
1	4	5	−1
2	8	6	2
3	1	1	0
4	7	8	−1
5	9	10	−1
6	2	3	−1
7	10	9	1
8	3	2	1
9	5	7	−2
10	6	4	2

データを順位にかえる場合などに起こる問題である。

相関係数についての注意
——実際に相関係数を用いる場合のいくつかの問題点について

●曲線相関

　2変数間の相関係数を求める場合，相関図をまず描いてからにする方がよい。この理由は，通常よく用いられるピアソンの積率相関係数が，2変数の直線的な関係を示すものであることによる。図28のように，2つの変数の間に曲線的な関係がある場合，相関係数はそれをうまく表すことはできない。おそらく，相関係数はほとんどゼロになるだろう。このような場合，最も2変数の関係をわかりやすく表示する方法は相関図を描くことである。数式を用いて，その関係を示したいのならば，2次曲線を当てはめたり，必要によってはさらに高次の曲線を当てはめる必要があるかもしれない。方法がやや複雑なので本書では取り上げないが，是非必要であると考えるならばそれも可能である。しかし，そのような関係を探るためにも，単に相関係数を数値として求めるだけでなく，相関図を描く重要性を強調したい。

●はずれ値

　1変数について，その分布を描いた場合，他のデータと比べ極めて離れた位置にあるデータをはずれ値とよんだ。これと同様のことが，2変数の場合にも起こ

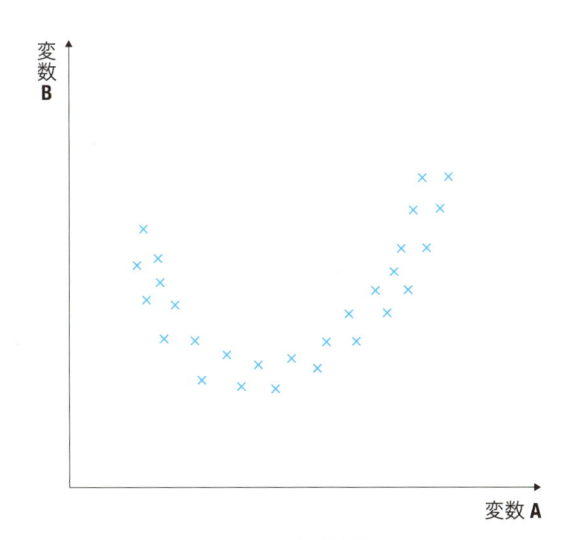

図28　曲線相関

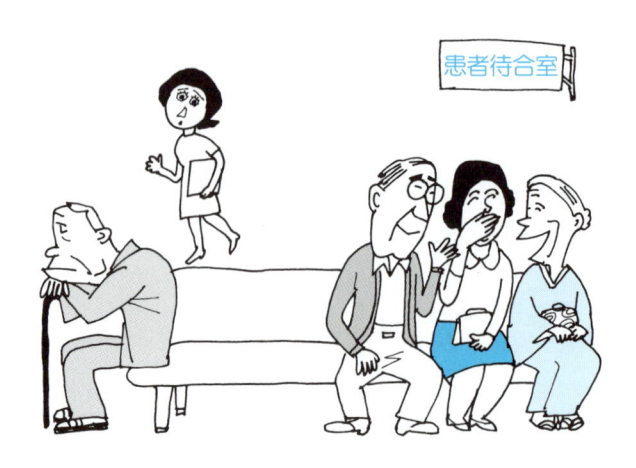

「はずれ値」には特別な配慮をしないとデータの解釈をあやまる。

表16 はずれ値を含むデータ

No.	変数A	変数B
1	1.7	3.9
2	3.0	0.2
3	1.1	2.0
4	5.5	1.3
5	2.1	2.1
6	4.1	8.0
7	6.1	5.2
8	3.8	1.6
9	3.2	7.5
10	73.0	84.0

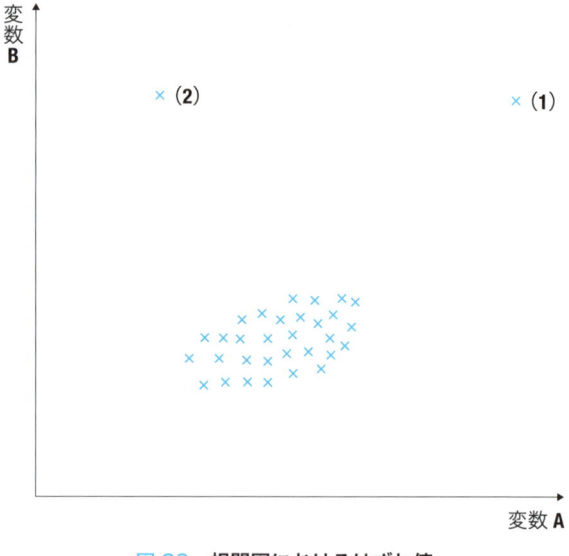

図29 相関図におけるはずれ値

り得る。図29はその例である。相関図を描いた場合，他のデータが集まっている部分から離れた位置にある点が「はずれ値」である。仮に，はずれ値が(1)の位置にあり，(2)にはないものとすると，相関係数は正の方向に大きくなる。逆に，(2)の位置にははずれ値があれば，負の方向に相関が大きくなるだろう。実際に，表16のデータをもとに相関係数を求めてみよう。表中の10番目のデータがはずれ値である。まず，10個のデータ全てを用いて相関係数を計算すると，0.994となる。これは極めて強い正の相関があることになる。次に，10番目のデータをはずして，残り9個のデータで計算してみよう。これは0.199となる。0.994

に比べ大幅に値が小さくなった。このように，はずれ値の影響は極めて重要である。相関図を描いたとき，他から極めて離れている点については，はずれ値として特別の配慮が必要になるだろう。1つは，そのデータに誤りがないかという問題がある。この点については原データに返って厳重にチェックする必要があるだろう。もう1つの問題は，このはずれ値をデータに含めて分析するか否かという点である。1つの方法としては，はずれ値を含めた場合と除いた場合の2通りの分析を全てについて行い，あまり差がないようであれば含めてしまうという考え方がある。しかし，一般に差は大きいことが多いので，異質なものとして取り除いた方が無難であろう。もう1つの方法として，順位相関を求めることが考えられる。表16のデータから順位相関を求めると，0.394となり，はずれ値の影響は小さなものとなる（はずれ値を除くと0.167となる。）このように，データにはずれ値を含む場合，その取り扱いによっては結果がまったく異なったものになる可能性が高い。データをよく吟味するためにも，図に表わすことが必要であろう。

●打ち切りデータ

よくいわれることであるが，大学の入学試験の成績と入学後の成績にはあまり相関がないらしい。もしもこれが事実だとすると入試などはやる必要がないことになる。しかし，この論理は少し考えてみるとおかしいことがわかるはずである。入学後の成績のデータが手に入るのは，入試の成績が合格点以上である一部のものについてだけである。その一部のデータだけで話を進めるため，どうも納得のいかないことになる。仮に，入試の成績にかかわらず全員を入学させ，その後の成績と比べてみたらどうなるだろう。入試の成績が悪いものは，やはり入学後も成績がよくないかもしれないし，本当に何の関係も両者にはみられないかもしれない。これはやるまで真実はわからないだろう。常識的にはやはり，両者に正の相関があるものと考えられるが，何故，入試の成績と入学後の成績に相関があまり認められないのであろうか。これは，入試の成績により，ある点でデータが打ち切られていることによる。すなわち，合格点のところで集団が2分され，一方のデータのみが使用されることになる。このようなデータは**打ち切りデータ** truncated data とよばれる。仮に，両者に正の相関があるとしても，図30に示したように，実際に使用される斜線部のデータでは，それほど相関は認められなくなるだろう。このように，データが何らかの基準（例えば，血圧値など）によって打ち切られたものではないかを確かめることは，分析の前によく考慮しておくべき問題である。

▶打ち切りデータ

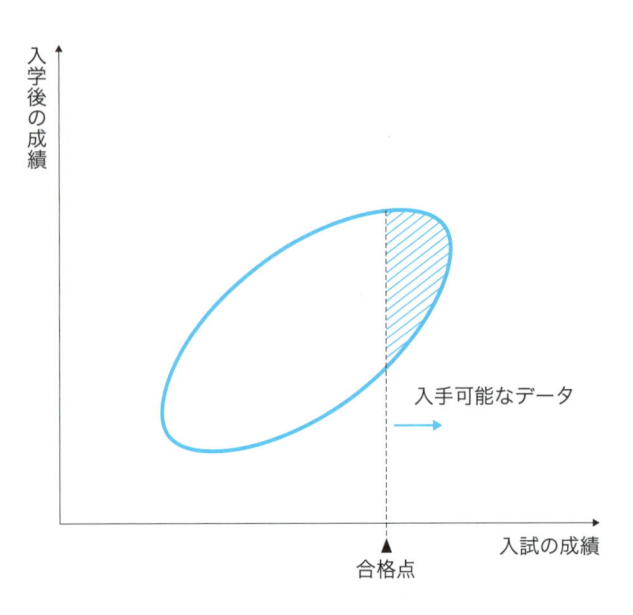

図 30　打ち切りデータ

● 層別化

　いま高校生の数学の成績と英語の成績の相関を調べているとしよう。仮に，相関が極めて高ければ，どちらか一方だけを入試のときに選ぶようにしても，2科目必須にした場合と大差ないことになるだろう。実際に，相関係数を求めたところ，弱い正の相関が認められるだけであったと仮定しよう。従って，2科目のうち一方だけでは両方の能力が把握できないということになる。

　ところで，図31をみてみよう。これは，男女別に2科目の相関図を描いた場合である。男女別にみると，英語と数学の成績には正の相関が認められるが，全体でみるとこの関係が弱まってしまうことになる。一般に，男性は数学が得意で，女性は英語が得意であるという傾向をもつようである。図31はやや大げさに表示してあるが，このような状況もあり得るわけである。このような場合，男女別に相関係数を求める必要がある。これは，人間の性という変数によって集団を分割する方法であり，一般にある変数によって集団を分割することを**層別化** stratification とよび，分割された各小集団を**層**とよぶ。層別化のための変数としてよく用いられるものとして，性，年齢（10歳ごと），職業，疾患の重症度などがある。本来異質ないくつかの集団が標本として混在していないかを，相関係数などを計算する以前に吟味することは重要である。これは単に相関に関してのみならず，他の分析の場合でも必要な考え方であり，とくに標本数が多いときには性別，年齢別などの分析をすることで，まったく異なる結果を得ることもあり得るのである。

層別化▶
層▶

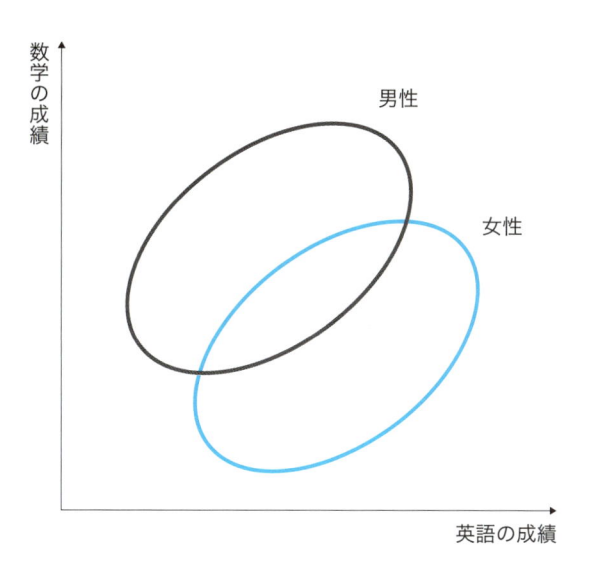

図31　層別化を必要とする場合

●有意な相関と意味のある相関

　2変数の相関係数を求めた場合，通常は前述した「無相関の検定」を行うことが多い。この検定の結果，相関は有意（5％水準や1％水準で）となった場合，多くの人はそれが2変数間の相関に極めて意味のあることが証明されたと考えてしまうのではないだろうか。実際の検定の意味は，単に「母相関係数はゼロではない」と考えてよいことを示しているだけなのである。例えば，相関係数が0.1であるとしよう。これは，ほとんど2変数間に相関のない状態と考えられるが，仮に標本数が500あれば，(77)式を用いると，$t_0 = 2.243$ となり，5％水準で有意となる。確かに0.1は0ではないのであるから，相関が有意となっても一向に構わないことである。しかし，この結果を過大に評価すべきではない。もし，この結果から一方の値を知ることで他方も予測できるなどとして，回帰直線などを求めても意味のないことである。この場合の決定係数は $(0.1)^2$，すなわち0.01であり，一方から他方を説明できる割合は，わずか1％にすぎない。

　相関係数の有意性の検定は重要な方法ではあるが，これによってのみ結果を評価することは，正しいデータ解析の方法とは考えられない。有意でかつ大きな値をもつような相関が価値のあるものと考えられよう。仮に，相関係数が大きくても，標本数が少なすぎれば有意にはならないものである。そのような場合には，2変数間の相関はないものと考えるのではなく，次に調べるときには，より多くの標本数を得られるような計画を立て，その結果と比較できるようにすべきであろう。有意だからといって，実質的には無意味な場合もあり，逆に有意でなくとも意味のある相関を示していることもあり得るのである。

クロス集計 ──データが性質を表わす場合の関係の調べ方

出血斑数と血小板数のように2つの変数が，定量的に求められた量的データである場合，2変数間の関係を検討するために，まず相関図を作成することは既に述べた。それでは，血液型やある疾患の既往歴の有無のように変数が定性的なもの，すなわち質的データである場合，どのような方法を用いればよいのであろうか。これには，**クロス表** cross table とよばれる表を作成することが，まず必要なことである。実は，この表は既に本書に登場している。表11で，「小児入院の母親付き添いの賛否」を看護師，准看護師ごとに集計したものがそれである。ここでは，他の例を用いてクロス表の作成の方法を述べることにしよう。

クロス表▶

表17は看護学生の終末期患者への援助に対する認識と，看護行動の傾向を調べるために行った調査データの一部である。ここでは主に看護学生の「死」に対する個人的経験についてのデータが提示されている。各項目について，「経験あり」の場合に1を，「経験なし」の場合に0を与えて区別している。

表17を用いて，実際のクロス集計の手順を示そう。いま，関係を調べたい項目を「家族の死」と「友人の死」の2つとする。2項目とも「あり」と「なし」の2つのカテゴリからなるので組み合わせとしては，4つあることになる。すなわち，(ⅰ)あり－あり，(ⅱ)あり－なし，(ⅲ)なし－あり，(ⅳ)なし－なし，である（これらの組み合わせの1つひとつを**セル** cell という）。上記の組み合わせは，**表18**の中に書いた(ⅰ)〜(ⅳ)と対応することがわかるだろう。4つの組み合わせ(ⅰ)〜(ⅳ)について，各人数を表中に記入し，縦と横の各合計

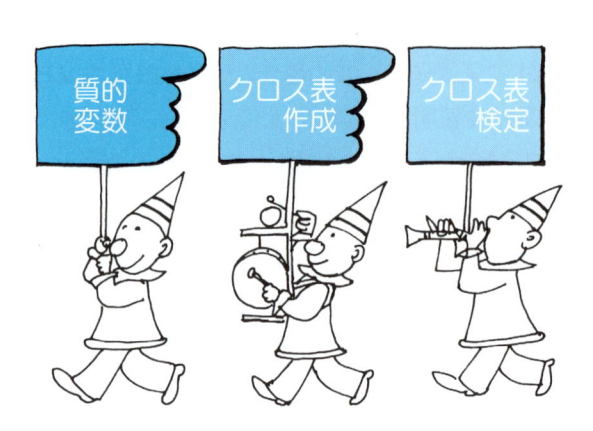

セル▶

質的な変数を用いて関係を調べる場合はこういう手順で行う。

を計の欄に書けば，クロス表が完成するわけである。このような方法で作成したものが**表19**である。クロス表を作成するための集計は，通常**クロス集計** cross tabulation とよぶことが多い。また，クロス表は，各項目のカテゴリ数によって，

▶クロス集計

表17　看護学生の「死」に関する個人的経験データ

No.	学年	家族の死	友人の死	自己の死を意識	臨床実習での死	No.	学年	家族の死	友人の死	自己の死を意識	臨床実習での死
1	1	1	0	1	0	23	2	1	1	1	1
2	1	0	1	0	0	24	2	0	0	0	0
3	1	1	0	0	0	25	2	1	1	1	0
4	1	1	1	1	0	26	2	0	0	0	1
5	1	0	0	0	1	27	2	1	0	1	0
6	1	1	0	1	0	28	2	1	1	1	0
7	1	1	0	0	0	29	2	1	0	0	1
8	1	0	1	0	0	30	2	0	1	1	0
9	1	0	0	0	0	31	2	0	0	0	0
10	1	1	1	1	0	32	3	0	1	1	1
11	1	1	0	0	0	33	3	1	0	0	0
12	1	1	1	1	0	34	3	1	1	1	1
13	1	0	0	0	1	35	3	0	0	0	1
14	1	1	0	0	0	36	3	1	0	1	0
15	1	0	1	0	0	37	3	0	0	0	1
16	1	1	0	0	0	38	3	1	1	0	0
17	2	0	0	0	0	39	3	1	0	1	0
18	2	1	0	0	1	40	3	1	1	1	1
19	2	1	1	1	0	41	3	1	0	0	1
20	2	0	0	0	0	42	3	1	0	0	0
21	2	1	0	1	0	43	3	0	1	0	1
22	2	0	1	0	1	44	3	1	0	1	1

1：「経験あり」，0：「経験なし」（架空例）

表18　カテゴリの組み合わせ

		友人の死		計
		あり	なし	
家族の死	あり	(i)	(ii)	(i)＋(ii)
	なし	(iii)	(iv)	(iii)＋(iv)
	計	(i)＋(iii)	(ii)＋(iv)	(i)～(iv)の合計

表19　「家族の死」と「友人の死」の経験についてのクロス表

		友人の死		計
		あり	なし	
家族の死	あり	10	16	26
	なし	8	10	18
	計	18	26	44

上記のようにそれぞれが2カテゴリずつからなる場合は，2×2のクロス表などとよばれる。

表19のクロス表から，看護学生44名の家族と友人の死に関する経験について，各組み合わせの人数はわかった。しかし，これだけでは2項目の関係はどのようなものかよくわからないのが実情であろう。また，関係の大きさなども相関係数のような指標によって示せると便利である。これらの方法について，次節以後，順に説明を加えていくことにする。

クロス表の検定 ——— 関連の有無を調べる

ある2項目についてクロス集計を行った場合，その後その2項目に関係があるのかないのかを検定することが多い。ここで，「関係」という言葉を用いたが，正しくは，変数がいくつかのカテゴリからなるような質的データの場合，「**関連 association**」という用語を用いた方がよいだろう。これは，量的データの場合に「相関」という用語を用いたことに対応する考え方である。このように，日常よく使う「関係」という言葉は，ここでは大きく2つに分類して用いることにする。

▶関連

検定すべき仮説は「2項目（変数）間に関連なし」である。この検定は一般に，**独立性の検定**とよばれるものである。この方法は，これまで説明していない，いくつかの新しい考え方が必要である。それらについて，以下に述べることにしよう。

▶独立性の検定

●期待値とカイ2乗値

看護学生の家族と友人の死の経験についてのクロス表（表19）について考えよう。2項目とも「あり」という組み合わせ（セル）の人数は10名であった。このような実際の人数をここでは**実現値** real value（**観測値** observed value）とよぶことにしよう。ところで，このセルの値がわからず，家族の死と友人の死の集計値が知られている場合，家族の死も友人の死も「あり－あり」の組み合わせは，どう予測できるだろうか。家族の死を「あり」とするものは44名中26名。また，44名中18名が友人の死を「あり」としているので，計の欄の人数から，「あり－あり」のセルの人数は，

▶実現値　▶観測値

$$\frac{26}{44} \times \frac{18}{44} \times 44 = \frac{26 \times 18}{44} \fallingdotseq 10.636$$

となる。この値は，各項目の計の欄の人数（**周辺度数** marginal frequency）から計算された，一種の予測値と考えることができる。これをとくに**期待値** expected value とよぶ。期待値は，各カテゴリの合計の人数から計算されているので，必ずしも実現値と一致するものではない。しかし，仮に全体の人数に対する割合が各カテゴリごとに一定で，かつ他の項目のカテゴリと無関係（独立という）であるとすれば，その割合さえ決まれば，各セルの人数を求めることができるだろう。例えば，一方の項目のあるカテゴリの割合が60%であり，他方の項目のあるカテゴリの割合が20%であるとする。この場合，2つのカテゴリに対応する割合は $0.6 \times 0.2 = 0.12$，すなわち12%となり，これに総数をかければそのセルの人数の期待値になる。この期待値が実現値に近いほど，2項目は無関係，すなわち独立であるということになる。逆に，期待値と実現値の差が大きければ，特定のカテゴリ間に何か関連があるものと考えてもよいことになるだろう。このように，各セルの期待値と実現値を用いることで，2つの変数間の関連の有無を調べることができる。ここで，もう一度，期待値の定義を書こう。

▶周辺度数
▶期待値

$$\text{あるセルの期待値} = \frac{(\text{そのセルの横の合計}) \times (\text{そのセルの縦の合計})}{(\text{総数})} \quad (90)$$

である。この期待値と実現値を用いて，次のような統計量を考える。すなわち，

$$\text{カイ2乗値}(\chi^2) = \frac{\{(\text{期待値})-(\text{実現値})\}^2}{(\text{期待値})} \quad (91)$$

である。上記のカイ2乗値は，標準正規分布に従う変数の2乗和の分布，すなわち**カイ2乗(χ^2)分布** chi-square distribution に従うことが知られている。(91)式で定義されるカイ2乗値を全てのセルについて計算し，その合計を用いて検定を行う。すなわち，

▶カイ2乗(χ^2)分布

$$\chi_0^2 = \frac{\{(\text{期待値})-(\text{実現値})\}^2}{(\text{期待値})} \text{の合計} \quad (92)$$

を求める。この χ_0^2 値も同様にカイ2乗分布に従うので，既に述べた各種の検定

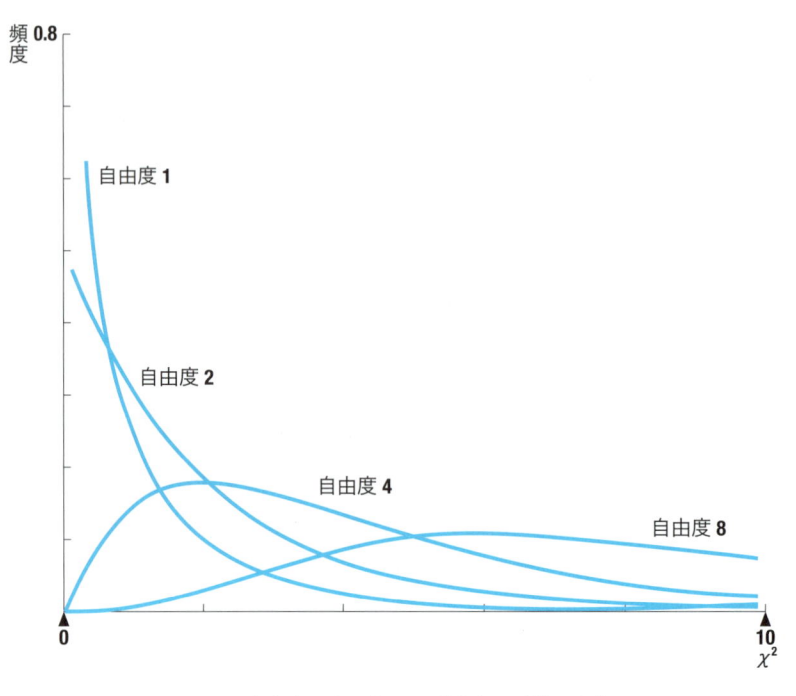

図 32　自由度によるカイ 2 乗分布の形状の変化

表 20　クロス表の自由度

a. 4つのセルは空白

A \ B	はい	いいえ	計
はい			60
いいえ			40
計	40	60	100

b. 1つのセルに数値を入れる

A \ B	はい	いいえ	計
はい	20		60
いいえ			40
計	40	60	100

法と同様の手順で検定が行える。ただし，カイ 2 乗分布も t 分布などと同じように，その自由度で分布の形が異なるので，クロス表の自由度を求める必要がある。**図 32** は自由度を変えた場合のカイ 2 乗分布の形状の変化を示したものである。

　クロス表の自由度については，**表 20** を例に考えてみよう。表 20 は，2 つの変数 A と B のクロス表である。いま A と B はそれぞれ「はい」「いいえ」の 2 つのカテゴリからなるものとしよう。表 20 の a は，各変数ごとの 2 つのカテゴリの人数が求められた状態である。A では，「はい」が 60 人，「いいえ」が 40 人であり，B では「はい」が 40 人，「いいえ」が 60 人であることがわかる。まだ，A と B のカテゴリの組み合わせごとのクロス集計を行っておらず，4 つのセルは空白になっている。このような状態で，いくつのセルに自由に数字を書き込むこ

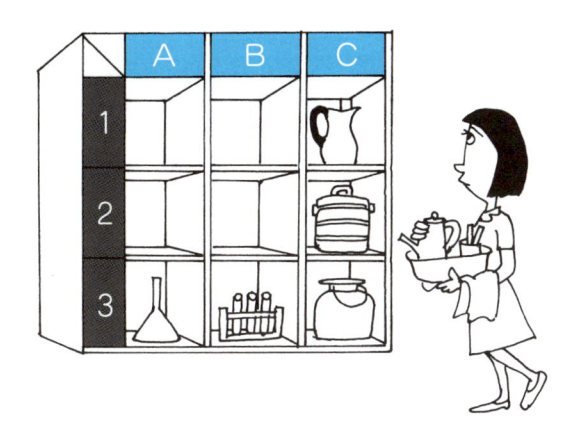

クロス表ではいつも右隅と最下段の棚は詰まっていると考える。そこで自由に入れられる棚は残りの棚だけということになる。

とができるか考えてみよう。いま，AとBの両方に「はい」と答えたものを20人としよう。表20のbがそれである。いま，20という数値が1つのセルの中に入った。するとどうだろう。残りの3つのセルの数値は自動的に決まってしまうことがわかる。Aが「はい」で，Bが「いいえ」は，60－20＝40，であり，他のセルも同様にして，20，20と決まることがわかる。このように，2×2のクロス表では，4つのセルのうち1つのセルの数値が決まれば，残りのセルの数値も決まってしまうので，自由度は1となる。それでは，より大きなクロス表での自由度はどうなるであろうか。

Aが「はい」「わからない」「いいえ」の3つのカテゴリからなり，Bが「非常に良い」「良い」「普通」「悪い」「非常に悪い」の5つのカテゴリからなる変数としよう。AとBのカテゴリの組み合わせの数は，3×5＝15あるが，このうちいくつを決めれば，残りが決まるのか考えよう。

2×2のクロス表の場合と同様に，1つひとつのセルに数値を書き込んでみることにしよう。**表21**は，このようにしてどこまで自由に書けるかを確かめたものである。表中には，8個の数値が書き込まれている。この状態が最大限自由に書ける数である。これは読者自身で実際に数値を変えて確かめてみるとよいだろう。これ以上は，いくら書こうと試みてもできないことがわかるだろう。また，表中の〝*〟印のところが実際にいくつになるかもわかるはずである。もしも，8個の数値のうち，1つでも消すと，全ての*印の数値を完全には求められなくなる。このことから，3×5のクロス表の自由度は8ということになる。この自由度が，Aのカテゴリ数3から1を引いた数2と，Bのカテゴリ数5から1を引いた数4の積になっていることに気がついただろうか。このことは，一般に

表21 3×5のクロス表の自由度

A＼B	非常に良い	良い	普通	悪い	非常に悪い	計
はい	10	15	15	7	*	60
わからない	5	20	40	16	*	90
いいえ	*	*	*	*	*	50
計	20	40	80	30	30	200

（周辺度数は変わらないものとする）

成り立つ関係である。すなわち，クロス表の自由度は，

$$\text{自由度} = \{(\text{横のカテゴリ数}) - 1\} \times \{(\text{縦のカテゴリ数}) - 1\} \quad (93)$$

によって求めることができる。2×2のクロス表の自由度が1であることは，(93)式の関係からも当然の結果だったのである。

上記のことから，一般のクロス表の自由度については，理解できたと思う。次に，実際に2変数の関連の有無を検定する手順を示そう。(92)式によって，カイ2乗値を求めることができるが，この式による計算は手間がかかるので，以下のように式をかえたものをよく用いる。

$$\chi_0^2 = \left[\left\{ \frac{(\text{あるセルの人数})^2}{(\text{横の合計}) \times (\text{縦の合計})} \text{を全て加える} \right\} - 1 \right] \times (\text{総数}) \quad (94)$$

によって，カイ2乗値を求める。(93)式で自由度を求め，カイ2乗分布表から上側5％か1％の値（$\chi_{0.05}^2$，$\chi_{0.01}^2$と書く）を求め，この値とχ_0^2を比べればよい。χ_0^2が$\chi_{0.05}^2$，または$\chi_{0.01}^2$より大きければ，それぞれ5％，1％の水準で有意な関連が2変数間にあることになる。図33に上記の検定方法を図示したので参考にしてほしい。

例33 表19の看護学生の「家族の死」と「友人の死」の経験の有無に関連があるかを検定しよう。

(94)式を用いて，

頻度 0.4

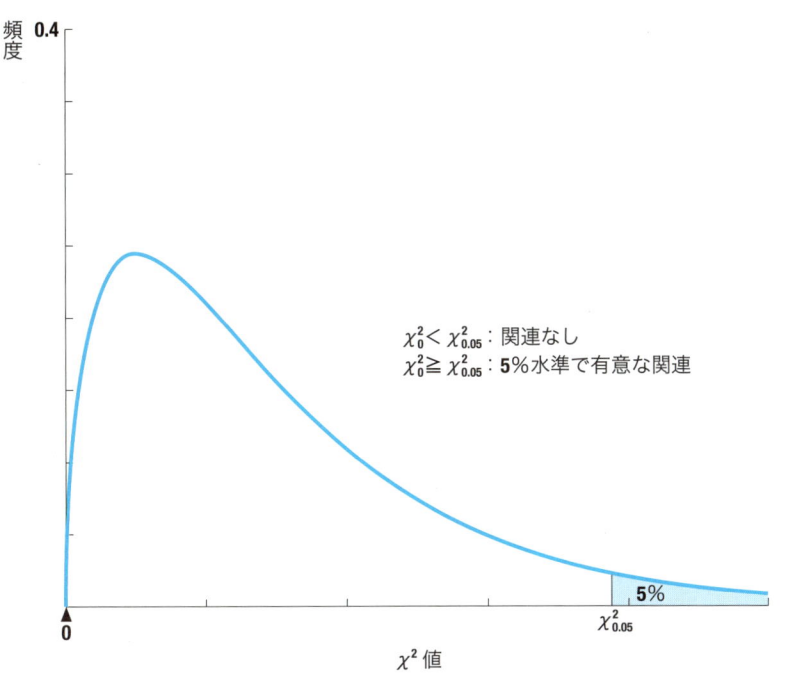

$\chi_0^2 < \chi_{0.05}^2$：関連なし
$\chi_0^2 \geqq \chi_{0.05}^2$：5%水準で有意な関連

5%
$\chi_{0.05}^2$
0
χ^2 値

図 33　クロス表の検定の方法

$$\chi_0^2 = \left\{ \left(\frac{10^2}{26 \times 18} + \frac{16^2}{26 \times 26} + \frac{8^2}{18 \times 18} + \frac{10^2}{18 \times 26} \right) - 1 \right\} \times 44$$

$$\fallingdotseq (1.0035795 - 1) \times 44 \fallingdotseq 0.1575$$

となる。自由度は $(2-1) \times (2-1) = 1$ である。カイ2乗分布表から，自由度1の上側5%の点を求めると3.841である。χ_0^2 は3.841より小さいので，この2変数の間に有意な関連は認められないことになる。

例34　表22は，表17のデータから，家族，友人，臨床実習での「死」に関して，「経験あり」と答えた項目数と，「自己の死を意識」した経験の有無についてのクロス表である。この2つの変数の間の関連を検定しよう。

(94) 式を用いて，

$$\chi_0^2 = \left\{ \left(\frac{0^2}{19 \times 5} + \frac{6^2}{19 \times 21} + \frac{9^2}{19 \times 14} + \frac{4^2}{19 \times 4} + \frac{5^2}{25 \times 5} + \frac{15^2}{25 \times 21} + \frac{5^2}{25 \times 14} + \frac{0^2}{25 \times 4} \right) - 1 \right\} \times 44$$

$$\fallingdotseq 13.432$$

となる。自由度は，$(2-1) \times (4-1) = 3$ である。自由度3のカイ2乗分布の上

表22 「自己の死の意識」と「死」の「経験あり」の項目数

	「死」	なし	1項目	2項目	3項目	計
自己の死の意識	あり	0	6	9	4	19
	なし	5	15	5	0	25
	計	5	21	14	4	44

側5%点は7.815であり，上側1%点は11.345である。χ_0^2は上側1%点の値より大きいので，1%水準で2変数間には有意な関連があることになる。実際，表22から項目数の増加につれ，「自己の死の意識」を「あり」としたものの割合が増えていることが認められるだろう。

　ここで，注意すべきことがある。上例で表22のクロス表の検定を行ったが，実はこの例は少し問題がある。それは，一部のセルの人数が極めて少ないことである。一般に，あるセルの期待値が5以下の場合，カイ2乗値を用いて検定することには問題があるとされている。このような場合，1つの方法として，問題のあるセルのカテゴリを他の似通ったカテゴリと合併してしまうことである。表22の場合には，「なし」と「1項目」を合わせて「1項目以下」に，また「2項目」と「3項目」を合わせて「2項目以上」のようにすればよい。カテゴリを合併した場合，表22は**表23**のようになる。表23について，カイ2乗値を求めて検定すると，χ_0^2は10.471となる。この値は自由度1のカイ2乗分布の上側1%の点6.635より大きいので，やはり1%で有意となる。

　2変数間の関連を検定する方法は，上記の手順で行われることが多い。しかし，2×2のクロス表などは若干の変更を必要とする。このことについては，とくに2×2のクロス表についてのみ，改めて詳述するつもりである。

表23 カテゴリを併合した場合のクロス表

	「死」	1項目以下	2項目以上	計
自己の死の意識	あり	6	13	19
	なし	20	5	25
	計	26	18	44

ところで，量的な2変数について，その関係を示す指標として相関係数を既に定義した。カテゴリからなる2変数についても，そのような指標があると便利である。次の節では，質的データの関係を表す指標を説明することにしよう。

クロス表からの関連係数
──関連の強さを数値で表す方法

　質的データから，2変数に関するクロス表を作成した場合，前述したような独立性の検定とともに，2変数間の関連の大きさを求めることがよく行われる。これらの指標は**属性相関係数**とよばれるが，ここでは，**関連係数**とよぶことにする。多くの関連係数は，既に述べたクロス表のカイ2乗値をもとに計算することができる。ここでは，カイ2乗値をもとにした関連係数をいくつか紹介しよう。

▶属性相関係数
▶関連係数

●ファイ係数

　クロス表のカイ2乗値は，(92) 式や (94) 式を用いて計算することができる。このカイ2乗値を用いて，2変数間の関連を検定するのだから，カイ2乗値を関連の指標に使えないのかと考えるかもしれない。しかし，カイ2乗値は標本数の大きさに比例して，限りなく大きくなることがわかっている。このため，関連係数として，カイ2乗値をそのまま用いるのではなく，標本数で割ったものを使用すればよいだろう。実際には，その値の平方根をとったものが用いられる。これが，**ファイ係数**（ϕと書く）である。すなわち，

▶ファイ係数

$$\text{ファイ係数} = \sqrt{\frac{（カイ2乗値）}{（標本数）}} \tag{95}$$

によって定義される。
　ファイ係数の値は，

$$0 \leq \text{ファイ係数} \leq \sqrt{（小さい方のカテゴリ数）-1} \tag{96}$$

となる。ここで，「小さい方のカテゴリ数」とは，2変数のうちそのカテゴリ数を比べ，小さい方をとることを意味する。例えば，Aが3つのカテゴリからなり，Bが4つのカテゴリからなれば，小さい方のカテゴリ数とは3である。また，関連係数は相関係数と異なり符号（＋－）を考えない場合が多い。

例35 表22と表23のクロス表について，ファイ係数を求めてみよう。

表22, 表23のカイ2乗値はそれぞれ，13.432と10.471であった。2つの表は同一のデータによるものであるが，看護学生の「死」の経験についてのカテゴリ分けが異なっているものであった。

表22の場合のファイ係数は，

$$\phi(表22) = \sqrt{\frac{13.432}{44}} \fallingdotseq 0.553$$

である。同様に，表23の場合には，

$$\phi(表23) = \sqrt{\frac{10.471}{44}} \fallingdotseq 0.488$$

となる。

上記の2つのファイ係数を比べることでわかるように，同一のデータであっても，カテゴリの分け方を変えると，ファイ係数は一致しない（カイ2乗値も同様）。適切なカテゴリ数を求めるのは難しいが，少なくとも標本数があまり多くないときには，カテゴリ数も可能な限り小さくとる方が，カイ2乗値による検定などでもよいようである。

● **ピアソンの関連係数**

ファイ係数は（96）式で示したように，2つの変数A，Bのカテゴリ数の影響をうけ，その最大値が1以上になる。これは，量的データでの相関係数が－1から1までの範囲であることに比べ，いくつかの変数間の関連の強さを比較するとき不便である。そこで（95）式を若干変更する。すなわち，

$$C = \sqrt{\frac{(カイ2乗値)}{(標本数) + (カイ2乗値)}} \quad (97)$$

とする。このCは，**ピアソンの関連係数** contingency coefficient of Pearson とよばれるものである。　　　　　　　　　　　　　　　　　　　　　　▶ピアソンの関連係数

　ピアソンの関連係数は，2つの変数のカテゴリ数の小さい方の値がかなり大きくなると，その最大値は1に近づく。しかし，

$$0 \leq \text{ピアソンの関連係数} \leq \sqrt{\frac{(\text{小さい方のカテゴリ数})-1}{(\text{小さい方のカテゴリ数})}} \quad (98)$$

であるから，3×4のクロス表の場合などは，$\sqrt{(3-1)/3} \fallingdotseq 0.816$ 程度であり，1よりかなり小さくなっている。

例36　表23のクロス表について，ピアソンの関連係数を求めてみよう。

　カイ2乗値10.471，標本数44を（97）式に代入する。

$$\text{ピアソンの関連係数} = \sqrt{\frac{10.471}{44 + 10.471}}$$
$$\fallingdotseq 0.438$$

となる。

　この場合，2×2のクロス表であるから，ピアソンの関連係数の最大値は $\sqrt{(2-1)/2} \fallingdotseq 0.707$ である。0.707に対して，0.438は比較的大きな値と考える

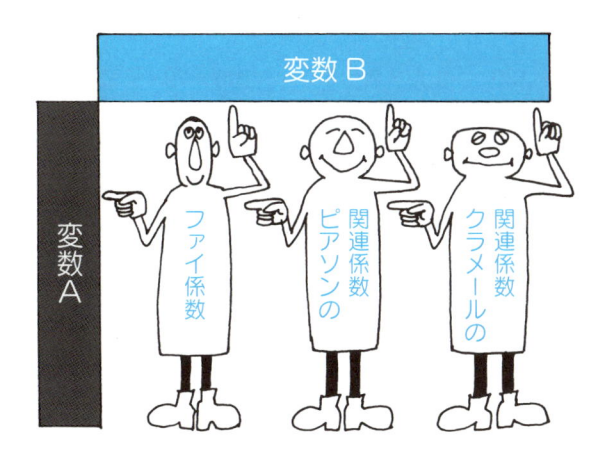

クロス表からの関連係数の求め方には代表的な3つの方法がある。

ことができるだろう。

●クラメールの関連係数

上記のピアソンの関連係数も，ファイ係数と同様に，必ずしも最大値が1になるものではなかった。そこで，2変数のカテゴリ数を考慮した関連係数を考えよう。すなわち，

$$Cr = \sqrt{\frac{（カイ2乗値）}{（標本数）\times\{(小さい方のカテゴリ数)-1\}}} \quad (99)$$

である。このように定義すると，Cr は 0 から 1 の間の数値を取り，関連を示す指標として都合がよいものとなる。この Cr は，**クラメールの関連係数** Cramér's coefficient of contingency とよばれるものである。

クラメールの関連係数は，一方の変数のカテゴリ数が 2 である場合，ファイ係数とまったく同一の結果を与える。また，その値が 0 から 1 になることにより，通常このクラメールの関連係数をクロス表の関連係数として用いることが多い。

例37 表 24 は，看護学生 300 人に対して，「自己の死」に対する不安を感じた経験があるかどうか調査したものである。答えは，「ある」「どちらともいえない」「ない」の3つのカテゴリとした。これと学生との関連を調べよう（架空例）。

まず，(94) 式を用いてカイ 2 乗値 χ_0^2 を求める。

$$\chi_0^2 = \left\{\left(\frac{36^2}{100\times139} + \frac{23^2}{100\times72} + \cdots + \frac{25^2}{100\times72} + \frac{18^2}{100\times89}\right) - 1\right\} \times 300$$
$$\fallingdotseq 13.767$$

となる。自由度は$(3-1)\times(3-1)=4$である。自由度 4 のカイ 2 乗分布の上側 5% の点は 9.488 であり，1% の点は，13.277 である。χ_0^2 はどちらの値よりも大きいので，1% 有意水準で有意となる。次に，関連係数を求める。

まず，ファイ係数 ϕ は (95) 式より，

$$\phi = \sqrt{\frac{13.767}{300}} \fallingdotseq 0.214$$

である。次に，ピアソンの関連係数 C を (97) 式より求める。

表24 学年別による「自己の死」に対する不安の経験（架空例）

学年	自己の死に対する不安を経験			計
	ある	どちらともいえない	ない	
1年	36	23	41	100
2年	46	24	30	100
3年	57	25	18	100
計	139	72	89	300

$$C = \sqrt{\frac{13.767}{300 + 13.767}} \fallingdotseq 0.209$$

となり，ファイ係数より若干小さくなる。それでは，クラメールの関連係数 Cr はどのくらいになるか，(99) 式を用いて計算しよう。

$$Cr = \sqrt{\frac{13.767}{300 \times (3-1)}} \fallingdotseq 0.151$$

となる。クラメールの関連係数は，標本数と変数のカテゴリ数を考慮して求められるため，最も小さな値となっている。

　ところで，上記のように関連係数をカイ 2 乗値をもとに計算するのでなく，各カテゴリに適当な得点を与え，(75) 式によるピアソンの積率相関係数を求めるとどうなるであろうか。学年については，1年から順に，1, 2, 3点を与え，「自己の死」については，「ある」に 2 点，「どちらともいえない」に 1 点，「ない」に 0 点を与えてみよう。このように，各カテゴリに得点を与えると，相関係数の値は 0.210 となる。この値は，ピアソンの関連係数の値 0.209 に近いが，だからといってピアソンの関連係数が正しい値というわけではない。もともと，変数の値が連続していると考えられるものを，便宜上いくつかのカテゴリに区分したのであれば，その各カテゴリに上のように数値を与えることもよいかもしれない（例えば「学年」）。しかし，不安の程度や QOL のように本質的に質的なカテゴリに，適切な数値を与えることは，かなり困難なことである。もしも，「自己の死」に与える得点を 2, 1, 0 から，10, 1, 0 に変えたとしよう。このように得点の差を大きくするのは，「ある」と「どちらともいえない」に大きな違いを研究者があると考える場合，行う方法である。このようにすると，相関係数は，0.181 となる。カテゴリに対して，数値を与える方法は，上記の結果のように数値の与え方により，結果も異なるものであるから，カテゴリに数値を与える妥当な理由

がない限り避けた方が無難であろう。

前述した各種の方法を用いれば，2変数についての関連性に関して，検定とその関連の強さなども求めることができる。しかし，2変数のカテゴリ数がともに2の場合，すなわち2×2のクロス表の場合，ここでは触れなかった問題点や，分析法がある。それらについて，次節で述べることにしよう。

2×2のクロス表について
―――最も簡単な形のクロス表について考える

四分表▶

ここでは，2つの変数のカテゴリ数が2の場合のクロス表について，その分析方法を扱うことにする。2×2のクロス表は，**四分表** four-fold table ともよばれ，最も簡単な形のクロス表であるが，実際よく登場する形のクロス表でもある。2変数間の関連について検定するにも，いくつかの方法がある。これは，データの扱い方や，分析目的，標本数などによって，適宜に研究者が選択する必要があり，読者は各方法の目的について，よく理解して用いてほしい。はじめに，2変数間の関連の有無を検定する方法について述べ，次に関連係数についていくつかを説明することにしよう。

◉四分表のカイ2乗検定

2変数間の関連を検定する方法として，カイ2乗値を（94）式から計算し，それを用いて検定が行えることは既に述べた。四分表の場合，（94）式よりもずっと簡単な計算によって同一の結果を得ることができる。

表25は，看護学生（入学時）に対して，日常会話において，自分の排泄物の異常について話せるかを調査した結果と，学生の准看護師の経験の有無とをクロ

表25 入学時の看護学生の准看護師の経験の有無と，自分の排泄物の異常について話せるか否かのクロス表

自分の排泄物の異常について	准看護師の経験		計
	あ り	な し	
自然に話せる	35 (a)	45 (b)	80
そ の 他	12 (c)	66 (d)	78
計	47	111	158

ス集計したものである。この結果は，患者の排泄および排泄物の援助面から看護学生の認識と行動変容をとらえるために行われた調査の一部である。表25の2変数の関連の有無を検定するには，表中の4つのセルに記入した記号a, b, c, dを用いて，カイ2乗値を求めればよい。すなわち，

$$\text{カイ2乗値} = \frac{(a \times d - b \times c)^2 \times (総数)}{(a+b) \times (c+d) \times (a+c) \times (b+d)} \quad (100)$$

によって求めることができる。分子は四分表の対角線上にある2つの数値をかけたものの差を2乗し，それに総数（標本数）をかけたものである。分母は，各変数の各カテゴリの度数（計の欄の数値）を4つかけ合わせたものである。

実際に（100）式を用いて，カイ2乗値を計算してみよう。

$$\text{カイ2乗値} = \frac{(35 \times 66 - 45 \times 12)^2 \times 158}{80 \times 78 \times 47 \times 111}$$

$$= \frac{1770^2 \times 158}{32554080} \fallingdotseq 15.205$$

となる。（94）式によってカイ2乗値を求めると，

$$\text{カイ2乗値} = \left\{ \left(\frac{35^2}{47 \times 80} + \frac{45^2}{111 \times 80} + \frac{12^2}{47 \times 78} + \frac{66^2}{111 \times 78} \right) - 1 \right\} \times 158$$

$$\fallingdotseq 0.0962369 \times 158 \fallingdotseq 15.205$$

となり，結果は完全に一致する。自由度1のカイ2乗分布の上側5%，1%の各点はそれぞれ3.84, 6.63であるから，准看護師の経験の有無と，自分の排泄物の異常について話せるか否かには，1%水準で有意な関連があることにある。

このように，四分表での独立性の検定には（100）式を用いると，カイ2乗値の計算はずっと簡単になる。

●カイ2乗値の補正

四分表でのカイ2乗値が（100）式を用いることで簡単に求められることを示した。しかし，四分表でのカイ2乗値を（94）式や（100）式で求めると，実際のカイ2乗分布とずれが生じることが知られている。これは，既に述べた「母割合の差の検定」の場合と同様の理由による。すなわち，もともとある変数のカテゴリごとの度数（人数）は離散的（とびとび）な値しか取りえないのであるが，

カイ2乗分布は連続的な変数についての分布なのである。従って，連続的なものに離散的なものをあてはめるのであるから，当然の結果として多少のずれが生じることになる。とくに，四分表の場合，そのずれをある程度修正する方法が考えられている。場合によっては，直接的にその四分表が偶然できる確率を正確に求めることもあるが，これについては後述する。

連続性の補正▶
イエーツ(Yates)の連続修正▶

カイ2乗値を修正することを，「**連続性の補正 continuity correction**」とか，「**イエーツ（Yates）の連続修正**」などとよぶことが多い。この連続性の補正の方法は，極めて簡単であり，（100）式を若干変更するだけでよい。すなわち，

$$\text{補正したカイ2乗値} (\chi_y^2 と書く) = \frac{\left\{|a \times d - b \times c| - \frac{(総数)}{2}\right\}^2 \times (総数)}{(a+b) \times (c+d) \times (a+c) \times (b+d)} \quad (101)$$

である。（100）式と比べると，分子が四分表の対角線にある数値の積の差の2乗であったものが，その差の絶対値から総数（標本数）の2分の1を引いたものの2乗に変わった点である。上式を実際に用いて，表25の連続性の補正をしたカイ2乗値を求めてみよう。

$$\chi_y^2 = \frac{\left\{|35 \times 66 - 45 \times 12| - \frac{158}{2}\right\}^2 \times 158}{80 \times 78 \times 47 \times 111}$$

$$= \frac{(1770-79)^2 \times 158}{32554080} \fallingdotseq 13.878$$

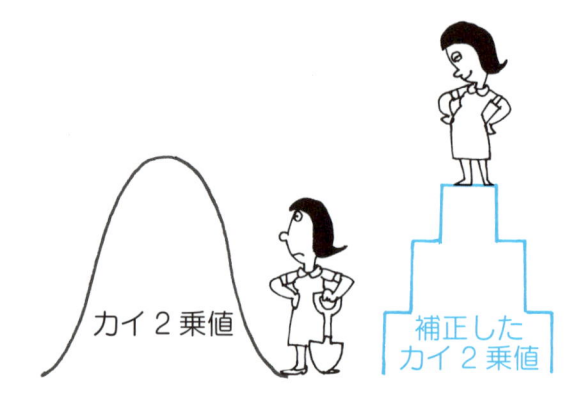

カイ2乗値は連続した変数についての分布である。そのため四分表では「連続性の補正」という手順をふまなければならない。

となる。この値はまだ1％水準で有意であるが，以前に求めた値15.205と比べると小さくなっていることがわかるだろう。このように，連続性の補正をした場合，何も修正しないカイ2乗値と比べ，その値は通常は小さなものになる。言い換えれば，独立性の検定において有意になりにくい方向に補正されることになる。この有意になりにくくなるという理由で，連続性の補正を行わないのは正しい態度ではない。いかなる場合であっても，（101）式に示した，連続性の補正をしたカイ2乗値を用いて，独立性の検定を行うべきである。標本数が大きい場合には，連続性の補正は必要でないとする考えもあるが，著者は後述する直接確率との比較からも常に行うべきであると考える。

●フィッシャーの直接確率

ここでは四分表の独立性の検定にカイ2乗値を用いるのではなく，偶然にその四分表ができる確率を求める方法を述べる。カイ2乗値を用いて検定を行う場合，その値と有意水準5％，1％などのカイ2乗値を比べるわけだが，これはいわば確率を直接比べるのではなく，間接的に検定を行っていると考えられる。

2つの変数A，Bについての四分表が**表26**のようになったものとしよう。A，Bともに「あり」と「なし」の2つのカテゴリからなるとする。表26のような場合，どのような場合，どのようにすれば，この確率を求めることができるであろうか。先に述べたように，四分表の自由度は1である。この意味は，4つのセル（ます目）のうち1つの数値が決まれば，他のセルは自動的に決まってしまう。そこで，AとBがともに「あり」のセルが12になる場合の確率を求めてみよう。

まず，Aが「あり」となるのは27人中17人の組み合わせがある。すなわち，

$$\text{Aが「あり」の組み合わせの数} = {}_{27}C_{17} = \frac{27!}{(17!)(10!)} \quad (102)$$

表26　直接確率の例

A＼B	あり	なし	計
あり	12	5	17
なし	2	8	10
計	14	13	27

である。この 17 人のうち，12 人が B が「あり」に，5 人が「なし」になるが，これは B が「あり」である 14 人中の 12 人を選ぶ組み合わせと，B が「なし」である 13 人中 5 人を選ぶ組み合わせの数の積だけ組み合わせ数がある。すなわち，

$$
\text{A, B「あり」の組み合わせ数} = {}_{14}C_{12} \times {}_{13}C_5 = \frac{14!}{(12!)(2!)} \times \frac{13!}{(5!)(8!)} \tag{103}
$$

である。求める確率を確率 1 とすると，

$$
\text{確率1} = \frac{(\text{場合の数})}{(\text{全体の数})} = \frac{{}_{14}C_{12} \times {}_{13}C_5}{{}_{27}C_{17}} = \frac{(17!) \times (10!) \times (14!) \times (13!)}{(27!) \times (12!) \times (5!) \times (2!) \times (8!)} \tag{104}
$$

となる。ただし，ここで $5! = 5 \times 4 \times 3 \times 2 \times 1$ の意味であり，記号「!」は 1 からその数字までの全ての数をかけることを意味している。ただし，$0! = 1$ とする。なお，$5!$ は「5 の階乗」という。さて，(104) 式の分母と分子をよく見てほしい。分母には，四分表の 4 つのセルの数値，12，5，2，8 が全て含まれ，これと総数 27 の各階乗がかけ合わされている。また分子には，変数 A，B ごとの「あり」と「なし」の人数，17，10，14，13 の各階乗をかけ合わせたものになっている。

実際に (104) 式を計算するのは，階乗計算をしなければいけないので，やや大変である。ここで注意することは，分子のみや分母のみを別々に計算すると電卓やパソコンを使っても，標本数が大きい場合には計算ができなくなることである。例えば，$69! \fallingdotseq 1.71 \times 10^{98}$ であり，予想以上に階乗計算は大きな数値となるからである。そこで，あらかじめ，分子と分母を約分したり，対数をとって途中は計算し，最後にもとの単位に変換するなどの方法を用いた方がよいだろう。(104) 式の値は，

確率1 $\fallingdotseq 0.013883$

となる。これで一応，確率は求まった。しかし，独立性の検定のためにはこれのみではまだ不足である。カイ 2 乗分布による検定では，計算から求めた値と，そ

表27　表26の偏った状態

a

A\B	あり	なし	計
あり	13	4	17
なし	1	9	10
計	14	13	27

b

A\B	あり	なし	計
あり	14	3	17
なし	0	10	10
計	14	13	27

れ以上の値の確率が5%となる数値とを比べる。この考え方を四分表の確率を考える場合にも適用すると，表26の状態からより偏った状態全ての確率を求める必要がある。より偏った状態とは，対角線上にある2つの数値をかけたものを比べ，大きい方はより大きく，小さい方はより小さくした状態である。表26のより偏った状態は，**表27**のa，bがそれである。

表27のaの確率を確率2とすると，上述の計算方法から，

$$確率2 = \frac{(17!)\times(10!)\times(14!)\times(13!)}{(27!)\times(13!)\times(4!)\times(1!)\times(9!)}$$

$$= (確率1) \times \frac{2\times 5}{13\times 9}$$

$$\fallingdotseq 0.013883 \times \frac{10}{117} \fallingdotseq 0.001187$$

となる。確率2は上記のように，既に求めた確率1を用いて計算ができるので，一度はじめの状態の確率さえ計算すればあとは簡単である。同様に，表27のbの確率は，

$$確率3 = (確率2) \times \frac{1\times 4}{14\times 10}$$

$$\fallingdotseq 0.001187 \times \frac{4}{140} \fallingdotseq 0.0000339$$

のようになる。これ以上，偏った状態はない。なぜならば，小さい方のセルから1を引くとマイナスの値になってしまうので，1つのセルが0になった状態が最も偏った場合である。

さて，全ての状態の確率が求まったが，これを全て加えたものが求めるものである。

$$\text{表26の確率} = (\text{確率1}) + (\text{確率2}) + (\text{確率3})$$
$$\fallingdotseq 0.013883 + 0.001187 + 0.0000339$$
$$\fallingdotseq 0.015$$

▶フィッシャーの直接確率
▶正確な確率

となり，約 1.5% となる。上記の手順により四分表の確率を求める方法は，**フィッシャーの直接確率（正確な確率）** Fisher's exact test と一般によばれている。上記の結果を，(100) 式によるカイ 2 乗値，ならびに (101) 式による補正したカイ 2 乗値と比べてみよう。

(100) 式を用いると，

$$\text{カイ2乗値} = \frac{(12 \times 8 - 5 \times 2)^2 \times 27}{17 \times 10 \times 14 \times 13} \fallingdotseq 6.454$$

となる。このカイ 2 乗値の上側確率を求めると約 1.1% である。また (101) 式を用いると，

$$\text{補正したカイ2乗値} = \frac{\left(|12 \times 8 - 5 \times 2| - \frac{27}{2}\right)^2 \times 27}{17 \times 10 \times 14 \times 13} \fallingdotseq 4.587$$

である。このカイ 2 乗値の上側確率を求めると，約 3.2% となる。さて，これらの結果を比べると，フィッシャーの直接確率に近い結果を示しているのは，補正をしていないカイ 2 乗値のように思うかもしれない。しかし，実は逆なのである。既に片側検定と両側検定については述べたが，フィッシャーの直接確率は実は片側検定であり，カイ 2 乗値は両側検定なのである。カイ 2 乗値による検定が上側確率を用いているのに，両側とは何か妙な気がするかもしれない。しかし，カイ 2 乗値の計算の方法をよくみてほしい。分子のカッコの中の数値の正負によらず，それを 2 乗するので，必ず正の値になってしまう。これは，カイ 2 乗値の計算が偏りの方向を問題にしていないからである。ところが，フィッシャーの直接確率は一定の方向への偏りだけを問題にしているので，片側検定を行う必要と理由がない限り，そのままの数値ではなく，それを 2 倍して両側検定の形で用いる必要がある。そうすると，前述した 1.5% という数値は，2 倍して 3.0% となり，補正したカイ 2 乗値の結果によく合うようになる。正確な両側確率を求めるには，次のようにすればよい。

表 28 は，表 26 の周辺度数（計の数値）を変えずに，A と B が「あり」の人数を変えた場合の確率を示したものである。このセルに入り得る人数は 4 人から 14 人までである。上記の方法では，12 人以上，すなわち人数の多い方から 3

表28 AとBがともに「あり」の人数とその確率

No.	人数	確率
1	4	0.11865×10^{-3}
2	5	0.30850×10^{-2}
3	6	0.27765×10^{-1}
4	7	0.11635
5	8	0.25451
6	9	0.30542
7	10	0.20361
8	11	0.74040×10^{-1}
9	12	0.13883×10^{-1}
10	13	0.11865×10^{-2}
11	14	0.33901×10^{-4}
計		1.00000

通りの確率を求めたことになる。逆に人数の少ない方から3通りの確率を加えると，0.031となる。下側の3通りと上側の3通りを加えると，0.046，すなわち4.6%となる。この値は，有意水準を5%とすれば，これより小さいので，AとBには有意な関連があるとしてよいことになる。

上記のように，両側検定のために確率を計算するのはやや繁雑であり，簡便な方法として前述のフィッシャーの直接確率の値を2倍した値を用いることがある。

これまで四分表の独立性の検定のために，3つの方法を述べた。読者はどれを用いればよいのか迷うかもしれないので，以下に1つの指針を示すことにする。

(1) 可能な限りフィッシャーの直接確率を用いる。特別な理由がない限り両側検定とする。
(2) フィッシャーの直接確率が計算不可能な場合，連続性の補正（イエーツの補正）をしたカイ2乗値を用いて検定する。
(3) 補正をしないカイ2乗値はできるだけ用いない。

以上の3点である。

例38　表25の四分表について，フィッシャーの直接確率を計算してみよう。

上記の手順で，まず表の状態での確率を求める。

$$確率1 = \frac{(80!) \times (78!) \times (47!) \times (111!)}{(158!) \times (35!) \times (45!) \times (12!) \times (66!)} \fallingdotseq 6.1866 \times 10^{-5}$$

となる。以下の手順は，表25のcのセルの人数を順に11，10，…，0とした場合の12通りの確率を求めて，全てを加えればよい。

$$フィッシャーの直接確率 \fallingdotseq 7.8886 \times 10^{-5}$$

となる。この値を2倍すると，約0.016％となる。先に求めた連続性の補正をしたカイ2乗値は13.878であった。この値はほぼ上側確率0.019％にあたる。この値に比べると，補正をしないカイ2乗値は15.025でずっと大きく，確率は極めて小さなものになる。この場合には，どれを用いても有意な関連を認めることができるが，連続性の補正をしないカイ2乗値は，2変数間の関連を過大に評価する傾向があるので，先に述べたように補正を常に行うようにすべきである。

●対応のある場合の四分表の検定

学生にある教育を行い，その前後で知識や行動になんらかの変化が認められるかを調べたいことがある。知識などについては，教育の前後に同一の試験を行い，その得点を用いて検定を行えばよい。この方法については，「対応のある場合の母平均値の差の検定」として既に述べた。それでは調べたい変数が，「はい」「いいえ」などの2分類のカテゴリからなる場合，どのようにしたらよいであろうか。このような場合，**マクネマー**（McNemar）**の検定**とよばれる方法を用いることができる。

▶マクネマーの検定

表29は，看護学生の入学時と卒業時に，「家庭に病気で働けない人がいて，便をそそうしたとき」援助ができるかという質問をしたものである（架空例）。答えは「だれでも」と「その他」の2分類とし，入学時と卒業時では認識に変化があるかを検定することにしよう。

表29 入学時と卒業時での認識の変化（排便の援助に関して）

		入学時		計
		だれでも	その他	
卒業時	だれでも	98 (a)	13 (b)	111
	その他	28 (c)	3 (d)	31
	計	126	16	142

（架空例）

表29の4つのセルに，a，b，c，dと記入した記号を用いて説明する。マクネマーの検定では，カテゴリの反応が異なるものの度数（bとc）について注目する。検定のための統計量は，

$$\text{カイ2乗値} = \frac{(|b-c|-1)^2}{b+c} \quad (105)$$

である。上式で求めた値と自由度1のカイ2乗分布の上側5％点，1％点の値3.84，6.63などと比較することで検定が行える。

実際に，表29について（105）式を用いて計算すると，

$$\text{カイ2乗値} = \frac{(|13-28|-1)^2}{13+28} = \frac{196}{41} \fallingdotseq 4.780$$

となる。この値は3.84より大きいので，5％水準で有意となる。これは，入学時と卒業時では認識に差が生じていることを示すものと考えてよいことになる。もしも，カイ2乗値の計算を，（101）式の連続性の補正をしたものを用いると，カイ2乗値は0.000となり，まったく何の関連もないことになる。マクネマー検定では，標本が2度測定されていることを考慮しているので，結果に大きな違いが生じるのである。

上記の例は，同一の個人を2度測定した場合についてであったが，特定の疾患の患者と対照を1例ずつマッチさせたペアを作り，ある変数について検定する場合にも，マクネマー検定は有効である。このような研究は**患者－対照研究** case-control study（症例－対照研究）とよばれ疫学研究でよく用いられる方法である。また，患者とその家族などでペアを作り，特定の項目について意識の差などを調べることにも適用できる。カテゴリ数が3以上の場合にも，対応のある場合の検定方法はあるが，やや複雑なので本書では省略する。

▶患者－対照研究

●四分表における関連係数

ここでは，四分表から関連係数を求める方法について述べる。当然のことであるが，既に述べたファイ係数やクラメールの関連係数は，四分表にも有効である。

表25の四分表について，いくつかの関連係数の計算方法を説明する。

$$Q = \frac{a \times d - b \times c}{a \times d + b \times c}$$

106

ユールの関連係数▶ は，**ユールの関連係数** Yule's coefficient of association とよばれる。2変数の関連がなければ0に，完全に関連があれば1か-1になる。正負の符号は，カテゴリが「あり」，「なし」などの場合には意味をもつが，通常は数値の大きさだけが問題である。

実際に表25の数値を代入すると，

$$Q = \frac{35 \times 66 - 45 \times 12}{35 \times 66 + 45 \times 12} = \frac{1770}{2850} \fallingdotseq 0.621$$

となり，准看護師の経験の有無と「自分の排泄物の異常について話せるか」は比較的強い関連があることになる。

次に各変数のカテゴリの一方に1点，他方に0点を与え，ピアソンの積率相関係数を求めてみよう。表25の場合，准看護師の経験については，「あり」に1点，「なし」を0点とし，同様に排泄物の異常については「話せる」に1点，「その他」に0点を与えるものとする。このように得点を与えると，2変数の相関係数は，

$$r = \frac{a \times d - b \times c}{\sqrt{(a+b) \times (c+d) \times (a+c) \times (b+d)}}$$

107

四分点相関係数▶ と求めることができる。このrは，**四分点相関係数** four fold point correlation coefficient または単に点相関係数とよばれ，-1から1までの値をとる。また点相関係数は符号を問題にしなければ，既に述べたファイ係数と完全に一致する。このため，rは四分表のファイ係数ともよばれる。表25の点相関係数を求めると，

$$点相関係数 = \frac{35 \times 66 - 45 \times 12}{\sqrt{(80 \times 78 \times 47 \times 111)}} \fallingdotseq 0.310$$

となる。ユールの関連係数が0.621であったのに比べると，半分の値でしかない。このように，いくつかの関連係数の値は一致するものではない。一般的には，点

相関係数（ファイ係数）を四分表の関連性の尺度として用いることが多いようである。

2変数にある仮定をして，関連係数を求めることがある。各変数は2つのカテゴリに分けられているわけであるが，実は正規分布に従っており，それをある値で2分類されたものであると仮定するのである。このように仮定をすると，以下のような**四分相関係数** tetracholic correlation coefficient を求めることができる。すなわち，

▶四分相関係数

$$\text{四分相関係数} = \cos\left\{(\text{円周率}) \times \frac{\sqrt{b \times c}}{\sqrt{a \times d} + \sqrt{b \times c}}\right\}$$

である。ここで記号 cos は｛ ｝中の余弦（コサイン）をとることを示し，円周率は約 3.14 である（単位はラジアンである）。この四分相関係数は変数について正規分布を仮定しているので，この前提が妥当でない場合には適用すべきではない。しかし，生理学的検査値などを「正常」「異常」などに分けた場合，仮にその変数が正規分布するものと考えてもよいのならば，適切な関連係数となりえるものである。表 25 について，これらの仮定が満たされるかは難しい問題ではあるが，「経験」も「話せる」もある程度，潜在的な正規分布を仮定できないことはない。

$$\text{四分相関係数} = \cos\left\{3.14 \times \frac{\sqrt{45 \times 12}}{\sqrt{35 \times 66} + \sqrt{45 \times 12}}\right\}$$
$$= \cos(1.0234) \fallingdotseq 0.520$$

となる。この値は，ユールの関連係数と点相関係数の中間的な数値である。

ところで，表 29 のように対応のある（もしくはペアをマッチした）四分表の関連を求めるにはどうすればよいであろうか。このような場合，通常は関連係数を求めることはない。研究の目的にもよるが，**オッズ比** odds ratio や**相対差** relative difference を求めることがある。

▶オッズ比

▶相対差

オッズ比は，通常の四分表（表 25 参照）では，

$$\text{オッズ比} = \frac{a \times d}{b \times c} \qquad (109)$$

と定義される。オッズ比とは，表25の場合，准看護師の経験のある者は，ない者に比べ何倍のオッズで「自分の排泄物の異常について話せるか」ということを示す，一種の関連性の尺度である。(109) 式は，1つのセルが0になると推定値としてうまく機能しないので，若干の補正をする。すなわち，

$$\text{補正したオッズ比} = \frac{(a+0.5) \times (d+0.5)}{(b+0.5) \times (c+0.5)} \qquad (110)$$

で推定できる。表25の場合には，

$$\text{オッズ比} = \frac{(35+0.5) \times (66+0.5)}{(45+0.5) \times (12+0.5)} \fallingdotseq 4.15$$

となり，准看護師の経験のある学生は，経験のない学生に比べて4.15倍のオッズで自分の排泄物の異常について話せると推定できる。

表29のように対応のある場合には，

$$\text{オッズ比} = \frac{b}{c} \qquad (111)$$

のように，簡単に求めることができる。表29から実際に計算すると，

$$\text{オッズ比} = \frac{13}{28} \fallingdotseq 0.464$$

のようになる。入学時に排便の援助を「誰でも」援助すると答えた者は，「その他」とした者に比べ，卒業時に「誰でも」援助すると答える割合が0.464倍のオッズで小さくなる。表29のような2変数については，あまりオッズ比は意味をもたないかもしれない。このようなときには，相対差がより好ましいものとなる可能性がある。

相対差は，ある種の割合の差の指標といえる。表29のような場合，入学時に「そ

の他」としたものが，途中の教育の効果などによって，どのくらい「誰でも」援助すると答えるようになるかを示す尺度になる。対応のある場合，

$$相対差 = \frac{b-c}{b+d}$$

によって求めることができる。表 29 に適用すると，

$$相対差 = \frac{13-28}{13+3} = -0.9375$$

となる。相対差が負の値なので，「排便の援助」に関しては，入学時から卒業時までの教育効果はまったくないものと考えられることになる。これは，入学時に「その他」と答え，卒業時に「誰でも」とするものの割合が小さいためというよりも，入学時に「誰でも」と答えても，卒業時に「その他」とするものの割合が比較的大きいことによる結果である。

　これまで四分表の検定方法やいくつかの関連性を示す指標について述べてきた。応用にあたっては単に数値を式に代入すれば，求める統計量を得ることができるわけである。しかし，結果の解釈にあたっては常に慎重であることが望まれる。カテゴリからなる変数は量的データと異なり，そのカテゴリの設定の仕方や，極端に小さな数値（0 など）を含むセルの存在などの影響を受けるし，解釈もなかなか困難な場合もある。どの方法がどのような場合に適しているのか，また解釈の仕方は，などについては読者自身で実際にデータを扱いながら体得していくより方法はないだろう。またデータをよく知ることは，分析をうまく行うための近道でもあると考えられるので，データの背景についても常に考慮して，解釈を行うように心がけたいものである。

coffee break ② 量的と質的

統計学で用いられる言葉の中には、日常よく用いられるものもあれば、逆に非日常的で理解しがたいものもある。「量的」「質的」などの用語は、統計学の中ではよく用いられるものであるが、慣れない者にとっては、よく似た言葉だけに間違いやすいものではないかと思う。

「量的データ」とは、3頁で既に説明したように、「物差し」で、ある特性を測定したものであり、データの数字自体に意味をもつものである。すなわち、データの大小関係を考えることができるものともいえよう。身長や体重などのデータを考えてみれば理解できると思う。「質的データ」は対象の特性を量ではなく質で表したものと考えることもできる。例えばある歌手の「好き・嫌い」について質問したとしよう。その結果が「好き」であろうと「嫌い」であろうと、データの大きさを比べたりすることは不可能である。データからいえることは、「好き」が何人いて、「嫌い」が何人いるといった、各対象の反応の仕方である。もしくは、人数から割合を計算したり、2つのグループでの「好き」と答えたものの割合を比べたりすることである。

このように、質的データと量的データでは、分析法も異なってくる。質的データでは、平均値や分散などを計算することは不可能なのである。ここで、表Aについて考えてみよう。この表は、2つのグループAとBについて、「クラシック音楽」が好きか否かを調べたものである。質問に対する答えは、「好き」「どちらでもない」「嫌い」の3通りであるとする。2つのグループでの質問に対する答え方に差があるかを調べたいとしよう（「一様性の検定」とよぶ）。

既に述べた方法によって、カイ2乗値を計算すると約4.286となる。自由度は2×3のクロス表なので2となる。自由度2のカイ2乗分布の上側5%点は付表2より5.991であるから、2つのグループでの答え方に有意差はないものと

考えられる。

　ところで、よく行われることであるが、「好き」に3点、「どちらでもない」に2点、「嫌い」に1点を与えた場合はどうなるであろうか。このようにすると、データをわざわざ、「好き」とか「嫌い」とかの文字で記述する必要がなくなり、数字で、3、1、2、…、3、1などのようにリストを作ればよいので、確かに都合のよいものとなる。しかし、この数字自体が絶対的な意味をもつかのごとく、分析することには若干問題がある。すなわち、平均値や分散を計算し、相互に比較したりする場合である。実際に、表Aの結果をそのように分析すると、Aグループの平均値は2.12、分散は0.5856となり、Bグループでは同様に1.8と0.56となる。2つのグループの平均値の差を検定すると、t値は2.093となり、この値は、自由度98のt分布の両側5%点の値（約1.99）より大きいので、有意差が認められることになる。これはカイ2乗値による検定結果と異なった結論を与えることになる。2つの検定方法が異なるのだから、当然とも考えられるが、ここで問題となるのは次のことである。すなわち、「好き」に3、「嫌い」に1などを与えることは妥当か否かである。なぜ「好き」に10、「どちらでもない」に2、「嫌い」に0ではいけないのか、各カテゴリに数値を与えるやり方は無数にあり、そのどれが真実を示すのかを知ることは困難である。各カテゴリに適当な数値を与える方法も存在するが、質的なデータはそのままの形で分析が可能ならば、無理に数値を与えて分析する必要はないだろう。同様に、量的なデータを質的な形に変えて分析するのも考えものである。例えば、血圧のデータを2つのグループで比較することを考えてみよう。普通のやり方では、各グループの血圧の平均値や分散を計算し、平均値の差の検定を行えばよい。これをわざわざ、血圧値によって、高血圧、境界型、正常などに分類し、クロス表を作って、カイ2乗値を求めて検定していることがある。クロス表を作成するのは、データを理解する上では有用であるが、生のデータがある場合には、やはりそのままの数値を生かす方がよいだろう。

　必要に応じてデータを加工することは、データ解析にとって重要であるが、やりすぎや不必要な加工は慎まねばならない。そのためにも、データが質的か量的かの区別やその背景に心を配ることは、極めて重要なことである。

表A　2つのグループでの「クラシック音楽」の好き・嫌い

グループ	好き	どちらでもない	嫌い	計
A	18	20	12	50
B	10	20	20	50
計	28	40	32	100

Chapter 5

分散分析
いくつかの要因の効果を測定するための方法

　例えば，看護学生の終末期患者への援助に対する認識をある方法で得点化し，この得点が，学年間，准看護師の経験の有無で差があるかを同様に調べるにはどうしたらよいだろう。この場合，グループ分けをする変数の数が2つ以上あることになり，前章で述べた2変数についての解析法は使えない。また，グループの数が3以上の場合，ある量的な変数（血圧値，コレステロール値，血糖値，ある試験に対する得点など）の平均値を比較するのはどうすればよいだろうか。

　上記の分析は，同時に2つ以上の変数を扱う必要がある。また，基準となる変数は常に量的（計量）データであり，他の変数はいくつかのカテゴリからなる質的なデータである。このような場合，**分散分析** analysis of variance（ANOVAとよぶ）とよばれる方法を用いることができる。本章ではこの分散分析についての方法を紹介する。この方法について述べる前に，分析の前提となるデータを，偏りなく収集する方法，すなわち**実験計画法** method of experimental design についての基本的な考え方について説明しよう。

▶ 分散分析

▶ 実験計画法

実験計画法の考え方
要因の効果を正しく測るための考え方

　人間をその調査対象とするような測定では，そのデータ間に大きなばらつきが認められるのが普通である。この原因は，人間の個体差によるものが最も大きいが，測定（調査）を行った環境条件にも大きく左右される。簡単な例として，血圧を測定する場合を考えてみよう。まず，測定器具はどれを用いるのか，自動式か，タイコス型か，水銀式か，また測定の時間は，朝か昼か夜か，また食事の前か後か，しばらく安静にしてからなのか，測定者は医師か看護師か，もしくは被調査者自身で測るのか，このように，測定値に影響を与えると考えられる要因は多く，測定に先立ってこれらのことを考慮しておかねば，思わぬところで偏った

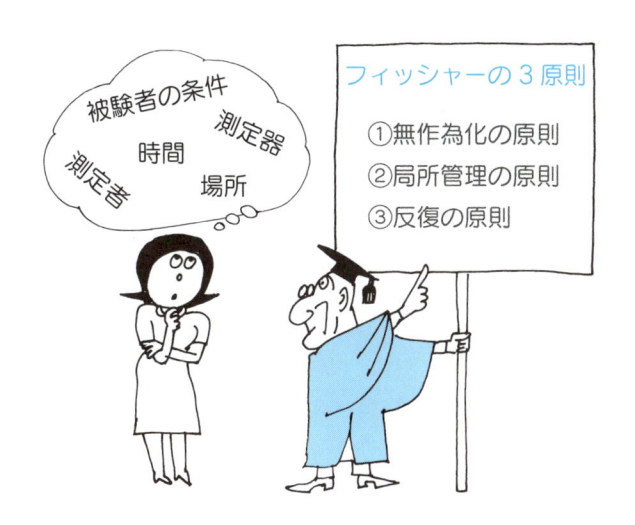

調査結果に影響を与える様々な因子によって偏った結果を
生じないための原則。

データを得ることになりかねない。実験計画法は，このような測定値のばらつきに影響を与える要因を実験条件に組み入れ，データのばらつきとして一括されているものを，実験による誤差と真の差（要因の違いに起因する）に分解する方法である。データのばらつきに影響を与える要因は，**因子** factor とよばれ，因子の分類基準（カテゴリと同意）は**水準** level とよばれる。例えば，因子として「時刻」をとれば，「朝」「昼」「夜」などの3つが水準となる。また，これらの水準の数を，水準数とよび，「時刻」を因子とすれば，水準数は3となる。

▶因子
▶水準

適切なデータを得るために実験計画法を実施するために，**フィッシャーの3原則**として知られている基本的な原則がある。すなわち，

（1）無作為化の原則
（2）局所管理の原則
（3）反復の原則

である。

▶フィッシャーの3原則
▶無作為化の原則
▶局所管理の原則
▶反復の原則

無作為化の原則とは，研究目的となっている因子の各水準に被調査者などを割り当てる場合，乱数表などを使って完全にランダム（無作為）に行うことを意味する。このような方式による実験計画法は，**完全無作為化法** complete randomization method とよばれる。

▶完全無作為化法

いま，血圧測定について考えてみよう。測定時刻を「朝」「昼」「夜」の3水準とし，測定者を「医師」「看護師」「自己」の3水準とする。上記の2因子の組み合わせは9つあるが，このそれぞれについて，測定器具をどのように割りつけるかを考える。これは1から9までの乱数を使い，例えば乱数が

表30 完全無作為化法による割りつけ

		測定者		
		医師	看護師	自己
測定時刻	朝	水 (1)	自 (2)	タ (3)
	昼	自 (4)	自 (5)	水 (6)
	夜	タ (7)	タ (8)	水 (9)

水：水銀式，タ：タイコス型，自：自動式

69178633429257…のようになっているとする。重複する数字を抜かすと，6，9，1，7，8，3，4，2，5のようになる。そこで，はじめの2因子の組み合わせにあらかじめ番号をつけておき，(6, 9, 1)を「水銀式」で，(7, 8, 3)を「タイコス型」で，(4, 2, 5)を「自動式」で測定することにすればよい。これは，**表30**に示したような割りつけになる。そして，実際に調査される対象を，この1つひとつの処理に対して同様に無作為に割りつけることにすればよい。

ところで，測定者の違いによって測定値が大きく異なることがよくある。このような場合，表30のような割りつけ方だと，看護師による測定では「水銀式」が，また自分で測定する場合には「自動式」によるデータが得られず，データの変動を大きくすることが予測される。そこで，あらかじめ測定者の水準ごとに分類し，その中では必ず3種類の測定器具を使用するように割り当てればよい。このような因子を**ブロック因子**とよび，その各水準を**ブロック** block とよぶ。上記のようにブロックを設定することでデータの変動を小さくすることができる。これが(2)の局所管理の原則であり，このようにブロックを設定する実験計画法は**乱塊法** randomized block design とよばれる。これは，**表31**に示したような割りつけ方になる。表31では，測定者の各ブロックでは3種の測定器具が全て割りつけられている。対象者の割りつけをこの後，この表をもとに行えばよい。乱塊法によって，血圧の測定値のばらつきに関しては，測定者の違いを考慮する必要がなくなるわけである。

▶ブロック因子
▶ブロック
▶乱塊法

次に，測定者と同様に測定時刻によるばらつきの影響をなくそうとするならば，朝，昼，夜を各ブロックとして，各ブロック内で3種の測定器具が必ず使われるようにすればよい。このような割りつけの一例は**表32**のようになる。表32では，ブロック因子の「測定者」と「測定時刻」の各水準の影響を受けない血圧測定が行えることになり，データのばらつきは測定器具の違いによるものと考えてよいことになる。表32のような表は**ラテン方格** Latin square とよばれ，

▶ラテン方格

表31　乱塊法による割りつけ

		測定者		
		医　師	看護師	自　己
測定時刻	朝	水	水	タ
	昼	自	タ	水
	夜	タ	自	自

水：水銀式，タ：タイコス型，自：自動式

表32　ラテン方格による割りつけ

		測定者		
		医　師	看護師	自　己
測定時刻	朝	水	タ	自
	昼	自	水	タ
	夜	タ	自	水

水：水銀式，タ：タイコス型，自：自動式

この場合は3×3のラテン方格などという。

　上述した方法を用いることで，血圧測定値の変動が測定器具の相違によるものであるか否かを調べることが可能である。しかし，影響を与える因子として，測定器具と測定者，または，測定器具，測定者，および測定時刻の全てを調べたい場合には，各因子の水準の組み合わせ全てについて，少なくとも2回以上の測定が必要である。このくり返しの数が多いほど測定による標本平均の分散は小さくなり，各因子の影響を効率的に判定できるようになる。これが（3）の反復の原則である。上記の場合，くり返しの数を4とすれば，2因子について調べるのであれば，3×3×4＝36，すなわち36回の測定が必要であるし，3因子ならば，3×3×3×4＝108，すなわち108回の測定が必要である。

　以上のような実験計画法によって得られたデータをもとに，各因子の影響を調べる方法が分散分析である。分析に用いる因子の数に応じて，分散分析－元配置，二元配置などとよばれる。本書ではあまり複雑な方法は述べないが，基本的な方法について次節で説明することにしよう。

一元配置法 one-way ANOVA
多くのグループでの母平均値の差の検定

　表33は，3月中旬のある日（同一日）3つの病院の各15病室の室温を測定したものである（架空例）。この結果から，病室内の温度について，病院間に有意な差があるといえるだろうか。

　ここでは，この例のように，問題となる因子が1つの場合（この例では病院），特定の変数の測定値に関して各水準間に差があるかを調べる方法を述べる。これは，言い換えれば，3群以上の母平均値の差の検定であるともいえる。

　まず，表33から全データの平均値（総平均値）を求めてみよう。すると表33

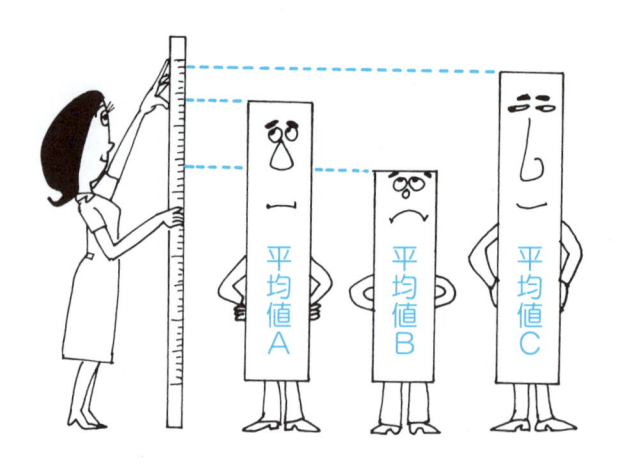

「一元配置法」の考え方は各群の母平均値の差を検定するという考え方である。

表33 3つの病院の病室内の温度

No.	A病院	B病院	C病院
1	23.8	22.1	27.5
2	23.3	22.3	25.3
3	24.3	22.4	27.6
4	25.5	21.8	25.3
5	23.3	22.2	28.2
6	23.9	22.4	25.1
7	23.5	22.5	26.7
8	24.5	22.0	26.6
9	24.2	22.4	26.7
10	24.1	23.3	25.4
11	23.2	22.3	26.9
12	24.0	22.6	25.3
13	21.9	22.8	26.8
14	23.5	22.2	24.8
15	22.2	22.4	24.7

（架空例）

のデータでは,

$$総平均値 = (23.8 + 23.3 + \cdots + 24.8 + 24.7)/45 \fallingdotseq 24.08$$

となり, また各病院の平均値を, 平均A, 平均B, 平均Cとすると,

平均A＝23.68

平均B＝22.38

平均C＝26.19

などとなる。これらの平均値を用いて次のような統計量を求める。すなわち，

> 総平方和＝{(あるデータ)−(総平均値)}^{2}の全合計

▶総平方和

を求める。これは，個々のデータから総平均値を引いた偏差を 2 乗したものを，全て加え合わせたものであり，**全変動**ともよばれるものである。表 33 の場合は，

▶全変動

$$総平方和=(23.8-24.08)^2+\cdots+(24.7-24.08)^2 ≒ 143.04$$

となる。次に，各水準の平均値（先に求めた平均値 A，B，C）と総平均値の差の 2 乗に水準内の標本数をかけ，これを全水準について加えたものを求める。これは，**級間平方和**とよばれるもので，

▶級間平方和

> 級間平方和＝{(ある水準の平均)−(総平均)}^{2}×(水準内の標本数)の全合計

である。これは，因子の水準間の変動の大きさを示すもので，**級間変動**とも呼ばれる。表 33 の場合には，

▶級間変動

$$級間平方和=(23.68-24.08)^2 \times 15+(22.38-24.08)^2 \times 15$$
$$+(26.19-24.08)^2 \times 15$$
$$≒112.53$$

となる。総平方和と級間平方和の差は，いま注目している因子（この場合，病院）に関係しない部分である。これは，**級内平方和**とか**残差平方和**，または**誤差変動**ともよばれる。

▶級内平方和
▶残差平方和
▶誤差変動

> 級内平方和＝(総平方和)−(級間平方和)

である。病院内温度のデータについては，

$$級内平方和 = 143.04 - 112.53 = 30.51$$

主効果▶ となる．注目する因子の水準による影響は，**主効果** main effect とよばれるが，この主効果の有無を検定するには，上記の級間平方和と級内平方和を用いることになる．この2つの平方和をそれぞれの自由度で割ったものは，それぞれの不偏分散を与えることになる．ここで，不偏分散の比がF分布に従うことを思いだそう（等分散の検定82頁を見よ）．各平方和の自由度は，

⑯
$$総平方和の自由度 = (全標本数) - 1$$
$$級間平方和の自由度 = (因子の水準数) - 1$$
$$級内平方和の自由度 = (全標本数) - (因子の水準数)$$

となる．
　従って，

⑰
$$F_0 = \frac{\left\{\dfrac{(級間平方和)}{(級間平方和の自由度)}\right\}}{\left\{\dfrac{(級内平方和)}{(級内平方和の自由度)}\right\}}$$

を求め，この値と自由度 {(級間平方和の自由度), (級内平方和の自由度)} のF分布の上側5%，1%の値と比べればよい．F_0 の値が大きければ（もしくは，P値が0.05以下），主効果があることになり，水準間に差があるかを検定することができる．

　3病院の病室内温度については，

$$F_0 = \frac{\left\{\dfrac{112.53}{(3-1)}\right\}}{\left\{\dfrac{30.51}{(45-3)}\right\}} \fallingdotseq \frac{56.265}{0.72643} \fallingdotseq 77.45$$

となる．F分布表から自由度 (2, 42) のF分布の上側5%の値は3.220，上側1%の値は5.149で，明らかに F_0 の方が大きいので（計算するとP値は，0.001未満），主効果があるものと検定できる．この結果は，病室内の温度について，病院間に

表34　3病院における病室内温度についての一元配置分散分析表

変動要因	平方和	自由度	不偏分散	F 値
級　間（主効果）	112.53	2	56.265	77.45*
級　内（誤　差）	30.51	42	0.72643	
全　　体	143.04	44		

*1％水準で有意

は有意な差があることを示すものである。

　上記の分析の結果は，**表34**のようにまとめることがよくあり，これを**分散分析表**とよぶ。　　　　　　　　　　　　　　　　　　　　　　　　　　　▶分散分析表

　一元配置分散分析によって有意となった場合，因子の各水準間の平均値に差があることを示している。もし有意でなければ，分析をこれ以上続けることはないが，有意差が認められるのならば，どの水準間に有意差があるかを調べることが望まれる。これは，**多重比較** multiple comparison とよばれる方法であり，**対比較**と**線型比較**の2種類あるが，ここでは対比較の方法のみ紹介しよう。　　　▶多重比較　▶対比較
　　　　　　　　　　　　　　　　　　　　　　　　　　　　　　　　　　▶線型比較

　因子の水準数が5であるとしよう。そうすると，5群の平均値を比べることになる。5群のうち2群ずつの組み合わせを考えると，$_5C_2$個すなわち，10個の組み合わせについて平均値の差を検定することになる。このような場合，仮に有意水準5％で各組み合わせの検定を行ったとしても，全ての検定結果を総合した結果は，最悪の場合，(5％)×(組み合わせ数)の有意水準でしかものがいえなくなる。水準数が5の場合は，50％の有意水準となり，これではまったく意味がなくなる。そこで，平均値の差の検定を｛(5％)/(組み合わせ数)｝の有意水準で行えばよいことになるが（**ボンフェロニの方法**），これは少し厳しい有意水準で　　▶ボンフェロニの方法
ある。そこで，以下に述べるような，**ライアン（Ryan）の方法**とよばれるもの　　▶ライアンの方法
を用いることができる。

　まず，各水準の平均値を大きさの順に，

　　平均(1)≧平均(2)≧…≧平均(水準数)

のように並べる。いま，A番目とB番目の平均値を比べることにしよう。このためには，A番目とB番目の水準の標本数（標本数Aと標本数B）および，(118)式の級内平方和とその自由度を用いて，以下の統計量を計算する。すなわち，

$$t_0 = \frac{(\text{平均A}) - (\text{平均B})}{\sqrt{\dfrac{(\text{級内平方和})}{(\text{級内平方和の自由度})} \times \left(\dfrac{1}{\text{標本数A}} + \dfrac{1}{\text{標本数B}}\right)}} \tag{118}$$

を求める。t_0 は級内平方和の自由度,すなわち自由度 $\{(\text{全標本数}) - (\text{因子の水準数})\}$ の t 分布に従うことになり,通常の平均値の差の検定と同様に扱える。しかし,有意水準を 5% で行いたいのならば,t_0 については,

$$\text{有意水準} = \frac{2 \times (5\%)}{(\text{因子の水準数}) \times (B - A)} \tag{119}$$

にする必要がある。有意水準を 1% にしたいのならば,(119) 式の 5% を 1% に変えて用いればよい。

実際の検定の手順は,

(1) まず,平均 (1) と平均 (水準数) について検定する。これは,最大のものと最小のものを検定することになる。有意でなければ,ここで検定は終わり,有意ならば,(2) に進む。

(2) 平均 (2) と平均 (水準数),および平均 (1) と平均 (水準数−1) について検定を行う。平均 (2) と平均 (水準数) の結果が有意でなければ (3) に進む。有意ならば,平均 (3) と平均 (水準数),および平均 (2) と平均 (水準数−1) について,同様の手順で検定する。

(3) 平均 (1) と平均 (水準数−1) の検定結果が有意でなければ終わり,有意ならば,平均 (2) と平均 (水準数−1),および平均 (1) と平均 (水準数−2) について (2) の手順で,順に組み合わせの番号を変えて検定をくり返す。

上記の手順によって得られた結果は,総合すると有意水準 5%(または 1%)になることが保証される。

例39 表 33 の 3 つの病院の病室温度には有意差があることが,一元配置法の結果から示されたが,対比較によりどの病院間に平均値の差があるかを調べよう。なお有意水準は全体で 5% になるようにする。

まず,平均値を大きさの順に並べると,

平均(C病院)≧平均(A病院)≧平均(B病院)

のようになる。そこで，(1)の手順により，C病院とB病院の平均値について検定する。

(118)式から，

$$t_0 = \frac{26.19 - 22.38}{\sqrt{\frac{30.51}{(45-3)} \times \left(\frac{1}{15} + \frac{1}{15}\right)}} \fallingdotseq 12.242$$

となる。また，検定に用いる有意水準は，

$$有意水準 = \frac{2 \times 5}{3 \times (3-1)} = \frac{10}{6} = 1.7(\%)$$

となる。自由度は $45-3=42$ であり，自由度42，両側1%の点2.698と比べればよい。t_0 の値は2.698より大きいので有意差ありとなる（計算すると，P値<0.001となる）。次に(2)に従って，病院Aと病院B，および病院Cと病院Aの検定を行う。病院Aと病院Bについては，

$$t_0 = \frac{23.68 - 22.38}{\sqrt{\frac{30.51}{42} \times \left(\frac{1}{15} + \frac{1}{15}\right)}} \fallingdotseq 4.177$$

$$有意水準 = \frac{2 \times 5}{3 \times (3-2)} = \frac{10}{3} \fallingdotseq 3.3(\%)$$

となる。この値も自由度42の両側2%の値2.418より大きいので有意となる（計算すると，P値<0.001）。次に，病院Cと病院Aについては，

$$t_0 = \frac{26.19 - 23.68}{\sqrt{\frac{30.51}{42} \times \left(\frac{1}{15} + \frac{1}{15}\right)}} \fallingdotseq 8.065$$

$$有意水準 = \frac{2 \times 5}{3 \times (2-1)} = \frac{10}{3} \fallingdotseq 3.3(\%)$$

となり，これも同様に有意となる（P値<0.001となる）。この他の組み合わせはないので，これで検定は終了する。

上記の結果，3病院の病室内の温度の平均値には，有意水準5%で相互に有意差が認められたことになる。

二元配置法 two-way ANOVA
——2つの要因の効果を調べる方法

分散分析の一元配置法では，前述の病院別の室温の違いのように，ある定量的な測定値に対する1つの因子（質的な変数，先の例では病院）の影響を検定するものであったが，ここでは因子が2つの場合について述べる。因子の数が2の場合の分散分析は**二元配置法**とよばれるが，ここではこれを「くり返しのある場合」と「くり返しのない場合」の2通りに分けて説明する。「くり返しのない場合」とは，2つの因子の各水準の組み合わせに対して，測定が各1回ずつの場合をいう。仮に，因子AとBの水準数が4の場合，4×4＝16通りの組み合わせがあるが，これに対して各1回，すなわち全てで16のデータをもとに分析するわけである。

これに対して「くり返しのある場合」は，各水準の組み合わせに対して，2回以上の測定を行った場合である。仮に，くり返し数を3とすると，上の例では16×3＝48のデータをもとに分析することになる。なお，ここでは，くり返し数は各水準の組み合わせに対して，どれも等しいものとする。すなわち，ある組み

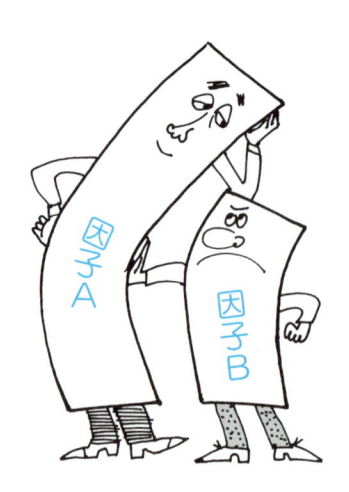

▶二元配置法

「くり返しのある場合の二元配置法」では因子間の交互作用の有無も検定できる。

合わせに対しては3回だが，他の組み合わせに対しては5回であるようなことはないものとする。くり返し数が等しくない場合の分析はかなり複雑になるため，本書では等しい場合のみを扱うことにする。

●くり返しのない場合の二元配置法

ある基準となる変数の測定値が，2つの因子AとBにより影響を受けるか否かを調べる方法である。ここでは，AとBの水準の各組み合わせについて，1回のみ測定が行われた場合を扱うことにする。

基本的な分析方法は，一元配置法とまったく同様である。(113)式によって，総平方和を求め，次に，級間平方和を求める。ただし，因子が2つあるので，AとBについて級間平方和を求める必要がある。(114)式を若干修正すると，

> Aの級間平方和＝〔{(Aのある水準の平均)−(総平均)}^{2}の合計〕×(Bの水準数) 〔120.a〕

> Bの級間平方和＝〔{(Bのある水準の平均)−(総平均)}^{2}の合計〕×(Aの水準数) 〔120.b〕

となる。AとBの各級間平方和の自由度は，

> 級間平方和の自由度＝(その因子の水準数)−1 〔121〕

となる。また，級内平方和は，

> 級内平方和＝(総平方和)−(Aの級間平方和)−(Bの級間平方和) 〔122〕

> 級内平方和の自由度＝{(Aの水準数)−1}×{(Bの水準数)−1} 〔123〕

となる。これらの値を用いて，一元配置法の場合と同様に検定できる。

因子Aの主効果については，

$$F_A = \frac{\left\{\dfrac{(Aの級間平方和)}{(Aの級間平方和の自由度)}\right\}}{\left\{\dfrac{(級内平方和)}{(級内平方和の自由度)}\right\}} \quad \text{(124.a)}$$

を求め，F_A が自由度 {(Aの級間平方和の自由度)，(級内平方和の自由度)} のF分布に従うことで検定できる。因子Bについては，(124.a) 式の分子のAをBに置き換えれば，まったく同様に計算できる。すなわち，

$$F_B = \frac{\left\{\dfrac{(Bの級間平方和)}{(Bの級間平方和の自由度)}\right\}}{\left\{\dfrac{(級内平方和)}{(級内平方和の自由度)}\right\}} \quad \text{(124.b)}$$

を求めればよい。F_B は自由度 {(Bの級間平方和の自由度)，(級内平方和の自由度)} のF分布に従うことになる。

例40 表35は，3つの看護大学の1，2，3年の各学生1名ずつに対して，「死に対する態度」をある質問紙を用いて測定したものである（架空例）。この得点が高いほど，自己または他者の死に対する不安が大きいことになる。この表をもとに，大学による差と学年による差を検定しよう。

表35には計算が簡単なように，各水準の平均値と総平均値を記入しておいた。まず，総平方和を求める。総平均値は 144.56 であるから，

総平方和 $= (143 - 144.56)^2 + (137 - 144.56)^2 + \cdots + (151 - 144.56)^2$
$\qquad\qquad + (157 - 144.56)^2$
$\qquad\quad ≒ 1564.22$

となる。次に，各級間平方和を求める。(120.a)，(120.b) 式を用いて，

学年の級間平方和 $= \{(144.33 - 144.56)^2 + (130.67 - 144.56)^2$
$\qquad\qquad\qquad + (158.67 - 144.56)^2\} \times 3$
$\qquad\qquad ≒ 1176.23$

表35 「死に対する態度」に関する得点

学年	看護大学 A	看護大学 B	看護大学 C	平均値
1年生	143	137	153	144.33
2年生	128	125	139	130.67
3年生	168	151	157	158.67
平均値	146.33	137.67	149.67	144.56

$$大学の級間平方和 = \{(146.33-144.56)^2+(137.67-144.56)^2+(149.67-144.56)^2\}\times 3$$
$$\fallingdotseq 230.15$$

となる。これらの値を用いて，級内平方和を求めると，(122)式より，

$$級内平方和 = 1564.22-1176.23-230.15 = 157.84$$

となる。学年についてのF値は，

$$F_A = \frac{\left\{\dfrac{1176.23}{(3-1)}\right\}}{\left\{\dfrac{157.84}{(3-1)\times(3-1)}\right\}} = \frac{588.115}{39.46} \fallingdotseq 14.90$$

となる。F_A は，自由度 (2, 4) のF分布に従うので，上側5%，1%点をF分布表より求めると，6.94と18.0である。$6.94 < F_A < 18.0$ であるので，学年の主効果は5%水準で有意となる（計算すると，P値は0.014となる）。次に，看護大学についてのF値は，

$$F_B = \frac{\left\{\dfrac{230.15}{(3-1)}\right\}}{39.46} = \frac{115.075}{39.46} \fallingdotseq 2.916$$

となる。この値も自由度 (2, 4) のF分布に従う。$F_B < 6.94$ であるから，看護大学間に有意差はないことになる（計算すると，P値は0.166となる）。

上記の結果から，「死に対する態度」の得点には大学間で有意差はないが，学年間では有意差があることが認められたことになる。

ここまでの手続きを一元配置法のように，分散分析表に表すと，**表36**のようになる。

表 36 「死に対する態度」に関する学年と看護大学の分散分析表

変動要因	平方和	自由度	不偏分散	F 値
学年の級間(主効果)	1176.23	2	588.115	14.90*
大学の級間(主効果)	230.15	2	115.075	2.916
級　　内(誤　差)	157.84	4	39.460	
全　　　体	1564.22	8		

*5%水準で有意

分散分析の結果,主効果があるとされた因子については,一元配置法の場合と同様にどの水準間で差があるのか,平均値の差の検定を行うことが望ましい。検定の手順は,既に述べたライアンの方法を用いればよい。因子はAとBの2つあり,Aについての水準Iと水準Jの平均値の差を検定するには,

$$t_0 = \frac{(\text{平均I}) - (\text{平均J})}{\sqrt{\frac{2 \times (\text{級内平方和})}{(\text{級内平方和の自由度}) \times (\text{Bの水準数})}}} \qquad (125)$$

を計算する。因子Bについて検定をするためには,(125)式のAとBを入れ換えればよい。t_0 は自由度が(級内平方和の自由度)のt分布に従うことになる。この t_0 の計算後はライアンの方法により有意水準を決め,前述の手順に従って検定を行えばよい(例39を参考のこと)。

● くり返しのある場合の二元配置法

くり返しの数が2以上,すなわち2つの因子AとBの各水準の組み合わせについて,2回以上の測定を行った場合の二元配置法について述べる。

表37は表35の「死に対する態度」の測定を各水準の組み合わせに関して,さらにもう一度ずつ行った場合である(架空例)。この場合,反復の回数は2となる。くり返しのある場合,2つの因子AとB(表37の場合は「看護大学」と「学年」)の各影響だけではなく,2因子の交互作用も検定できる。この因子間の交互作用の有無を検定できる点が,くり返しのない場合と大きく異なっている。

まず,平均値を求める必要がある。それらは全てのデータを使った総平均値,因子AとBの各水準の平均値,そして2つの因子の各水準の組み合わせごとの平均値である。表37では,計算に便利なように,これらの平均値を表中に書き込んでおいた。

表37 「死に対する態度」に関する得点（くり返し数2）

学年	看護大学			平均値
	A	B	C	
1年生	143	137	153	141.50
	145	139	132	
	144.0	138.0	142.5	
2年生	128	125	139	133.17
	140	135	132	
	134.0	130.0	135.5	
3年生	168	151	157	152.50
	154	145	140	
	161.0	148.0	148.5	
平均値	146.33	138.67	142.17	142.39

＊各ます目の最下段は，そのます目の中のデータの平均値を示す。

次に，総平方和，各因子の級間平方和，交互作用の平方和（交互作用変動），そして級内平方和（誤差）を求める必要がある。総平方和と級間平方和の求め方は，既に述べた方法と同一であるが，ここでもう一度式を示そう。

> 総平方和＝{(あるデータ)－(総平均値)}^{2}の全合計

> Aの級間平方和＝[{(Aのある水準の平均)－(総平均値)}^{2}の合計]
> 　　　　　　×(Bの水準数)×(反復数)

> Bの級間平方和＝[{(Bのある水準の平均)－(総平均値)}^{2}の合計]
> 　　　　　　×(Aの水準数)×(反復数)

> 交互作用の平方和＝[{(ある水準の組み合わせの平均)
> 　　　　　　－(対応するAの水準の平均)－(対応するBの水準の平均)
> 　　　　　　＋(総平均値)}^{2}の合計]×(反復数)

$$\begin{aligned}級内平方和 = &(総平方和) - (Aの級間平方和) - (Bの級間平方和) \\ &- (交互作用の平方和)\end{aligned}$$ (130)

である。
　表37を例として，順にこれらの統計量を求めてみよう。

$$\begin{aligned}総平方和 = &(143-142.39)^2 + (145-142.39)^2 + \cdots \\ &+ (157-142.39)^2 + (140-142.39)^2 \fallingdotseq 2048.28\end{aligned}$$

となる。次に，各因子の級間平方和を求める。

$$\begin{aligned}学年の級間平方和 = &\{(141.50-142.39)^2 + (133.17-142.39)^2 \\ &+ (152.50-142.39)^2\} \times 3 \times 2 \fallingdotseq 1128.08\end{aligned}$$

$$\begin{aligned}大学の級間平方和 = &\{(146.33-142.39)^2 + (138.67-142.39)^2 \\ &+ (142.17-142.39)^2\} \times 3 \times 2 \fallingdotseq 176.46\end{aligned}$$

のようになる。「学年」と「看護大学」の交互作用を求めるには（129）式を用いるが，（129）式は変形すると，

$$\begin{aligned}交互作用の平方和 = &\{(ある水準の組み合わせの平均)^2の合計\} \\ &\times (反復数) - (総平均値)^2 \times (全標本数) \\ &- (Aの級間平方和) - (Bの級間平方和)\end{aligned}$$ (131)

のようになる。（131）式を用いると，

$$\begin{aligned}交互作用の平方和 = &(144^2 + 138^2 + \cdots + 148^2 + 148.5^2) \times 2 \\ &- (2563/18)^2 \times 18 - 1128.08 - 176.46 \\ \fallingdotseq &366359.5 - 364942.72 - 1128.08 - 176.46 \fallingdotseq 112.24\end{aligned}$$

となる。ここで，総平均値を（2563/18）としたのは，桁落ちによる誤差を減少させるためである。最後に級内平方和を求めると，

$$級内平方和 = 2048.28 - 1128.08 - 176.46 - 112.24 = 631.5$$

となる。
　検定の方法は，各因子の主効果に関しては，各級間平方和を用いて，

$$F_A = \frac{\left\{\dfrac{(\text{Aの級間平方和})}{(\text{Aの水準数}-1)}\right\}}{\left\{\dfrac{(\text{級内平方和})}{(\text{Aの水準数})\times(\text{Bの水準数})\times(\text{反復数}-1)}\right\}} \quad \text{(132)}$$

によって因子AのF値を求める。F_Aは自由度{(Aの水準数-1), (Aの水準数)×(Bの水準数)×(反復数-1)}のF分布に従うので，この自由度の上側5%か1%の値をF分布表より求め，比較すればよい。因子Bについては，(132)式と自由度について，AとBを入れ換えるだけで，同様に検定が行える。

AとBの交互作用に関しては，

$$F_{A\times B} = \frac{\left\{\dfrac{\text{交互作用の平方和}}{(\text{Aの水準数}-1)\times(\text{Bの水準数}-1)}\right\}}{\left\{\dfrac{(\text{級内平方和})}{(\text{Aの水準数})\times(\text{Bの水準数})\times(\text{反復数}-1)}\right\}} \quad \text{(133)}$$

を求める。$F_{A\times B}$は，自由度{(Aの水準数-1)×(Bの水準数-1), (Aの水準数)×(Bの水準数)×(反復数-1)}のF分布に従うので，対応する自由度の上側5%か1%の値をF分布表より求め，$F_{A\times B}$の値と比べればよい。

実際に，まず「学年」の主効果について検定する。

$$F_A = \frac{\left\{\dfrac{1128.08}{(3-1)}\right\}}{\left\{\dfrac{631.5}{3\times 3\times(2-1)}\right\}} \fallingdotseq 8.039$$

となる。自由度 (2, 9) のF分布の上側5%の値は，4.26，1%の値は8.02であるから，ぎりぎり1%水準で有意となる（計算すると，P値は0.0099となる）。

「大学」の主効果は，

$$F_B = \frac{\left\{\dfrac{176.460}{(3-1)}\right\}}{\left\{\dfrac{631.5}{3\times 3\times(2-1)}\right\}} \fallingdotseq 1.257$$

となる．これも自由度 (2, 9) の F 分布に従うので，5％の値 4.26 と比べると小さく，有意ではない（計算すると，P 値は 0.330 となる）．

「学年」と「大学」の交互作用は，

$$F_{A \times B} = \frac{\left\{\dfrac{112.24}{(3-1) \times (3-1)}\right\}}{\left\{\dfrac{631.5}{3 \times 3 \times (2-1)}\right\}} \fallingdotseq 0.400$$

となる．自由度 (4, 9) の上側 5％点は 3.63 であるから，交互作用は有意でないことになる（計算すると，P 値は 0.804 となる）．これらの結果をまとめたものが，表 38 に示す分散分析表である．表 38 中の「不偏分散」とは各平方和をその自由度で割った値であり，各効果の F 値は，この不偏分散を誤差（級内平方和）の不偏分散で除したものになる．

上記の例では，2 つの因子間の交互作用は有意でなかった．このような場合，交互作用の平方和（(131) 式による）を，級内平方和にプールして（加えて），新たに各因子の主効果の検定を行うことが望まれる．この場合は，くり返しのない場合の二元配置法と同様に，

級内平方和＝(総平方和)−(A の級間平方和)−(B の級間平方和)

を求める．因子 A の主効果の検定は，

$$F_A = \frac{\left\{\dfrac{(A の級間平方和)}{(自由度1)}\right\}}{\left\{\dfrac{(級内平方和)}{(自由度2)}\right\}}$$

表 38　くり返しのある場合の二元配置分散分析表

変動要因	平方和	自由度	不偏分散	F 値
学　　年（主効果）	1128.08	2	564.04	8.039*
大　　学（主効果）	176.46	2	88.23	1.257
交互作用	112.24	4	28.06	0.400
誤　差（級　内）	631.50	9	70.17	
全　　体	2048.28	17		

*1％水準で有意

ただし,

> 自由度1＝（Aの水準数）－1
> 自由度2＝（全標本数）－（Aの水準数）－（Bの水準数）＋1

となる。F_A は自由度（自由度1, 自由度2）の F 分布に従うことから，これまでに述べた方法とまったく同様に検定できる。表38の結果から，交互作用がないものとして級内平方和に含め，新たに検定したものが**表39**である。読者自身でこの結果を確かめるとよい。

因子の主効果が認められた場合，その因子の各水準間の平均値の差の検定を行うとよい。いま，因子 A の水準 I と水準 J の平均値の差を検定するものとする。検定に用いる統計量は，

$$t_0 = \frac{(平均I)-(平均J)}{\sqrt{\dfrac{(級内平方和)}{(級内平方和の自由度)} \times \dfrac{2}{(因子Bの水準数)\times(反復数)}}}$$

である。ただし，級内平方和の自由度は，
(1) 交互作用のある場合

> 級内平方和の自由度＝（Aの水準数）×（Bの水準数）×（反復数－1）

表39　交互作用を誤差にプールした場合の二元配置分散分析表

変動要因	平方和	自由度	不偏分散	F 値
学　年（主効果）	1128.08	2	564.04	9.859*
大　学（主効果）	176.46	2	88.23	1.542
誤　差（級　内）	743.74	13	57.21	
全　体	2048.28	17		

*1%水準で有意（自由度（2,13）の F 分布の上側 5%点は 3.81，1%点は 6.70）

(2) 交互作用のない場合

> 級内平方和の自由度＝(全標本数)−(Aの水準数)−(Bの水準数)＋1

である。t_0 は自由度{(級内平方和の自由度)}の t 分布に従うことより検定できる。有意水準の決定の方法や実際の手順は，既に述べたライアンの方法に従えばよい。

　二元配置法で，くり返し数が各水準の組み合わせ間で等しくない場合がある。この場合，分析方法はかなり複雑なものとなるので，本書では省略する。また，因子の数が 3 以上の分散分析は**多元配置法**とよばれるが，分析は極めて複雑になるため，興味ある読者は他の統計学の専門書を参考にしてほしい。

多元配置法▶

Chapter 6

その他の分析法
分布を仮定しない検定法と多変量解析について

　前章までに，通常よく用いられる分析方法を紹介したが，この他にも各種の手法があることはいうまでもないと思う。これまで述べてきた多くの検定手法は，検定に用いる統計量（z値，t値，F値など）が正規分布，t分布，もしくはF分布などに従うものと仮定してきた。このように，検定に用いる統計量が特定の分布に従うという仮定をおく検定の手法を**パラメトリック** parametric **な手法**とよぶ。平均値の差の検定，分散分析など多くの手法がこの方法による。これとは別に，統計量の分布に特別な分布型を仮定しない方法がある。これを**ノンパラメトリック** nonparametric **な手法**とよぶ。

▶パラメトリックな手法

▶ノンパラメトリックな手法

　ノンパラメトリックな手法は，とくに標本数が小さな場合，データから求めた統計量が，特定の分布に従うとは考えにくいことがあり，このようなときにはパラメトリックな手法を用いるよりも適切な方法となり得る。ただし，多くのノンパラメトリックな手法は，検定のために特別な表を必要とする（標本数が少ない場合）。また，パラメトリックな手法が使える場合に，ノンパラメトリックな手法を用いることは常に可能であるが，検定の効率が悪くなる点に注意がいる。ここでは，多くのノンパラメトリックの手法のうち，比較的よく用いられると思われる**マン−ウィットニーのU検定**（Mann-Whitney U test）と**符号検定**（sign test）について述べることにする。

▶マン−ウィットニーのU検定

▶符号検定

　次に，同時の多数の変数を分析する手法，すなわち**多変量解析法** multivariate analysis について，基本的な考え方について説明する。多変量解析法の理論を正しく理解することはかなり困難であるが，近年のコンピュータの発達に伴い応用研究も急激に増加しており，その考え方を理解することは重要である。

▶多変量解析法

マン–ウィットニーのU検定
──データの順位を用いて2つのグループを比較する方法

　この方法は，2グループの母平均値の差の検定に対応するものである。母平均値の差の検定では，2つのグループのデータから平均値を計算して，これを比較したが，ここではデータを直接使用するのではなく，まず順位に変換する。すなわち，2グループのデータを一緒にして小さい順に並べ，順に1，2，…のように順位を記入する。いくつかのデータの値が等しいことがあるが，そのときにはまず通して順位をつけ，その真中の順位を等しい値をもつデータにつければよい。例えば3つのデータが等しい値をもち，それが順位では8，9，10番にあたるとすると，真中の9という順位をこの3つのデータに与えればよい。

順位和▶　　次に，グループごとにこれらの**順位和** rank sum を計算する。いまグループをA，Bとし，その順位和を順位和A，順位和Bとしよう。これらの順位和を用いて，次の統計量を求める。

$$U_A = (標本数A) \times (標本数B) + \frac{(標本数A) \times (標本数A + 1)}{2} - (順位和A)$$
(138)

$$U_B = (標本数A) \times (標本数B) + \frac{(標本数B) \times (標本数B + 1)}{2} - (順位和B)$$
(139)

である。U_AとU_Bのうち，小さい方をUとする。標本数が小さい場合には，付表の8から，対応する標本数でのUの値と比べ，これよりも大きければ有意な差が2つのグループにあるものと検定すればよい。

　一方の標本数が20を超える場合，以下の統計量を用いて検定すればよい。すなわち，

$$z_0 = \frac{\left| U - \frac{(標本数A) \times (標本数B)}{2} \right| - 0.5}{\sqrt{\frac{(標本数A) \times (標本数B) \times (標本数A + 標本数B + 1)}{12}}}$$
(140)

を求める。z_0 は連続性の補正をしており，近似的に正規分布に従うものと考えられるので，正規分布の両側 5% の点 1.96，もしくは 1% の点 2.58 と比べ，z_0 の値が大きければ，2 つのグループ間に有意差があるものとすればよい。

データに同順位のものがある場合，(140) 式は若干の修正が必要である。まず，同順位のデータが何組あるか調べ，そして各組の中の同順位のデータの個数を数える必要がある。次に，

$$U\text{の分散} = \frac{(\text{標本数A})\times(\text{標本数B})\times(\text{標本数A}+\text{標本数B}+1)}{12} - \frac{[\{(\text{ある組のデータの個数})^3-(\text{ある組のデータの個数})\}\text{の合計}]\times(\text{標本数A})\times(\text{標本数B})}{12\times(\text{標本数A}+\text{標本数B})\times(\text{標本数A}+\text{標本数B}-1)}$$ (141)

を求める。そして，検定のための統計量として，

$$z_0 = \frac{\left| U - \dfrac{(\text{標本数A})\times(\text{標本数B})}{2} \right|}{\sqrt{(U\text{の分散})}}$$ (142)

を求める。z_0 を用いての検定の方法は，同順位のない場合と同様に行えばよい。

例41 表 40 は，早期授乳の影響を調べるために，新生児を 2 グループに分け，一方は 8 時間以内に母乳を与え，他方は 24 時間以後に母乳を与えた場合の，乳児が乳を吸い始めるまでの時間を示したものである。このデータをもとに，マン - ウイットニーの U 検定を行ってみよう。

測定データの右側に各データの全体での順位がつけられている。8 時間以内の群の順位和は 755，24 時間以後の群では 1075 となる。これらの順位和を用いて，(138)，(139) 式から U を求める。

各群 30 例ずつであるから，まず 8 時間以内の群では，

$$U_A = 30\times30 + \frac{30\times(30+1)}{2} - 755 = 610$$

となり，24 時間以後の群では，

表40 2群の乳を飲み始めるまでの時間

8時間以内の群		24時間以後の群	
時間(秒)	順位	時間(秒)	順位
2	1	5	2
8	4	6	3
10	5.5	15	9.5
10	5.5	15	9.5
15	9.5	18	13.5
15	9.5	20	16
15	9.5	25	20.5
15	9.5	25	20.5
18	13.5	30	27
20	16	30	27
20	16	30	27
22	18	30	27
25	20.5	40	34.5
25	20.5	45	36.5
30	27	50	39
30	27	50	39
30	27	55	41.5
30	27	60	44
30	27	60	44
35	32.5	75	46
35	32.5	85	47
40	34.5	95	50
45	36.5	120	52
50	39	145	54
55	41.5	180	55
60	44	200	56
90	48.5	315	57
90	48.5	325	58.5
120	52	325	58.5
120	52	425	60
順位和	755	順位和	1075

(看護研究, 3(1), p.66, 1970参照)

$$U_B = 30 \times 30 + \frac{30 \times (30+1)}{2} - 1075 = 290$$

となる。小さい方の値は290であるから，Uの値は290である。同順位は，5.5

が 2，9.5 が 6，13.5 が 2，16 が 3，20.5 が 4，27 が 9，32.5 が 2，34.5 が 2，36.5 が 2，39 が 3，41.5 が 2，44 が 3，48.5 が 2，52 が 3，58.5 が 2 ある。(141) 式から，

$$U の分散 = \frac{30 \times 30 \times (30+30+1)}{12} - \frac{\{(2^3-2)+(6^3-6)+\cdots+(2^3-2)\} \times 30 \times 30}{12 \times (30+30) \times (30+30-1)}$$

$$= 4575 - \frac{1134 \times 900}{42480} \fallingdotseq 4550.975$$

となる。(142) 式から，

$$z_0 = \frac{\left|290 - \frac{30 \times 30}{2}\right|}{\sqrt{4550.975}} \fallingdotseq 2.372$$

となる。この値は 1.96 より大きいので，乳児に母乳を与えるまでの時間が，8 時間以内の群と 24 時間以後の群では，母乳を飲み始める時間に 5％水準で有意な差があるものと考えられることになる（計算すると，P 値は 0.018 となる）。

上記の検定を，既に述べたウェルチの検定（分散が等しくない場合の平均値の差の検定）を行うと，$t_0 = 2.816$（自由度 33.4）となり，両側 1％で有意となる。このようにパラメトリックの手法の方が，より有意な側に結論を出す傾向がある（有意な場合には）。また，同順位のある場合に (140) 式を用いて検定しても，z_0 の値に大差はないことが多い（読者自身で確かめてみよ）。

符号検定 ─── 2 つのデータに対応がある場合の比較法

この検定は，対応のある場合の平均値の差の検定に相当するものである。それぞれが対（ペア）になっている標本 A と B について，その対で A の方が優れている場合「＋」を，劣っている場合「－」を与えることにする。優劣のつかない場合には，検定にその対は使用しない。「＋」の数と「－」の数を足し合わせ，この数のうち「＋」もしくは「－」が偶然にその数だけ出現する確率を計算する。この確率が 5％以下ならば，偶然とは考えにくいので，2 つの標本の間には有意な差があるものと考えればよい。2 標本の間に差がないのであれば，「＋」と「－」の評価を下す確率は等しくなるはずであるから，「＋」，「－」の出現する確率は 1 つの対に関して 1/2 と考えてよいだろう。これをもとに，既に述べた 2 項分布

表41 学生の臨床実習の態度（架空例）

学生	教師の評価	患者の評価	符号
1	3	3	
2	4	3	＋
3	3	4	－
4	2	3	－
5	5	5	
6	3	4	－
7	4	3	＋
8	3	4	－
9	2	2	
10	1	2	－

を用いることで，検定が行える。

例42 表41は学生の臨床実習の態度を教師と患者が5段階評価で判定したものである（架空例）。1が「非常に悪い」，5が「非常によい」であり，中間をさらに3区分したものである。この表をもとに符号検定を行ってみよう。

ここでは，教師の側の評価が高いときを「＋」に，逆に低いときに「－」とした。「＋」の数は2，「－」の数は5である。検定には，7つのうち「＋」が2以下になる確率を求めればよい。

これには，2項分布の計算式を用いて計算を行えばよい。すなわち，

確率＝（「＋」が0の確率）＋（「＋」が1の確率）＋（「＋」が2の確率）

$$= \binom{7}{0}\left(\frac{1}{2}\right)^0\left(\frac{1}{2}\right)^7 + \binom{7}{1}\left(\frac{1}{2}\right)^1\left(\frac{1}{2}\right)^6 + \binom{7}{2}\left(\frac{1}{2}\right)^2\left(\frac{1}{2}\right)^5$$

$$= \left\{\frac{7!}{(0!)\times(7!)} + \frac{7!}{(1!)\times(6!)} + \frac{7!}{(2!)\times(5!)}\right\} \times \left(\frac{1}{2}\right)^7$$

$$= 29 \times \frac{1}{128} \fallingdotseq 0.2266$$

となる。この数値は片側検定のため，両側検定にするには，2倍する必要がある。2×（確率）は0.453となり，約45.3％であるからとても有意とはいえない。このデータから，学生の臨床実習の態度に関する患者と教師の評価に差があるとはいえないことになる。

ノンパラメトリックの手法は数多くあり，とてもここでは紹介しきれないが，上記の手法は比較的簡単に用いられるのではないかと思う。ただここで注意する点は，パラメトリックな手法が使える場合には，パラメトリックな手法を用いた方がよいということである。パラメトリックな手法では，統計量の分布を仮定しているが，標本数が大きくなればよほどのことがない限り，無理な仮定にはならないはずである。よくこの仮定を，標本データが正規分布しなければいけないものと考え違いをしている人を見かけるが，そのような意味ではないのである。問題は平均値などの統計量の分布であり，これは既に述べた中心極限定理から，一峰性の同一の分布に従うものと仮定できるデータの場合，正規性の仮定は満たされる。各種の分析方法のうち，パラメトリックな手法にしろ，ノンパラメトリックな手法にしろ，それを選ぶにはその研究者のデータに対する考え方に大きく依存している。データのもつ背景や限界をよく知っていなければ，最悪の場合には分析法の誤用ということにもなりかねない。データを熟知して，適切な方法を選ぶのは分析者自身が最適者であり，この点からも各種の分析法の相違を理解しておくことは，各種の式を覚えるよりも重要である。

多変量解析の考え方
多くの変数を同時に扱うための基礎となる手法とその考え方

最近のパソコンの発達に伴い，多数の変数を同時に分析する多変量解析がよく用いられるようになってきた。しかし，多くの読者にとっては，言葉としては理解できても，どのような目的で何が結果としてわかるのか正しくは見当がつかないのではないだろうか。本書では，多変量解析の理論を詳しく述べるつもりはないが，よく使われる用語やいくつかの基本的な分析方法についての考え方を説明する。

多変量解析の目的は，錯綜する各種の要因（変数）について得られたデータから，

(1) 目的となる事象を簡潔に記述し，
(2) その事象に対する各要因の影響の大きさを調べ，
(3) 各要因を組み合わせた場合，その効果がどのようになるかを探索する

ことにある。このための統計的手法を総称して**多変量解析法**とよぶ。　▶多変量解析法

●説明変数と基準変数
通常，個人の生理学的検査や調査票などによって得られるデータは，多くの要

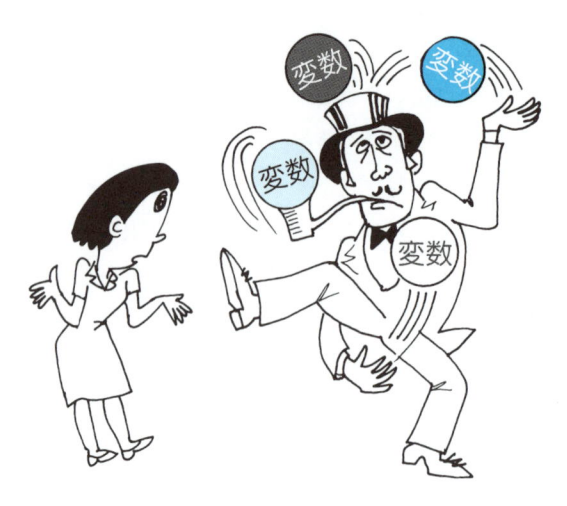

「多変量解析」とは錯綜する各種の要因の相互関係や組み合わせ効果を解析することである。

多変量データ ▶　因について調べられる。これらのデータは**多変量データ**とよばれ，とくに注目す
基準変数 ▶　る事象に関するデータを**基準変数**（または**目的変数**）とよび，この基準変数に対
目的変数 ▶　する影響などを調べたいと考えているデータを**説明変数**とよび，両者を区別して
説明変数 ▶　扱う。この説明変数と基準変数が同一個人のデータとして，ともにそろっている
外的基準 ▶　場合，基準変数をとくに**外的基準**とよぶことがある。例えば，健康状態やケアについての患者の認識が，治療に関する患者の受容度，治療計画，診断計画などにどのくらい影響されるのかを調べるものとする。当然，これらの4つの変数は何らかの方法で，得点化したりカテゴリに分けたりする必要があるが，この場合，「患者の認識」が外的基準（基準変数）となり，他の変数は説明変数ということになる。

内的基準 ▶　　説明変数と基準変数という用語は，対として使用されるもので，**内的基準**と**外**
外的基準 ▶　**的基準**，**外生変数**と**内生変数**，**独立変数**と**従属変数**のようによぶこともあり，用
外生変数 ▶　語が異なっていても実態はかわらない。ここでは，説明変数と基準変数（もしく
内生変数 ▶　は外的基準）という対を用いることにする。
独立変数 ▶　　基準変数の有無によって，多変量解析の方法は大きく2つに分類することが
従属変数 ▶　できる。
　　　　　　　基準変数（外的基準）のある場合には，説明変数を用いて基準変数を予測する，もしくは判別することになる。予測の問題は，既に述べた単回帰での方法を，説
重回帰分析 ▶　明変数が2つ以上の場合に拡張したものである。この方法は**重回帰分析** multiple regression analysis とよばれるものである。一方，判別とは基準変数が量的なものではなく，疾患の有無などの質的な場合，説明変数を用いて疾患の有無などを
判別分析 ▶　分類しようとしようとするものである。これは**判別分析** discriminant analysis と

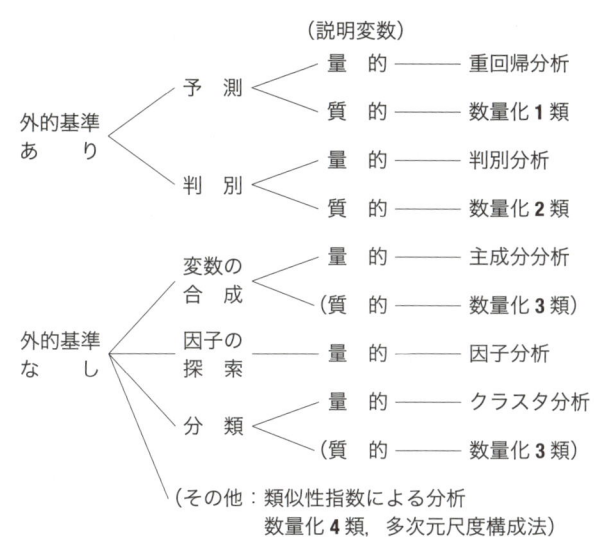

```
                          （説明変数）
                  ┌予 測┬ 量 的 ── 重回帰分析
        外的基準  │     └ 質 的 ── 数量化1類
         あ り  ─┤
                  └判 別┬ 量 的 ── 判別分析
                        └ 質 的 ── 数量化2類

                  ┌変数の┬ 量 的 ── 主成分分析
                  │合 成 └（質 的 ── 数量化3類）
        外的基準  │
         な し  ─┤因子の── 量 的 ── 因子分析
                  │探 索
                  │
                  └分 類┬ 量 的 ── クラスタ分析
                        └（質 的 ── 数量化3類）

        （その他：類似性指数による分析
                  数量化4類，多次元尺度構成法）
```

図34　各種の多変量解析法

よばれる手法であるが，この方法を患者の疾患を診断するために応用したものとして，**計量診断**という考えがある。これは患者の生理学的検査値や問診などのデータから，ある得点を求め，これによって患者がどのような疾患をもつかを，医師の介入なしに，その得点によって診断を行うという方法である。

▶計量診断

外的基準のない場合には，各説明変数間の関係を探る分析を行うことになる。このような分析は**内的構造分析**と呼ばれるが，代表的な方法として，**因子分析** factor analysis，**主成分分析** principal component analysis，**クラスタ分析** cluster analysis などがある。

▶内的構造分析
▶因子分析
▶主成分分析
▶クラスタ分析

多変量解析法として知られているものには上記の他にも多数あり，**図34**のように分類することができる。多くの多変量解析の手法では，変数間の相関係数が解析の出発点となる。しかし，方法によっては対象間や変数間の類似性を示す尺度を直接測定し，その類似性指数を分析に用いることもある。**類似性** similarity とは，2つのものがどのくらい似ているか，もしくは関係があるかを示すもので，相関係数のようにデータから計算する場合もあるし，対象者にどのくらい類似性があるかを適当な範囲内で答えさせてもよい。もちろんそのためには，調査の方法，その後の分析方法などを十分に考えてから行う必要がある。

▶類似性

以下に主な分析法に関して，基本的な用語や考え方についてもう少しだけ説明を加える。

●重回帰分析

重回帰分析は，単回帰分析が1つの基準変数に関して，1つの説明変数によっ

て予測を行うのに対して，2つ以上の説明変数を用いる場合をいう。

いま，説明変数が10個あるとしよう。この10個の変数を用いて，ある基準変数の予測を行うわけである。このための予測式は，

$$予測値＝(係数1)×(変数1)＋(係数2)×(変数2)＋\cdots＋(係数10)×(変数10)＋(定数) \tag{143}$$

重回帰式▶　である。上式は**重回帰式**とよばれるが，各変数にある重みをつけて加えた，一種の合成得点になっている。この各変数の係数を求めるには，実際の基準変数の値と予測値の差の平方和を最小にするように求めればよい。そのようにして求められた各説明変数の係数は，**偏回帰係数** partial regression coefficient とよばれる。

偏回帰係数▶

重相関係数▶　また，予測値と実際の基準変数の値との相関係数は，**重相関係数** multiple correlation coefficient とよばれる。重相関係数の値が大きいほど，使用した説明変数で予測がうまく行えることになる。しかし，説明変数によって基準変数がどの程度，説明（予測）可能かを示すには，一般に重相関係数の2乗，すなわち，

$$多重決定係数＝(重相関係数)^2 \tag{144}$$

を用いる。

個々の説明変数の基準変数に対する影響をみるには，全ての変数を平均0，分散1，すなわち標準化して，重回帰式を求めればよい。この場合，(143) 式の定数は0になり，各説明変数の係数は，**標準偏回帰係数** standardized partial regression coefficient とよばれる。この標準偏回帰係数は，ある説明変数が1標準偏差分だけ平均より増加した場合，基準変数がどれだけ増加または減少するかを表すことになる。従って，この値が大きいほど，その説明変数の影響も大きいものと考えられるので，標準偏回帰係数は説明変数の基準変数に対する影響度を比べるのに適したものとなる。

標準偏回帰係数▶

パスモデル▶　**図35**は全ての変数を標準化した場合の，重回帰分析のモデルを，**パスモデル** path model によって示したものである。矢印の方向が影響の向きを表わし，上に書いた係数がその大きさを示すことになる。

重回帰分析の応用として，例えば入学試験の各科目の成績と入学後の特定の学科の成績との関係を調べることなどが考えられる。入学試験で英語，国語，化学

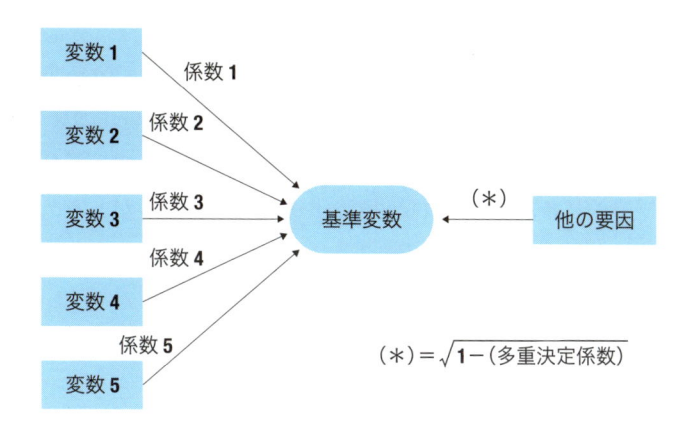

図 35 説明変数が 5 個の場合の重回帰分析のパス・モデル
（説明変数間の相関関係は図中に記していない）

$(*) = \sqrt{1-(多重決定係数)}$

の 3 教科を行った場合，これらを説明変数とし，統計学の成績を基準変数として分析を行うこともできる。重相関係数や多重決定係数で予測がどれくらい可能かわかるし，どの科目が最も関係が大きいかなども調べられる。実際には偏回帰係数や重相関係数の検定も行えるが，ここではその説明は省略する。

ところで実際の研究では，できるだけ少ない変数で効率よく予測を行いたいと考えたり，もしくは影響力の大きな変数を選びたいと考えたりするだろう。このような目的のために，**変数選択法**という手法がある。通常よく用いる方法は**前進選択法（変数増加法）**とよばれるもので，説明変数のうち決定係数（重相関係数）の増分が最も大きなものを，1 つずつ重回帰式に入れていく手法である。ただし，変数増加法はあまりよい方法ではない。逆に，全ての説明変数をまず重回帰式に入れ，決定係数の減少が最も小さなものを，1 つずつ除いていく手法もある。これは**後進選択法（変数減少法）**とよばれ，一般に変数増加法よりもよい結果を与える。この他にもいくつかの方法があるが，ここでは省略する。

▶変数選択法
▶前進選択法
▶変数増加法

▶後進選択法
▶変数減少法

実際に重回帰分析を行う場合，扱う変数の数にもよるが，パソコンは必要になるだろうし，統計パッケージのようなできあいのプログラムを使うことになるだろう。このような場合，出力された結果を正しく読みとることはもちろんとして，データの入力誤りなどがないかを十分に確認してほしい。また，説明変数の数に比べ標本数が小さすぎると重相関係数が 1 になる（説明変数の数が（標本数－1）より大きいとき）こともあり，そのような場合には重相関係数が大きくても何の意味ももたないことになる。また説明変数が「好き」，「嫌い」などのようにカテゴリからなる場合，数量化理論 1 類を用いることができる（参考図書 22，31）。

◉**判別分析**

　患者の病名を診断するように，個人をいくつかのグループに分類することがある。このような場合，単一の変数を用いて分類を行う場合もあるが，より多くの変数，言い換えればより多くの情報をもとに，各個人を分類する方が正確さが増すだろう。統計的に多数の変数（説明変数）を用いて，個人がどのグループに属するかを分析する方法に判別分析がある。

　図36をみよう。この図は架空の例であるが，判別の考え方を示したものである。いま，健常群と脳卒中群の判別を行うものとする。収縮期血圧の平均値は2群で差があるものの，これだけでは十分に判別はできない。ところがこれに，平均値にまったく差のない拡張期血圧のデータを加えると完全に2分類できることになる。もちろんこれは架空の例であるが，このように1つの変数ではまったく有意差のないものでも，組み合わせによっては非常に重要な影響をもつこともありうるのである。

　この場合，2群の判別には，

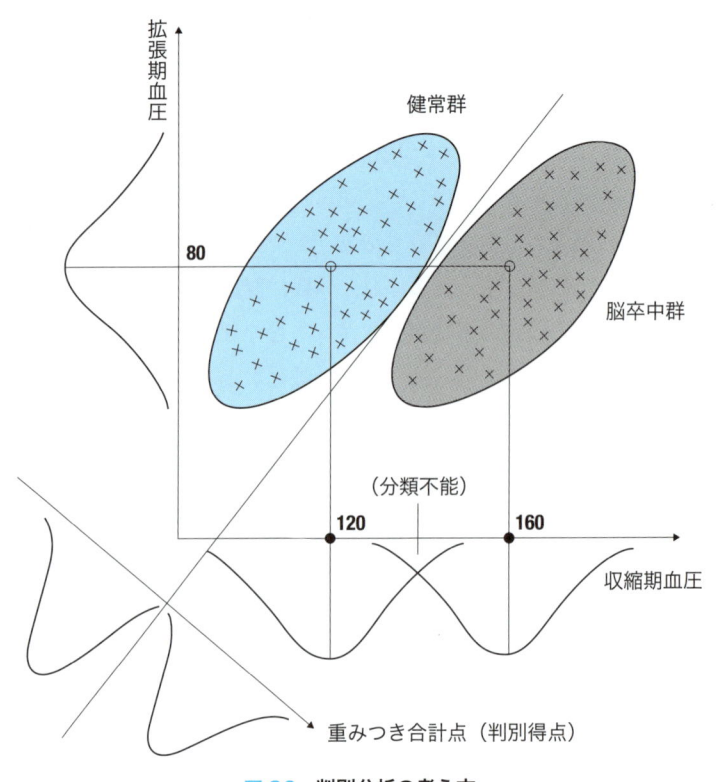

図36　判別分析の考え方

$$\text{重みつき合計点}=(係数1)\times(収縮期血圧)+(係数2)\times(拡張期血圧)$$
$$+(定数)$$

を求め，この値でどちらのグループに所属するかを決めればよい．一般に，重みつき合計点は**判別得点** discriminant score とよばれ，各変数の係数は**判別係数** discriminant coefficient とよばれる．判別に用いる説明変数の数が 10 個の場合，判別得点は次のようになる．

▶判別得点
▶判別係数

$$\text{判別得点}=(係数1)\times(変数1)+(係数2)\times(変数2)+\cdots+$$
$$(係数10)\times(変数10)+(定数) \quad (145)$$

である．上式は，**フィッシャーの線形判別関数** Fisher's linear discriminant function とよばれるが，通常は単に**判別式**ということが多い．また，(145) 式の定数は 0 でも何ら問題はないが，グループを分ける基準となる判別得点，すなわち**分割点** cutting point を 0 にするときなど，この定数項を適当に変えて用いればよい．

▶フィッシャーの線形判別関数
▶判別式

▶分割点

　判別式は形式的には，重回帰式とまったく等しくなっているが，実際に各変数の判別係数を求める基準は大きく異なっている．判別分析では 2 つのグループを効率よく判別する必要があり，この点である変数の値を予測するための重回帰分析とは考え方が異なる．

　重回帰分析の場合，各説明変数の基準変数への影響をみるために標準偏回帰係数を求めることは既に述べた．同様に判別分析でも各説明変数を標準化して，**標準化判別係数** standardized discriminant coefficient を求め，これにより各変数の判別への寄与をみる目安とする．実際には，判別係数の検定方法もあり，併用することが多い．

▶標準化判別係数

　パソコンを使用して実際に判別関数を求めたならば，次に各個人のデータから判別得点を求め，その大きさに応じて 2 群に分類してみる．これは，各個人が実際に属しているグループとは関係なく，判別得点のみで判別する．仮に脳卒中群 100 例，健常群 100 例について分析したとき，脳卒中群では 80 例が脳卒中群に正しく判別され，健常群では 90 例が正しく健常群とされたとする．この判別が正しく行われた割合は**正診率** correct diagnosis とか**的中率**とかよばれ，判別分析の妥当性の指標となる．この例では 200 例中 170 例が正しく判別されたので，的中率は 85% となる．ただし，この場合は判別関数を求めるのに使用した標本について的中率をみており，このようなチェックの方法は **internal check** とよ

▶正診率　▶的中率

▶internal check

ばれる。これに対して，まったく別のデータに対して判別関数を応用し，的中率を調べることは **external check** とよばれ，このとき的中率が高ければ，その判別関数は極めて妥当性の高いものといえる。

- external check ▶

判別分析でも重回帰分析と同様に，最も判別への寄与の大きな変数を１つずつ判別式に取り入れたり（**前進選択法**），逆に全変数の中から最も判別への寄与の少ない変数を１つずつ判別式から除いていく（**後進選択法**）ことも可能である。具体的な方法は本書の範囲を超えるが，パソコン用の統計パッケージなどには，そのような方法を利用できるものが多い。

- 前進選択法 ▶
- 後進選択法 ▶

判別するグループの数が３以上の場合，**重判別分析**（**正準分析**）が利用でき，また説明変数がカテゴリからなる質的な場合には，数量化理論２類を用いることができる。

- 重判別分析 ▶
- 正準分析 ▶

●因子分析

学校の成績などで，数学ができ国語も英語もできるとか，化学はできるが生物はできないなど，いろいろなタイプの学生がいる。しかし一般的には，各教科の成績には相関があり，互いに無関係ではありえない。このような能力の背後には何か共通する要因があるものと考えてよいだろう。因子分析は，このようにいくつかの変数の背後にある潜在的な因子を探るための方法である。

いま説明変数が10個あるものとする。各変数間には，その背後に共通する要因（**共通因子** common factor）が３つあるものとしよう。また，各変数は３つの共通因子の他に独自の要因（**独自因子** unique factor）をそれぞれもつものとしよう。このように仮定すると，例えば変数１について，

- 共通因子 ▶
- 独自因子 ▶

> 変数1＝(係数1)×(共通因子1)＋(係数2)×(共通因子2)＋
> 　　　(係数3)×(共通因子3)＋(係数4)×(独自因子1)

のように書くことができる。共通因子や独自因子は未知のものであるが，形式的には重回帰分析などと同様に表現することができる。10変数について，この関係を**図37**に示した。

因子分析では，各共通因子の各変数に対する係数を求めることが主要な問題となる。共通因子の係数（重み）は，一般に（**共通**）**因子負荷量**（common）factor loading といわれ，各変数とその因子の相関係数になっており，この値（正負にかかわらず）が大きいほど，その因子の効果が大きいことになる。また，それぞれの変数の因子負荷量と独自因子の負荷量には，

- （共通）因子負荷量 ▶

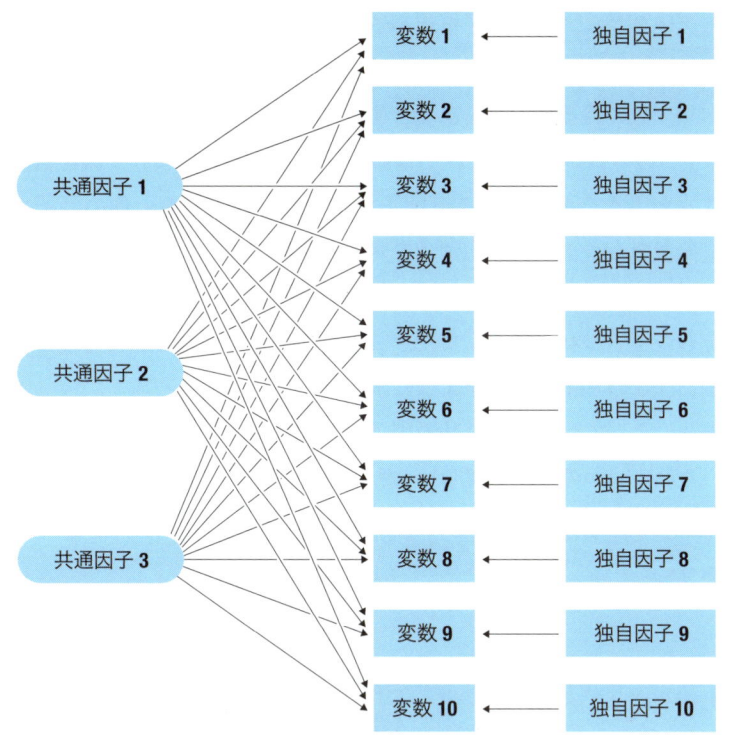

図37 共通因子が3の場合の因子分析のモデル

$$\{(因子負荷量)^2の合計\} + (独自因子の負荷量)^2 = 1 \qquad (147)$$

の関係がある。ただし，これは全ての変数が平均0，分散1に標準化されている場合である。とくに，共通因子の負荷量の2乗和は，求めた因子によって，どのくらいその変数を説明できるかの目安になる。この値は**共通性** communality とよばれる。すなわち，

▶共通性

$$共通性 = (因子負荷量)^2の合計 \qquad (148)$$

である。共通性の大きな変数は，求めた因子によって十分説明できるが，逆にそれが小さければその変数は他の変数に比べ，共通因子の影響は小さく，独自性が強いことになる。

実際にデータから，共通因子を求める方法はいくつかあるが，最もよく用いられる手法に，**主因子法**と**バリマックス法**がある。主因子法は，変数間の相関関係をなるべく少数の因子で説明しようとするものである。これに対してバリマックス法は，1つの変数ができるだけ1つの因子で説明されるように因子負荷量を求める，すなわち1つの変数がある因子で高い負荷量をもち，他の因子ではゼロに近い負荷量をもつように共通因子を定める手法である。バリマックス法によって抽出された因子は，他の手法によるものより，因子の意味づけがしやすいという長所をもつといわれている。また，これらの方法で求められた各因子は互いに直交する。すなわち相関がないように求められている。

　ある手法によっていくつかの共通因子を求めた場合，それらの各因子が問題となっているいくつかの変数に対して，等しい大きさで関与しているわけではない。各因子の全変数への寄与の程度は**寄与率** contribution rate とよばれ，次のように定義することが多い。

◀ 主因子法
◀ バリマックス法
◀ 寄与率

$$\text{因子の寄与率} = \frac{(\text{その因子に対するある変数の負荷量})^2 \text{の合計}}{(\text{変数の数})} \times 100 (\%) \quad (149)$$

である。もしくは，(149) 式の分母を，「全変数の共通性の合計」にすることもあり，その場合は，全共通因子に対する各因子の寄与率を表すことになる。寄与率の大きさによって，大きい順に各共通因子を，第1因子，第2因子，第3因子，…，などとよぶ。また，各因子の寄与率を，注目する因子まで加え合わせたものを**累積寄与率**とよぶ。例えば，第1因子の寄与率が30％，第2因子が18％，第3因子が10％であれば，第2因子までの累積寄与率は48％，第3因子までで58％ということになる。

◀ 累積寄与率

　変数の因子負荷量を求めるほかに，因子分析では各個人のその因子に関しての得点を求めることがある。これは**因子得点** factor score とよばれ，仮に変数が10あれば，

◀ 因子得点

$$\text{因子得点} = (\text{重み1}) \times (\text{変数1}) + \cdots + (\text{重み10}) \times (\text{変数10}) \quad (150)$$

のように，各変数に重みづけをして計算する。各変数の重みは，**因子得点係数** factor score coefficient などとよばれる。第1因子，第2因子，…，と各因子の

◀ 因子得点係数

因子得点を求めることで，各個人がどのくらいその因子をもっているかを調べることができる。通常，各因子得点は平均 0，分散 1 になるように標準化して求めることが多い。

　求めた各因子の解釈を行うためには，各因子の変数に対する因子負荷量を表の形にまとめ，共通性や寄与率などを表中に記したりする必要がある。また，各因子負荷量を各変数のデータのように扱い，相関図を描く場合と同様に，平面上に各変数をプロットすることがある。この場合，第 1 因子と第 2 因子，第 3 因子と第 4 因子のように順に，2 つの因子をとり，縦軸と横軸（1 から－1 の間の軸にする）に各因子を割り当てて描けばよい。同様のことを因子得点（－3 から 3 ぐらいの間）についても行い，それぞれの図を見比べることで，因子の意味づけが行えることもある。しかし，必ずしも因子の意味づけが可能なわけではなく，そのような場合，無理に解釈すると誤りを犯すことにもなりかねないので，因子の意味づけには慎重に臨むべきである。

　実際に因子分析を行う場合には，①共通因子の数をどれくらいにするか，また②共通性の大きさをどれくらいにするかなどを決める必要がある。これに対しての方法は未解決の部分が多く，決定的な方法はない。一度因子の数を多目に決めて分析し，結果をみて因子数を変えて，さらに何度かくり返してやるのがよいようである。この場合，寄与率 5％以上の因子数で，再び計算したり，全変数の因子負荷量の 2 乗和が 1 以上の因子数で計算してみるなどの工夫が必要になる。

● **主成分分析**

　因子分析は相関関係のある多くの変数から，その背後にある共通因子を求める方法であった。主成分分析では，これとは逆に多くの変数を重みづけして加え，**主成分** principal component とよばれる合成得点を求める方法である。変数が 10 あるとすれば，

▶主成分

$$\text{主成分} = (\text{重み1}) \times (\text{変数1}) + (\text{重み2}) \times (\text{変数2}) + \cdots + (\text{重み10}) \times (\text{変数10})$$

(151)

のように書くことができる。上式が基本的な主成分分析のモデルである。(151)式は形式的には，因子分析の因子得点を求める（150）式とまったく等しく，主成分（得点）も通常は平均 0，分散 1 に標準化して求めることが多い。また主成分の数は変数の数だけ存在し，因子分析の場合と同様に，第 1 主成分，第 2 主成分，第 3 主成分などとよばれる。

研究の目的によっては，求めた各主成分を用いて，逆に各変数を表現し，各変数と各主成分との関係を調べたいと考えるかもしれない。このような場合には，

> 変数1＝(係数1)×(第1主成分)＋(係数2)×(第2主成分)＋…＋ (係数10)×(第10主成分) (152)

のような式を考えることになる。ただし，上式は変数1に関するもので，全変数の数は10で，かつ変数は標準化されているものとする。(152)式は，因子分析のモデルと極めて類似している。ただし，因子分析では共通因子と各変数がもつ独自因子の区別をしているが，主成分分析では全て「主成分」として一括して扱い，区別をしない点で大きく異なっている。このような点から，上式の各係数は**主成分負荷量**とよぶべきものである（しかし，因子分析と同様，因子負荷量と呼ぶことも多い）。各主成分負荷量は，その変数と各主成分との相関係数になっており，この点は因子分析の場合とまったく同様の関係にある。また，主成分を全て求めた場合，各変数に関する主成分負荷量の2乗の和は必ず1になる。各主成分の寄与率や累積寄与率に関する定義は，因子分析の場合とまったく同様であり，(149)式などを参考にすればよい。

▶主成分負荷量

このように述べていくと，主成分分析と因子分析には大きな差がないような気がしてくるかもしれない。実際，主成分分析は因子分析の主因子（分析）法で共通性を1にした場合，すなわち独自因子がないものと仮定した場合と数学的にも完全に一致するものである。しかし，主成分分析と因子分析ではスタートになる考え方に差があるので，もう一度ここに述べることにする。

因子分析では，各変数をいくつかの因子に分解して考えようということが基本的モデルになっている。これに対して，主成分分析では各変数を用いて，新たな合成得点，すなわち主成分を求め，できるだけ少ない主成分でデータを簡略化しようという考えがある。このように一方は変数を分解し，他方は合成しようというまったく逆の方向から，データを分析するものである。

もう1つの違いは，因子分析では因子を共通因子と独自因子に分けて考えているが，主成分分析ではこの区別がない点である。この違いにより，主成分分析と因子分析の主因子法はよく似た結果をもたらすが，細部では両者に差がでてくる。

上記のように，主成分分析と因子分析には違いがあり，研究の目的に応じて使い分ける必要があるだろう。しかし，実際にデータを分析する場合，主成分分析では共通性の大きさを考えたり，因子数（主成分数）を考えたりする必要がない

など便利な点が多いことから，主成分分析を因子分析と同様の目的で用いることも多い。このような目的で主成分分析を用いる場合，基本的な考え方が因子分析とは異なるという点をよく理解して用いるべきであろう。

　これまで，いくつかの主要な多変量解析の手法について述べてきた。もちろん，他の多くの手法が存在するが，ここでは全てについて述べることは不可能であり，興味のある読者は他の専門書を参考にしてほしい。ただし多変量解析の手法を用いる場合，研究の目的にあった正しい手法を適用しなければならない。また何がなんでも多変量解析を行いたいと考える研究者も存在するが，これは誤った姿勢というべきであろう。基本的には，データを各変数ごとに分析し，さらに2変数の組み合わせについて分析し，研究者がよくデータについて熟知してから多変量解析の手法を用いることを考えるべきである。このように，順を追ってデータを解析することで，自分のもつデータの限界や各変数間の関係を理解していれば，慣れない多変量解析の手法を用いても，大きな誤りを犯すことも少なくなるに違いない。または何も多変量解析を行わなくとも，十分に価値のある結論を導くことができることを発見するかもしれない。

　データを解析するのに，平易な方法だから価値がないとか，難解な方法だから価値があるとかの区別はない。必要なことは，そのデータにあった分析法を用いることだけであり，自分のデータを客観的に捉え，よく理解することである。

〔付表1〕 標準正規分布の上側確率のパーセント点

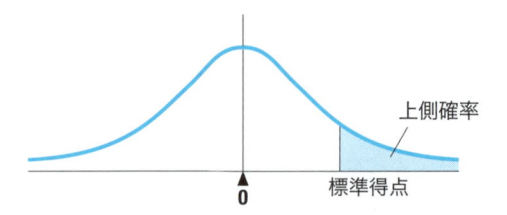

上側確率	.000	.001	.002	.003	.004	.005	.006	.007	.008	.009
.00	∞	3.090	2.878	2.748	2.652	2.576	2.512	2.457	2.409	2.366
.01	2.326	2.290	2.257	2.226	2.197	2.170	2.144	2.120	2.097	2.075
.02	2.054	2.034	2.014	1.995	1.977	1.960	1.943	1.927	1.911	1.896
.03	1.881	1.866	1.852	1.838	1.825	1.812	1.799	1.787	1.774	1.762
.04	1.751	1.739	1.728	1.717	1.706	1.695	1.685	1.675	1.665	1.655
.05	1.645	1.635	1.626	1.616	1.607	1.598	1.589	1.580	1.572	1.563
.06	1.555	1.546	1.538	1.530	1.522	1.514	1.506	1.499	1.491	1.483
.07	1.476	1.468	1.461	1.454	1.447	1.440	1.432	1.426	1.419	1.412
.08	1.405	1.398	1.392	1.385	1.379	1.372	1.366	1.359	1.353	1.347
.09	1.341	1.335	1.329	1.323	1.317	1.311	1.305	1.299	1.293	1.287
.10	1.282	1.279	1.270	1.265	1.259	1.254	1.248	1.243	1.237	1.232
.11	1.227	1.221	1.216	1.211	1.206	1.200	1.195	1.190	1.185	1.180
.12	1.175	1.170	1.165	1.160	1.155	1.150	1.146	1.141	1.136	1.131
.13	1.126	1.122	1.117	1.112	1.108	1.103	1.098	1.094	1.089	1.085
.14	1.080	1.076	1.071	1.067	1.063	1.058	1.054	1.049	1.045	1.041
.15	1.036	1.032	1.028	1.024	1.019	1.015	1.011	1.007	1.003	.999
.16	.994	.990	.986	.982	.978	.974	.970	.966	.962	.958
.17	.954	.950	.946	.942	.938	.935	.931	.927	.923	.919
.18	.915	.912	.908	.904	.900	.896	.893	.889	.885	.882
.19	.878	.874	.871	.867	.863	.860	.856	.852	.849	.845
.20	.842	.838	.835	.831	.827	.824	.820	.817	.814	.810
.21	.806	.803	.800	.796	.793	.789	.786	.782	.779	.776
.22	.772	.769	.765	.762	.759	.755	.752	.749	.745	.742
.23	.739	.736	.732	.729	.726	.722	.719	.716	.713	.710
.24	.706	.703	.700	.697	.693	.690	.687	.684	.681	.678
.25	.674	.671	.668	.665	.662	.659	.656	.652	.650	.646
.26	.643	.640	.637	.634	.631	.628	.625	.622	.619	.616
.27	.613	.610	.607	.604	.601	.598	.595	.592	.589	.586
.28	.583	.580	.577	.574	.571	.568	.565	.562	.559	.556
.29	.553	.550	.548	.545	.542	.539	.536	.533	.530	.527
.30	.524	.522	.519	.516	.513	.510	.507	.504	.502	.499
.31	.496	.493	.490	.487	.485	.482	.479	.476	.473	.471
.32	.468	.465	.462	.459	.457	.454	.451	.448	.445	.443
.33	.440	.437	.434	.432	.429	.426	.423	.421	.418	.415
.34	.412	.410	.407	.404	.402	.399	.396	.393	.391	.388
.35	.385	.383	.380	.377	.375	.372	.369	.366	.364	.361
.36	.358	.356	.353	.350	.348	.345	.342	.340	.337	.335
.37	.332	.329	.327	.324	.321	.319	.316	.313	.311	.308
.38	.305	.303	.300	.298	.295	.292	.290	.287	.285	.282
.39	.279	.277	.274	.272	.269	.266	.264	.261	.259	.256
.40	.253	.258	.248	.246	.243	.240	.238	.235	.233	.230
.41	.228	.225	.222	.220	.217	.215	.212	.209	.207	.204
.42	.202	.199	.197	.194	.192	.189	.187	.184	.181	.179
.43	.176	.174	.171	.169	.166	.164	.161	.159	.156	.154
.44	.151	.148	.146	.143	.141	.138	.136	.133	.131	.128
.45	.126	.123	.121	.118	.116	.113	.110	.108	.105	.103
.46	.100	.098	.095	.093	.090	.088	.085	.083	.080	.078
.47	.075	.073	.070	.068	.065	.063	.060	.058	.055	.053
.48	.050	.048	.045	.043	.040	.038	.035	.033	.030	.028
.49	.025	.023	.020	.018	.015	.013	.010	.008	.005	.003

標準正規分布の上側確率 0.000 〜 0.499（0%から49.9%）を与える標準得点を示す。
（例）上側確率 0.025（2.5%，両側 5%）の標準得点を求める。表の左側の .02 と上側の .005 の交点の値を読むと，1.960 である。この値以上の標準得点は上側 2.5%の範囲に入ることになる。

〔付表2〕 カイ2乗分布の自由度と上側確率のパーセント点

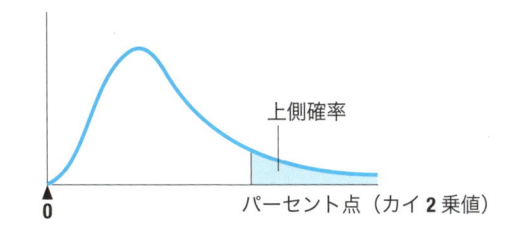

確率\自由度	.995	.990	.950	.500	.050	.025	.010	.005	.001
1	.000	.000	.003	.455	3.841	5.024	6.635	7.879	10.828
2	.010	.020	.103	1.386	5.991	7.378	9.210	10.597	13.816
3	.072	.115	.352	2.366	7.815	9.348	11.345	12.838	16.266
4	.207	.297	.711	3.357	9.488	11.143	13.277	14.860	18.467
5	.412	.555	1.145	4.351	11.071	12.833	15.086	16.750	20.515
6	.676	.872	1.635	5.348	12.592	14.449	16.812	18.548	22.458
7	.989	1.239	2.167	6.346	14.067	16.013	18.475	20.278	24.322
8	1.344	1.647	2.733	7.344	15.507	17.535	20.090	21.955	26.125
9	1.735	2.088	3.325	8.343	16.919	19.023	21.666	23.589	27.877
10	2.156	2.558	3.940	9.342	18.307	20.483	23.209	25.188	29.588
11	2.603	3.053	4.575	10.341	19.675	21.920	24.725	26.757	31.264
12	3.074	3.571	5.226	11.340	21.026	23.337	26.217	28.300	32.990
13	3.565	4.107	5.892	12.340	22.362	24.736	27.688	29.820	34.528
14	4.075	4.660	6.571	13.339	23.685	26.119	29.141	31.319	36.123
15	4.601	5.230	7.261	14.339	24.996	27.488	30.578	32.801	37.697
16	5.142	5.812	7.962	15.339	26.296	28.845	32.000	34.267	39.252
17	5.697	6.408	8.672	16.338	27.587	30.191	33.409	35.719	40.790
18	6.265	7.015	9.390	17.338	28.869	31.526	34.805	37.157	42.312
19	6.844	7.633	10.117	18.338	30.144	32.852	36.191	38.582	43.820
20	7.434	8.260	10.851	19.337	31.410	34.170	37.566	39.997	45.315
21	8.034	8.897	11.591	20.337	32.671	35.479	38.932	41.401	46.797
22	8.643	9.543	12.338	21.337	33.924	36.781	40.289	42.796	48.268
23	9.260	10.196	13.091	22.337	35.173	38.076	41.638	44.181	49.728
24	9.886	10.856	13.848	23.337	36.415	39.364	42.980	45.559	51.179
25	10.520	11.524	14.611	24.337	37.653	40.647	44.314	46.928	52.620
26	11.160	12.198	15.379	25.337	38.885	41.923	45.642	48.290	54.052
27	11.808	12.879	16.151	26.336	40.113	43.195	46.963	49.645	55.476
28	12.461	13.565	16.928	27.336	41.337	44.467	48.278	50.993	56.892
29	13.121	14.257	17.708	28.336	42.557	45.722	49.588	52.336	58.301
30	13.787	14.954	18.493	29.336	43.773	46.979	50.892	53.672	59.703
31	14.458	15.656	19.281	30.336	44.985	48.232	52.191	55.003	61.098
32	15.134	16.362	20.072	31.336	46.194	49.480	53.486	56.328	62.487
33	15.815	17.074	20.867	32.336	47.400	50.725	54.776	57.648	63.870
34	16.501	17.789	21.664	33.336	48.602	51.966	56.061	58.964	65.247
35	17.192	18.509	22.465	34.336	49.802	53.203	57.342	60.275	66.619
36	17.887	19.233	23.269	35.336	50.999	54.437	58.619	61.581	67.985
37	18.586	19.960	24.075	36.336	52.192	55.668	59.893	62.883	69.347
38	19.289	20.691	24.884	37.336	53.384	56.896	61.162	64.181	70.703
39	19.996	21.426	25.695	38.336	54.572	58.120	62.428	65.476	72.055
40	20.707	22.164	26.509	39.335	55.759	59.342	63.691	66.766	73.402
50	27.991	29.707	34.764	49.335	67.505	71.420	76.154	79.490	86.661
60	35.535	37.485	43.188	59.335	79.082	83.298	88.379	91.952	99.607
70	43.275	45.442	51.739	69.335	90.531	95.023	100.425	104.215	112.317
80	51.172	53.540	60.392	79.334	101.880	106.629	112.329	116.321	124.839
90	59.196	61.754	69.126	89.334	113.145	118.136	124.116	128.299	137.208
100	67.328	70.065	77.930	99.334	124.342	129.561	135.807	140.169	149.449
120	83.852	86.923	95.705	119.334	146.567	152.211	158.950	163.648	173.617
140	100.655	104.034	113.659	139.334	168.613	174.648	181.840	186.847	197.451
160	117.679	121.346	131.756	159.334	190.516	196.915	204.530	209.824	221.019
180	134.884	138.820	149.969	179.334	212.304	219.044	227.056	232.620	244.370
200	152.241	156.432	168.279	199.334	233.994	241.058	249.445	255.264	267.541
240	187.324	191.990	205.135	239.334	277.138	284.802	293.888	300.182	313.437

（例）自由度10の上側5％を与えるカイ2乗値を求める。
　　左側の自由度10と，上側の.050（5％）の交点の値18.307を読む。この値が求めるカイ2乗値である。

〔付表3〕 t分布の自由度と上側確率（両側確率）のパーセント点

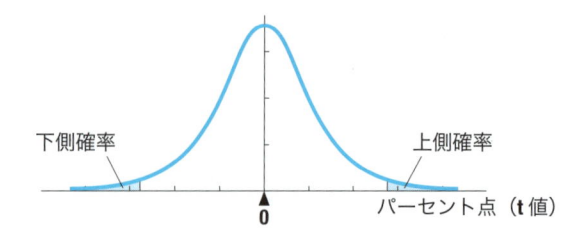

上側確率（両側）\自由度	.250 (.500)	.200 (.400)	.150 (.300)	.100 (.200)	.050 (.100)	.025 (.050)	.010 (.020)	.005 (.010)	.0005 (.0010)
1	1.000	1.376	1.963	3.078	6.314	12.706	31.821	63.657	636.619
2	.816	1.061	1.386	1.886	2.920	4.303	6.965	9.925	31.599
3	.765	.978	1.250	1.638	2.353	3.182	4.541	5.841	12.924
4	.741	.941	1.190	1.533	2.132	2.776	3.747	4.604	8.610
5	.727	.920	1.156	1.476	2.015	2.571	3.365	4.032	6.869
6	.718	.906	1.134	1.440	1.943	2.447	3.143	3.707	5.959
7	.711	.896	1.119	1.415	1.895	2.365	2.998	3.499	5.408
8	.706	.889	1.108	1.397	1.860	2.306	2.896	3.355	5.041
9	.703	.883	1.100	1.383	1.833	2.262	2.821	3.250	4.781
10	.700	.879	1.093	1.372	1.812	2.228	2.764	3.169	4.587
11	.697	.876	1.088	1.363	1.796	2.201	2.718	3.106	4.437
12	.695	.873	1.083	1.356	1.782	2.179	2.681	3.055	4.318
13	.694	.870	1.079	1.350	1.771	2.160	2.650	3.012	4.221
14	.692	.868	1.076	1.345	1.761	2.145	2.624	2.977	4.140
15	.691	.866	1.074	1.341	1.753	2.131	2.602	2.947	4.073
16	.690	.865	1.071	1.337	1.746	2.120	2.583	2.921	4.015
17	.689	.863	1.069	1.333	1.740	2.110	2.567	2.898	3.965
18	.688	.862	1.067	1.330	1.734	2.101	2.552	2.878	3.922
19	.688	.861	1.066	1.328	1.729	2.093	2.539	2.861	3.883
20	.687	.860	1.064	1.325	1.725	2.086	2.528	2.845	3.850
21	.686	.859	1.063	1.323	1.721	2.080	2.518	2.831	3.819
22	.686	.858	1.061	1.321	1.717	2.074	2.508	2.819	3.792
23	.685	.858	1.060	1.319	1.714	2.069	2.500	2.807	3.768
24	.685	.857	1.059	1.318	1.711	2.064	2.492	2.797	3.745
25	.684	.856	1.058	1.316	1.708	2.060	2.485	2.787	3.725
26	.684	.856	1.058	1.315	1.706	2.056	2.479	2.779	3.707
27	.684	.855	1.057	1.314	1.703	2.052	2.473	2.771	3.690
28	.683	.855	1.056	1.313	1.701	2.048	2.467	2.763	3.674
29	.683	.854	1.055	1.311	1.699	2.045	2.462	2.756	3.659
30	.683	.854	1.055	1.310	1.697	2.042	2.457	2.750	3.646
31	.682	.853	1.054	1.309	1.696	2.040	2.453	2.744	3.633
32	.682	.853	1.054	1.309	1.694	2.037	2.449	2.738	3.622
33	.682	.853	1.053	1.308	1.692	2.035	2.445	2.733	3.611
34	.682	.852	1.052	1.307	1.691	2.032	2.441	2.728	3.601
35	.682	.852	1.052	1.306	1.690	2.030	2.438	2.724	3.591
36	.681	.852	1.052	1.306	1.688	2.028	2.434	2.719	3.582
37	.681	.851	1.051	1.305	1.687	2.026	2.431	2.715	3.574
38	.681	.851	1.051	1.304	1.686	2.024	2.429	2.712	3.566
39	.681	.851	1.050	1.304	1.685	2.023	2.426	2.708	3.558
40	.681	.851	1.050	1.303	1.684	2.021	2.423	2.704	3.551
41	.681	.850	1.050	1.303	1.683	2.020	2.421	2.701	3.544
42	.680	.850	1.049	1.302	1.682	2.018	2.418	2.698	3.538
43	.680	.850	1.049	1.302	1.681	2.017	2.416	2.695	3.532
44	.680	.850	1.049	1.301	1.680	2.015	2.414	2.692	3.526
45	.680	.850	1.049	1.301	1.679	2.014	2.412	2.690	3.520
46	.680	.850	1.048	1.300	1.679	2.013	2.410	2.687	3.515
47	.680	.849	1.048	1.300	1.678	2.012	2.408	2.685	3.510
48	.680	.849	1.048	1.299	1.677	2.011	2.407	2.682	3.505
49	.680	.849	1.048	1.299	1.677	2.010	2.405	2.680	3.500
50	.679	.849	1.047	1.299	1.676	2.009	2.403	2.678	3.496
60	.679	.848	1.045	1.296	1.671	2.000	2.390	2.660	3.460
80	.678	.846	1.043	1.292	1.664	1.990	2.374	2.639	3.416
120	.677	.845	1.041	1.289	1.658	1.980	2.358	2.617	3.373
240	.676	.843	1.039	1.285	1.651	1.970	2.342	2.596	3.332
∞	.674	.842	1.036	1.282	1.645	1.960	2.326	2.576	3.291

t分布の自由度と上側確率（両側確率）に対応するパーセント点を与える。

（例）自由度40の両側5％点を求める。左側の自由度40と，上側の.025（.050）の交点の数字を読むと，2.021である。この値が求める両側5％点である。

自由度∞の各パーセント点の値は標準正規分布の値と一致する。

〔付表 4〕 小数自由度の t 分布のパーセント点
（ウェルチの検定に使用）

上側確率（両側）　自由度	.250 (.500)	.200 (.400)	.150 (.300)	.100 (.200)	.050 (.100)	.025 (.050)	.010 (.020)	.005 (.010)	.0005 (.0010)
.5	1.554	2.513	4.538	10.270	41.136	**164.558**	1028.491	**4113.965**	411396.462
.6	1.334	2.033	3.371	6.704	21.362	**67.844**	312.438	**991.931**	46041.352
.7	1.200	1.759	2.754	5.010	13.587	**36.611**	135.572	**364.935**	9790.118
.8	1.111	1.584	2.381	4.063	9.787	**23.328**	73.364	**174.498**	3103.087
.9	1.048	1.464	2.135	3.474	7.645	**16.580**	45.935	**99.237**	1281.727
1.0	1.000	1.376	1.963	3.078	6.314	**12.706**	31.821	**63.657**	636.619
1.1	.963	1.310	1.835	2.796	5.424	**10.277**	23.706	**44.538**	361.327
1.2	.934	1.258	1.737	2.587	4.796	**8.649**	18.640	**33.239**	226.538
1.3	.910	1.216	1.660	2.426	4.333	**7.501**	15.269	**26.058**	153.266
1.4	.890	1.182	1.598	2.299	3.981	**6.657**	12.913	**21.225**	110.049
1.5	.873	1.153	1.547	2.196	3.705	**6.017**	11.197	**17.820**	82.847
1.6	.858	1.129	1.504	2.112	3.484	**5.517**	9.907	**15.331**	64.800
1.7	.846	1.108	1.468	2.041	3.304	**5.119**	8.910	**13.454**	52.295
1.8	.835	1.090	1.437	1.981	3.154	**4.795**	8.122	**12.001**	43.311
1.9	.825	1.075	1.410	1.930	3.028	**4.527**	7.486	**10.851**	36.657
2.0	.816	1.061	1.386	1.886	2.920	**4.303**	6.965	**9.925**	31.599
2.2	.802	1.037	1.347	1.812	2.747	**3.949**	6.165	**8.535**	24.550
2.4	.790	1.018	1.315	1.755	2.614	**3.684**	5.586	**7.552**	19.982
2.6	.780	1.003	1.289	1.708	2.509	**3.478**	5.149	**6.827**	16.848
2.8	.772	.990	1.268	1.670	2.424	**3.315**	4.811	**6.274**	14.598
3.0	.765	.978	1.250	1.638	2.353	**3.182**	4.541	**5.841**	12.924
3.2	.759	.969	1.234	1.611	2.295	**3.073**	4.321	**5.493**	11.640
3.4	.753	.961	1.221	1.587	2.245	**2.981**	4.140	**5.209**	10.631
3.6	.749	.953	1.209	1.567	2.202	**2.902**	3.988	**4.973**	9.821
3.8	.744	.947	1.199	1.549	2.164	**2.835**	3.858	**4.774**	9.159
4.0	.741	.941	1.190	1.533	2.132	**2.776**	3.747	**4.604**	8.610
4.2	.737	.936	1.181	1.519	2.103	**2.725**	3.650	**4.458**	8.149
4.4	.734	.931	1.174	1.507	2.077	**2.680**	3.566	**4.330**	7.756
4.6	.732	.927	1.167	1.495	2.054	**2.639**	3.491	**4.219**	7.418
4.8	.729	.923	1.161	1.485	2.034	**2.603**	3.424	**4.120**	7.125
5.0	.727	.920	1.156	1.476	2.015	**2.571**	3.365	**4.032**	6.869
5.5	.722	.912	1.144	1.456	1.975	**2.502**	3.241	**3.850**	6.351
6.0	.718	.906	1.134	1.440	1.943	**2.447**	3.143	**3.707**	5.959
6.5	.714	.900	1.126	1.426	1.917	**2.402**	3.063	**3.593**	5.653
7.0	.711	.896	1.119	1.415	1.895	**2.365**	2.998	**3.499**	5.408
7.5	.709	.892	1.113	1.405	1.876	**2.333**	2.943	**3.421**	5.208
8.0	.706	.889	1.108	1.397	1.860	**2.306**	2.896	**3.355**	5.041
8.5	.704	.886	1.104	1.389	1.845	**2.283**	2.856	**3.299**	4.901
9.0	.703	.883	1.100	1.383	1.833	**2.262**	2.821	**3.250**	4.781
9.5	.701	.881	1.096	1.377	1.822	**2.244**	2.791	**3.207**	4.677
10.0	.700	.879	1.093	1.372	1.812	**2.228**	2.764	**3.169**	4.587

t 分布で自由度が小数を含む場合の上側確率および両側確率のそれぞれのパーセント点を与える。

（例）自由度 4.2 の両側 5％点を求める。

　　左側の自由度 4.2 と上側 .025（.050）の交点の値 2.725 を読む。これが求める両側 5％点の値である。

　　自由度が 10 を越える場合は，付表 3 の t 分布表を用いて各パーセント点を求めればよい。

〔付表 5-1〕 F 分布の自由度と上側 5% 点（1）

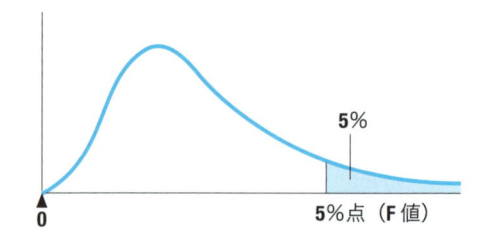

自由度 2 \ 自由度 1	1	2	3	4	5	6	7	8	9
1	161.448	199.500	215.707	224.583	230.162	233.986	236.768	238.883	240.543
2	18.513	19.000	19.164	19.247	19.296	19.330	19.353	19.371	19.385
3	10.128	9.552	9.277	9.117	9.013	8.941	8.887	8.845	8.812
4	7.709	6.944	6.591	6.388	6.256	6.163	6.094	6.041	5.999
5	6.608	5.786	5.409	5.192	5.050	4.950	4.876	4.818	4.772
6	5.987	5.143	4.757	4.534	4.387	4.284	4.207	4.147	4.099
7	5.591	4.737	4.347	4.120	3.972	3.866	3.787	3.726	3.677
8	5.318	4.459	4.066	3.838	3.687	3.581	3.500	3.438	3.388
9	5.117	4.256	3.863	3.633	3.482	3.374	3.293	3.230	3.179
10	4.965	4.103	3.708	3.478	3.326	3.217	3.135	3.072	3.020
11	4.844	3.982	3.587	3.357	3.204	3.095	3.012	2.948	2.896
12	4.747	3.885	3.490	3.259	3.106	2.996	2.913	2.849	2.796
13	4.667	3.806	3.411	3.179	3.025	2.915	2.832	2.767	2.714
14	4.600	3.739	3.344	3.112	2.958	2.848	2.764	2.699	2.646
15	4.543	3.682	3.287	3.056	2.901	2.790	2.707	2.641	2.588
16	4.494	3.634	3.239	3.007	2.852	2.741	2.657	2.591	2.538
17	4.451	3.592	3.197	2.965	2.810	2.699	2.614	2.548	2.494
18	4.414	3.555	3.160	2.928	2.773	2.661	2.577	2.510	2.456
19	4.381	3.522	3.127	2.895	2.740	2.628	2.544	2.477	2.423
20	4.351	3.493	3.098	2.866	2.711	2.599	2.514	2.447	2.393
21	4.325	3.467	3.072	2.840	2.685	2.573	2.488	2.420	2.366
22	4.301	3.443	3.049	2.817	2.661	2.549	2.464	2.397	2.342
23	4.279	3.422	3.028	2.796	2.640	2.528	2.442	2.375	2.320
24	4.260	3.403	3.009	2.776	2.621	2.508	2.423	2.355	2.300
25	4.242	3.385	2.991	2.759	2.603	2.490	2.405	2.337	2.282
26	4.225	3.369	2.975	2.743	2.587	2.474	2.388	2.321	2.265
27	4.210	3.354	2.960	2.728	2.572	2.459	2.373	2.305	2.250
28	4.196	3.340	2.947	2.714	2.558	2.445	2.359	2.291	2.236
29	4.183	3.328	2.934	2.701	2.545	2.432	2.346	2.278	2.223
30	4.171	3.316	2.922	2.690	2.534	2.421	2.334	2.266	2.211
31	4.160	3.305	2.911	2.679	2.523	2.409	2.323	2.255	2.199
32	4.149	3.295	2.901	2.668	2.512	2.399	2.313	2.244	2.189
33	4.139	3.285	2.892	2.659	2.503	2.389	2.303	2.235	2.179
34	4.130	3.276	2.883	2.650	2.494	2.380	2.294	2.225	2.170
35	4.121	3.267	2.874	2.641	2.485	2.372	2.285	2.217	2.161
36	4.113	3.259	2.866	2.634	2.477	2.364	2.277	2.209	2.153
37	4.105	3.252	2.859	2.626	2.470	2.356	2.270	2.201	2.145
38	4.098	3.245	2.852	2.619	2.463	2.349	2.262	2.194	2.138
39	4.091	3.238	2.845	2.612	2.456	2.342	2.255	2.187	2.131
40	4.085	3.232	2.839	2.606	2.449	2.336	2.249	2.180	2.124
41	4.079	3.226	2.833	2.600	2.443	2.330	2.243	2.174	2.118
42	4.073	3.220	2.827	2.594	2.438	2.324	2.237	2.168	2.112
43	4.067	3.214	2.822	2.589	2.432	2.318	2.232	2.163	2.106
44	4.062	3.209	2.816	2.584	2.427	2.313	2.226	2.157	2.101
45	4.057	3.204	2.812	2.579	2.422	2.308	2.221	2.152	2.096
46	4.052	3.200	2.807	2.574	2.417	2.304	2.216	2.147	2.091
47	4.047	3.195	2.802	2.570	2.413	2.299	2.212	2.143	2.086
48	4.043	3.191	2.798	2.565	2.409	2.295	2.207	2.138	2.082
49	4.038	3.187	2.794	2.561	2.404	2.290	2.203	2.134	2.077
50	4.034	3.183	2.790	2.557	2.400	2.286	2.199	2.130	2.073
60	4.001	3.150	2.758	2.525	2.368	2.254	2.167	2.097	2.040
80	3.960	3.111	2.719	2.486	2.329	2.214	2.126	2.056	1.999
120	3.920	3.072	2.680	2.447	2.290	2.175	2.087	2.016	1.959
240	3.880	3.033	2.642	2.409	2.252	2.136	2.048	1.977	1.919
∞	3.841	2.996	2.605	2.372	2.214	2.099	2.010	1.938	1.880

F 分布の各自由度に対する上側 5% 点の値を与える。

（例）自由度（6，10）の場合の上側 5% 点を求める。
　　上側の自由度 1 が 6 の箇所と，左側の自由度 2 が 10 の箇所の交点の値を読む。3.217 が求める値である。

〔付表 5-2〕 F 分布の自由度と上側 5％点（2）

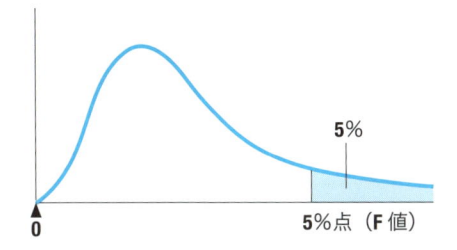

自由度1 / 自由度2	10	12	15	20	24	30	40	60	120	∞
1	241.882	243.906	245.950	248.013	249.052	250.095	251.143	252.196	253.253	254.314
2	19.396	19.413	19.429	19.446	19.454	19.462	19.471	19.479	19.487	19.496
3	8.786	8.745	8.703	8.660	8.639	8.617	8.594	8.572	8.549	8.526
4	5.964	5.912	5.858	5.803	5.774	5.746	5.717	5.688	5.658	5.628
5	4.735	4.678	4.619	4.558	4.527	4.496	4.464	4.431	4.398	4.365
6	4.060	4.000	3.938	3.874	3.841	3.808	3.774	3.740	3.705	3.669
7	3.637	3.575	3.511	3.445	3.410	3.376	3.340	3.304	3.267	3.230
8	3.347	3.284	3.218	3.150	3.115	3.079	3.043	3.005	2.967	2.928
9	3.137	3.073	3.006	2.936	2.900	2.864	2.826	2.787	2.748	2.707
10	2.978	2.913	2.845	2.774	2.737	2.700	2.661	2.621	2.580	2.538
11	2.854	2.788	2.719	2.646	2.609	2.570	2.531	2.490	2.448	2.404
12	2.753	2.687	2.617	2.544	2.505	2.466	2.426	2.384	2.341	2.296
13	2.671	2.604	2.533	2.459	2.420	2.380	2.339	2.297	2.252	2.206
14	2.602	2.534	2.463	2.388	2.349	2.308	2.266	2.223	2.178	2.131
15	2.544	2.475	2.403	2.328	2.288	2.247	2.204	2.160	2.114	2.066
16	2.494	2.425	2.352	2.276	2.235	2.194	2.151	2.106	2.059	2.010
17	2.450	2.381	2.308	2.230	2.190	2.148	2.104	2.058	2.011	1.960
18	2.412	2.342	2.269	2.191	2.150	2.107	2.063	2.017	1.968	1.917
19	2.378	2.308	2.234	2.155	2.114	2.071	2.026	1.980	1.930	1.878
20	2.348	2.278	2.203	2.124	2.082	2.039	1.994	1.946	1.896	1.843
21	2.321	2.250	2.176	2.096	2.054	2.010	1.965	1.916	1.866	1.812
22	2.297	2.226	2.151	2.071	2.028	1.984	1.938	1.889	1.838	1.783
23	2.275	2.204	2.128	2.048	2.005	1.961	1.914	1.865	1.813	1.757
24	2.255	2.183	2.108	2.027	1.984	1.939	1.892	1.842	1.790	1.733
25	2.236	2.165	2.089	2.007	1.964	1.919	1.872	1.822	1.768	1.711
26	2.220	2.148	2.072	1.990	1.946	1.901	1.853	1.803	1.749	1.691
27	2.204	2.132	2.056	1.974	1.930	1.884	1.836	1.785	1.731	1.672
28	2.190	2.118	2.041	1.959	1.915	1.869	1.820	1.769	1.714	1.654
29	2.177	2.104	2.027	1.945	1.901	1.854	1.806	1.754	1.698	1.638
30	2.165	2.092	2.015	1.932	1.887	1.841	1.792	1.740	1.683	1.622
31	2.153	2.080	2.003	1.920	1.875	1.828	1.779	1.726	1.670	1.608
32	2.142	2.070	1.992	1.908	1.864	1.817	1.767	1.714	1.657	1.594
33	2.133	2.060	1.982	1.898	1.853	1.806	1.756	1.702	1.645	1.581
34	2.123	2.050	1.972	1.888	1.843	1.795	1.745	1.691	1.633	1.569
35	2.114	2.041	1.963	1.878	1.833	1.786	1.735	1.681	1.623	1.558
36	2.106	2.033	1.954	1.870	1.824	1.776	1.726	1.671	1.612	1.547
37	2.098	2.025	1.946	1.861	1.816	1.768	1.717	1.662	1.603	1.537
38	2.091	2.017	1.939	1.853	1.808	1.760	1.708	1.653	1.594	1.527
39	2.084	2.010	1.931	1.846	1.800	1.752	1.700	1.645	1.585	1.518
40	2.077	2.003	1.924	1.839	1.793	1.744	1.693	1.637	1.577	1.509
41	2.071	1.997	1.918	1.832	1.786	1.737	1.686	1.630	1.569	1.500
42	2.065	1.991	1.912	1.826	1.780	1.731	1.679	1.623	1.561	1.492
43	2.059	1.985	1.906	1.820	1.773	1.724	1.672	1.616	1.554	1.485
44	2.054	1.980	1.900	1.814	1.767	1.718	1.666	1.609	1.547	1.477
45	2.049	1.974	1.895	1.808	1.762	1.713	1.660	1.603	1.541	1.470
46	2.044	1.969	1.890	1.803	1.756	1.707	1.654	1.597	1.534	1.463
47	2.039	1.965	1.885	1.798	1.751	1.702	1.649	1.591	1.528	1.457
48	2.035	1.960	1.880	1.793	1.746	1.697	1.644	1.586	1.522	1.450
49	2.030	1.956	1.876	1.789	1.742	1.692	1.639	1.581	1.517	1.444
50	2.026	1.952	1.871	1.784	1.737	1.687	1.634	1.576	1.511	1.438
60	1.993	1.917	1.836	1.748	1.700	1.649	1.594	1.534	1.467	1.389
80	1.951	1.875	1.793	1.703	1.654	1.602	1.545	1.482	1.411	1.325
120	1.910	1.834	1.750	1.659	1.608	1.554	1.495	1.429	1.352	1.254
240	1.870	1.793	1.708	1.614	1.563	1.507	1.445	1.375	1.290	1.170
∞	1.831	1.752	1.666	1.571	1.517	1.459	1.394	1.318	1.221	1.000

F 分布の各自由度に対する上側 5％点の値を与える。

〔付表 5-3〕 F分布の自由度と上側 2.5％点（1）

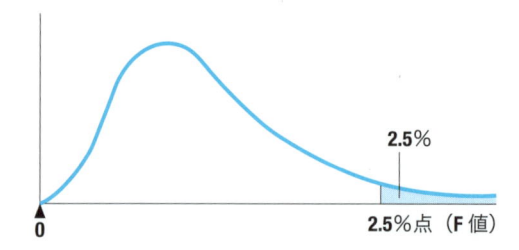

2.5％

2.5％点（F値）

自由度 1 自由度 2	1	2	3	4	5	6	7	8	9
1	647.789	799.500	864.163	899.583	921.848	937.111	948.217	956.656	963.285
2	38.506	39.000	39.165	39.248	39.298	39.331	39.355	39.373	39.387
3	17.443	16.044	15.439	15.101	14.885	14.735	14.624	14.540	14.473
4	12.218	10.649	9.979	9.605	9.364	9.197	9.074	8.980	8.905
5	10.007	8.434	7.764	7.388	7.146	6.978	6.853	6.757	6.681
6	8.813	7.260	6.599	6.227	5.988	5.820	5.695	5.600	5.523
7	8.073	6.542	5.890	5.523	5.285	5.119	4.995	4.899	4.823
8	7.571	6.059	5.416	5.053	4.817	4.652	4.529	4.433	4.357
9	7.209	5.715	5.078	4.718	4.484	4.320	4.197	4.102	4.026
10	6.937	5.456	4.826	4.468	4.236	4.072	3.950	3.855	3.779
11	6.724	5.256	4.630	4.275	4.044	3.881	3.759	3.664	3.588
12	6.554	5.096	4.474	4.121	3.891	3.728	3.607	3.512	3.436
13	6.414	4.965	4.347	3.996	3.767	3.604	3.483	3.388	3.312
14	6.298	4.857	4.242	3.892	3.663	3.501	3.380	3.285	3.209
15	6.200	4.765	4.153	3.804	3.576	3.415	3.293	3.199	3.123
16	6.115	4.687	4.077	3.729	3.502	3.341	3.219	3.125	3.049
17	6.042	4.619	4.011	3.665	3.438	3.277	3.156	3.061	2.985
18	5.978	4.560	3.954	3.608	3.382	3.221	3.100	3.005	2.929
19	5.922	4.508	3.903	3.559	3.333	3.172	3.051	2.956	2.880
20	5.871	4.461	3.859	3.515	3.289	3.128	3.007	2.913	2.837
21	5.827	4.420	3.819	3.475	3.250	3.090	2.969	2.874	2.798
22	5.786	4.383	3.783	3.440	3.215	3.055	2.934	2.839	2.763
23	5.750	4.349	3.750	3.408	3.183	3.023	2.902	2.808	2.731
24	5.717	4.319	3.721	3.379	3.155	2.995	2.874	2.779	2.703
25	5.686	4.291	3.694	3.353	3.129	2.969	2.848	2.753	2.677
26	5.659	4.265	3.670	3.329	3.105	2.945	2.824	2.729	2.653
27	5.633	4.242	3.647	3.307	3.083	2.923	2.802	2.707	2.631
28	5.610	4.221	3.626	3.286	3.063	2.903	2.782	2.687	2.611
29	5.588	4.201	3.607	3.267	3.044	2.884	2.763	2.669	2.592
30	5.568	4.182	3.589	3.250	3.026	2.867	2.746	2.651	2.575
31	5.549	4.165	3.573	3.234	3.010	2.851	2.730	2.635	2.558
32	5.531	4.149	3.557	3.218	2.995	2.836	2.715	2.620	2.543
33	5.515	4.134	3.543	3.204	2.981	2.822	2.701	2.606	2.529
34	5.499	4.120	3.529	3.191	2.968	2.808	2.688	2.593	2.516
35	5.485	4.106	3.517	3.179	2.956	2.796	2.676	2.581	2.504
36	5.471	4.094	3.505	3.167	2.944	2.785	2.664	2.569	2.492
37	5.458	4.082	3.493	3.156	2.933	2.774	2.653	2.558	2.481
38	5.446	4.071	3.483	3.145	2.923	2.763	2.643	2.548	2.471
39	5.435	4.061	3.473	3.135	2.913	2.754	2.633	2.538	2.461
40	5.424	4.051	3.463	3.126	2.904	2.744	2.624	2.529	2.452
41	5.414	4.042	3.454	3.117	2.895	2.736	2.615	2.520	2.443
42	5.404	4.033	3.446	3.109	2.887	2.727	2.607	2.512	2.435
43	5.395	4.024	3.438	3.101	2.879	2.719	2.599	2.504	2.427
44	5.386	4.016	3.430	3.093	2.871	2.712	2.591	2.496	2.419
45	5.377	4.009	3.422	3.086	2.864	2.705	2.584	2.489	2.412
46	5.369	4.001	3.415	3.079	2.857	2.698	2.577	2.482	2.405
47	5.361	3.994	3.409	3.073	2.851	2.691	2.571	2.476	2.399
48	5.354	3.987	3.402	3.066	2.844	2.685	2.565	2.470	2.393
49	5.347	3.981	3.396	3.060	2.838	2.679	2.559	2.464	2.387
50	5.340	3.975	3.390	3.054	2.833	2.674	2.553	2.458	2.381
60	5.286	3.925	3.343	3.008	2.786	2.627	2.507	2.412	2.334
80	5.218	3.864	3.284	2.950	2.730	2.571	2.450	2.355	2.277
120	5.152	3.805	3.227	2.894	2.674	2.515	2.395	2.299	2.222
240	5.088	3.746	3.171	2.839	2.620	2.461	2.341	2.245	2.167
∞	5.024	3.689	3.116	2.786	2.567	2.408	2.288	2.192	2.114

F分布の各自由度に対する上側 2.5％点の値を与える。

〔付表 5-4〕 F 分布の自由度と上側 2.5％点（2）

自由度1 / 自由度2	10	12	15	20	24	30	40	60	120	∞
1	968.627	976.708	984.867	993.103	997.249	1001.414	1005.598	1009.800	1014.020	1018.258
2	39.398	39.415	39.431	39.448	39.456	39.465	39.473	39.481	39.490	39.498
3	14.419	14.337	14.253	14.167	14.124	14.081	14.037	13.992	13.947	13.902
4	8.844	8.751	8.657	8.560	8.511	8.461	8.411	8.360	8.309	8.257
5	6.619	6.525	6.428	6.329	6.278	6.227	6.175	6.123	6.069	6.015
6	5.461	5.366	5.269	5.168	5.117	5.065	5.012	4.959	4.904	4.849
7	4.761	4.666	4.568	4.467	4.415	4.362	4.309	4.254	4.199	4.142
8	4.295	4.200	4.101	3.999	3.947	3.894	3.840	3.784	3.728	3.670
9	3.964	3.868	3.769	3.667	3.614	3.560	3.505	3.449	3.392	3.333
10	3.717	3.621	3.522	3.419	3.365	3.311	3.255	3.198	3.140	3.080
11	3.526	3.430	3.330	3.226	3.173	3.118	3.061	3.004	2.944	2.883
12	3.374	3.277	3.177	3.073	3.019	2.963	2.906	2.848	2.787	2.725
13	3.250	3.153	3.053	2.948	2.893	2.837	2.780	2.720	2.659	2.595
14	3.147	3.050	2.949	2.844	2.789	2.732	2.674	2.614	2.552	2.487
15	3.060	2.963	2.862	2.756	2.701	2.644	2.585	2.524	2.461	2.395
16	2.986	2.889	2.788	2.681	2.625	2.568	2.509	2.447	2.383	2.316
17	2.922	2.825	2.723	2.616	2.560	2.502	2.442	2.380	2.315	2.247
18	2.866	2.769	2.667	2.559	2.503	2.445	2.384	2.321	2.256	2.187
19	2.817	2.720	2.617	2.509	2.452	2.394	2.333	2.270	2.203	2.133
20	2.774	2.676	2.573	2.464	2.408	2.349	2.287	2.223	2.156	2.085
21	2.735	2.637	2.534	2.425	2.368	2.308	2.246	2.182	2.114	2.042
22	2.700	2.602	2.498	2.389	2.331	2.272	2.210	2.145	2.076	2.003
23	2.668	2.570	2.466	2.357	2.299	2.239	2.176	2.111	2.041	1.968
24	2.640	2.541	2.437	2.327	2.269	2.209	2.146	2.080	2.010	1.935
25	2.613	2.515	2.411	2.300	2.242	2.182	2.118	2.052	1.981	1.906
26	2.590	2.491	2.387	2.276	2.217	2.157	2.093	2.026	1.954	1.878
27	2.568	2.469	2.364	2.253	2.195	2.133	2.069	2.002	1.930	1.853
28	2.547	2.448	2.344	2.232	2.174	2.112	2.048	1.980	1.907	1.829
29	2.529	2.430	2.325	2.213	2.154	2.092	2.028	1.959	1.886	1.807
30	2.511	2.412	2.307	2.195	2.136	2.074	2.009	1.940	1.866	1.787
31	2.495	2.396	2.291	2.178	2.119	2.057	1.991	1.922	1.848	1.768
32	2.480	2.381	2.275	2.163	2.103	2.041	1.975	1.905	1.831	1.750
33	2.466	2.366	2.261	2.148	2.088	2.026	1.960	1.890	1.815	1.733
34	2.453	2.353	2.248	2.135	2.075	2.012	1.946	1.875	1.799	1.717
35	2.440	2.341	2.235	2.122	2.062	1.999	1.932	1.861	1.785	1.702
36	2.429	2.329	2.223	2.110	2.049	1.986	1.919	1.848	1.772	1.687
37	2.418	2.318	2.212	2.098	2.038	1.974	1.907	1.836	1.759	1.674
38	2.407	2.307	2.201	2.088	2.027	1.963	1.896	1.824	1.747	1.661
39	2.397	2.298	2.191	2.077	2.017	1.953	1.885	1.813	1.735	1.649
40	2.388	2.288	2.182	2.068	2.007	1.943	1.875	1.803	1.724	1.637
41	2.379	2.279	2.173	2.059	1.998	1.933	1.866	1.793	1.714	1.626
42	2.371	2.271	2.164	2.050	1.989	1.924	1.856	1.783	1.704	1.615
43	2.363	2.263	2.156	2.042	1.980	1.916	1.848	1.774	1.694	1.605
44	2.355	2.255	2.149	2.034	1.972	1.908	1.839	1.766	1.685	1.596
45	2.348	2.248	2.141	2.026	1.965	1.900	1.831	1.757	1.677	1.586
46	2.341	2.241	2.134	2.019	1.957	1.893	1.824	1.750	1.668	1.578
47	2.335	2.234	2.127	2.012	1.951	1.885	1.816	1.742	1.661	1.569
48	2.329	2.228	2.121	2.006	1.944	1.879	1.809	1.735	1.653	1.561
49	2.323	2.222	2.115	1.999	1.937	1.872	1.803	1.728	1.646	1.553
50	2.317	2.216	2.109	1.993	1.931	1.866	1.796	1.721	1.639	1.545
60	2.270	2.169	2.061	1.944	1.882	1.815	1.744	1.667	1.581	1.482
80	2.213	2.111	2.003	1.884	1.820	1.752	1.679	1.599	1.508	1.400
120	2.157	2.055	1.945	1.825	1.760	1.690	1.614	1.530	1.433	1.310
240	2.102	1.999	1.888	1.766	1.700	1.628	1.549	1.460	1.354	1.206
∞	2.048	1.945	1.833	1.708	1.640	1.566	1.484	1.388	1.268	1.000

F 分布の各自由度に対する上側 2.5％点の値を与える。

〔付表 5-5〕 F 分布の自由度と上側 1%点（1）

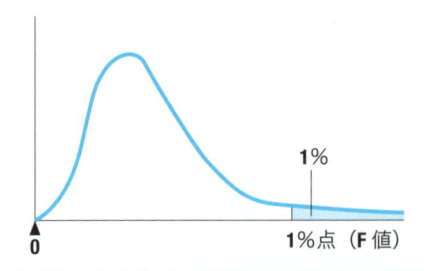

F 分布の各自由度に対する上側 1%点の値を与える。

自由度 1 \ 自由度 2	1	2	3	4	5	6	7	8	9
1	4052.181	4999.500	5403.352	5624.583	5763.650	5858.986	5928.356	5981.070	6022.473
2	98.503	99.000	99.166	99.249	99.299	99.333	99.356	99.374	99.388
3	34.116	30.817	29.457	28.710	28.237	27.911	27.672	27.489	27.345
4	21.198	18.000	16.694	15.977	15.522	15.207	14.976	14.799	14.659
5	16.258	13.274	12.060	11.392	10.967	10.672	10.456	10.289	10.158
6	13.745	10.925	9.780	9.148	8.746	8.466	8.260	8.102	7.976
7	12.246	9.547	8.451	7.847	7.460	7.191	6.993	6.840	6.719
8	11.259	8.649	7.591	7.006	6.632	6.371	6.178	6.029	5.911
9	10.561	8.022	6.992	6.422	6.057	5.802	5.613	5.467	5.351
10	10.044	7.559	6.552	5.994	5.636	5.386	5.200	5.057	4.942
11	9.646	7.206	6.217	5.668	5.316	5.069	4.886	4.744	4.632
12	9.330	6.927	5.953	5.412	5.064	4.821	4.640	4.499	4.388
13	9.074	6.701	5.739	5.205	4.862	4.620	4.441	4.302	4.191
14	8.862	6.515	5.564	5.035	4.695	4.456	4.278	4.140	4.030
15	8.683	6.359	5.417	4.893	4.556	4.318	4.142	4.004	3.895
16	8.531	6.226	5.292	4.773	4.437	4.202	4.026	3.890	3.780
17	8.400	6.112	5.185	4.669	4.336	4.102	3.927	3.791	3.682
18	8.285	6.013	5.092	4.579	4.248	4.015	3.841	3.705	3.597
19	8.185	5.926	5.010	4.500	4.171	3.939	3.765	3.631	3.523
20	8.096	5.849	4.938	4.431	4.103	3.871	3.699	3.564	3.457
21	8.017	5.780	4.874	4.369	4.042	3.812	3.640	3.506	3.398
22	7.945	5.719	4.817	4.313	3.988	3.758	3.587	3.453	3.346
23	7.881	5.664	4.765	4.264	3.939	3.710	3.539	3.406	3.299
24	7.823	5.614	4.718	4.218	3.895	3.667	3.496	3.363	3.256
25	7.770	5.568	4.675	4.177	3.855	3.627	3.457	3.324	3.217
26	7.721	5.526	4.637	4.140	3.818	3.591	3.421	3.288	3.182
27	7.677	5.488	4.601	4.106	3.785	3.558	3.388	3.256	3.149
28	7.636	5.453	4.568	4.074	3.754	3.528	3.358	3.226	3.120
29	7.598	5.420	4.538	4.045	3.725	3.499	3.330	3.198	3.092
30	7.562	5.390	4.510	4.018	3.699	3.473	3.304	3.173	3.067
31	7.530	5.362	4.484	3.993	3.675	3.449	3.281	3.149	3.043
32	7.499	5.336	4.459	3.969	3.652	3.427	3.258	3.127	3.021
33	7.471	5.312	4.437	3.948	3.630	3.406	3.238	3.106	3.000
34	7.444	5.289	4.416	3.927	3.611	3.386	3.218	3.087	2.981
35	7.419	5.268	4.396	3.908	3.592	3.368	3.200	3.069	2.963
36	7.396	5.248	4.377	3.890	3.574	3.351	3.183	3.052	2.946
37	7.373	5.229	4.360	3.873	3.558	3.334	3.167	3.036	2.930
38	7.353	5.211	4.343	3.858	3.542	3.319	3.152	3.021	2.915
39	7.333	5.194	4.327	3.843	3.528	3.305	3.137	3.006	2.901
40	7.314	5.179	4.313	3.828	3.514	3.291	3.124	2.993	2.888
41	7.296	5.163	4.299	3.815	3.501	3.278	3.111	2.980	2.875
42	7.280	5.149	4.285	3.802	3.488	3.266	3.099	2.968	2.863
43	7.264	5.136	4.273	3.790	3.476	3.254	3.087	2.957	2.851
44	7.248	5.123	4.261	3.778	3.465	3.243	3.076	2.946	2.840
45	7.234	5.110	4.249	3.767	3.454	3.232	3.066	2.935	2.830
46	7.220	5.099	4.238	3.757	3.444	3.222	3.056	2.925	2.820
47	7.207	5.087	4.228	3.747	3.434	3.213	3.046	2.916	2.811
48	7.194	5.077	4.218	3.737	3.425	3.204	3.037	2.907	2.802
49	7.182	5.066	4.208	3.728	3.416	3.195	3.028	2.898	2.793
50	7.171	5.057	4.199	3.720	3.408	3.186	3.020	2.890	2.785
60	7.077	4.977	4.126	3.649	3.339	3.119	2.953	2.823	2.718
80	6.963	4.881	4.036	3.563	3.255	3.036	2.871	2.742	2.637
120	6.851	4.787	3.949	3.480	3.174	2.956	2.792	2.663	2.559
240	6.742	4.695	3.864	3.398	3.094	2.878	2.714	2.586	2.482
∞	6.635	4.605	3.782	3.319	3.017	2.802	2.639	2.511	2.407

〔付表 5-6〕 F 分布の自由度と上側 1％点（2）

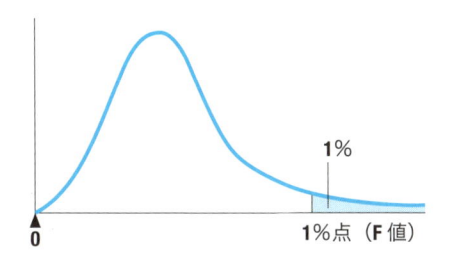

F 分布の各自由度に対する上側 1％点の値を与える。

自由度1 \ 自由度2	10	12	15	20	24	30	40	60	120	∞
1	6055.847	6106.321	6157.285	6208.730	6234.631	6260.649	6286.782	6313.030	6339.391	6365.864
2	99.399	99.416	99.433	99.449	99.458	99.466	99.474	99.482	99.491	99.499
3	27.229	27.052	26.872	26.690	26.598	26.505	26.411	26.316	26.221	26.125
4	14.546	14.374	14.198	14.020	13.929	13.838	13.745	13.652	13.558	13.463
5	10.051	9.888	9.722	9.553	9.466	9.379	9.291	9.202	9.112	9.020
6	7.874	7.718	7.559	7.396	7.313	7.229	7.143	7.057	6.969	6.880
7	6.620	6.469	6.314	6.155	6.074	5.992	5.908	5.824	5.737	5.650
8	5.814	5.667	5.515	5.359	5.279	5.198	5.116	5.032	4.946	4.859
9	5.257	5.111	4.962	4.808	4.729	4.649	4.567	4.483	4.398	4.311
10	4.849	4.706	4.558	4.405	4.327	4.247	4.165	4.082	3.996	3.909
11	4.539	4.397	4.251	4.099	4.021	3.941	3.860	3.776	3.690	3.602
12	4.296	4.155	4.010	3.858	3.780	3.701	3.619	3.535	3.449	3.361
13	4.100	3.960	3.815	3.665	3.587	3.507	3.425	3.341	3.255	3.165
14	3.939	3.800	3.656	3.505	3.427	3.348	3.266	3.181	3.094	3.004
15	3.805	3.666	3.522	3.372	3.294	3.214	3.132	3.047	2.959	2.868
16	3.691	3.553	3.409	3.259	3.181	3.101	3.018	2.933	2.845	2.753
17	3.593	3.455	3.312	3.162	3.084	3.003	2.920	2.835	2.746	2.653
18	3.508	3.371	3.227	3.077	2.999	2.919	2.835	2.749	2.660	2.566
19	3.434	3.297	3.153	3.003	2.925	2.844	2.761	2.674	2.584	2.489
20	3.368	3.231	3.088	2.938	2.859	2.778	2.695	2.608	2.517	2.421
21	3.310	3.173	3.030	2.880	2.801	2.720	2.636	2.548	2.457	2.360
22	3.258	3.121	2.978	2.827	2.749	2.667	2.583	2.495	2.403	2.305
23	3.211	3.074	2.931	2.781	2.702	2.620	2.535	2.447	2.354	2.256
24	3.168	3.032	2.889	2.738	2.659	2.577	2.492	2.403	2.310	2.211
25	3.129	2.993	2.850	2.699	2.620	2.538	2.453	2.364	2.270	2.169
26	3.094	2.958	2.815	2.664	2.585	2.503	2.417	2.327	2.233	2.131
27	3.062	2.926	2.783	2.632	2.552	2.470	2.384	2.294	2.198	2.097
28	3.032	2.896	2.753	2.602	2.522	2.440	2.354	2.263	2.167	2.064
29	3.005	2.868	2.726	2.574	2.495	2.412	2.325	2.234	2.138	2.034
30	2.979	2.843	2.700	2.549	2.469	2.386	2.299	2.208	2.111	2.006
31	2.955	2.820	2.677	2.525	2.445	2.362	2.275	2.183	2.086	1.980
32	2.934	2.798	2.655	2.503	2.423	2.340	2.252	2.160	2.062	1.956
33	2.913	2.777	2.634	2.482	2.402	2.319	2.231	2.139	2.040	1.933
34	2.894	2.758	2.615	2.463	2.383	2.299	2.211	2.118	2.019	1.911
35	2.876	2.740	2.597	2.445	2.364	2.281	2.193	2.099	2.000	1.891
36	2.859	2.723	2.580	2.428	2.347	2.263	2.175	2.082	1.981	1.872
37	2.843	2.707	2.564	2.412	2.331	2.247	2.159	2.065	1.964	1.854
38	2.828	2.692	2.549	2.397	2.316	2.232	2.143	2.049	1.947	1.837
39	2.814	2.678	2.535	2.382	2.302	2.217	2.128	2.034	1.932	1.820
40	2.801	2.665	2.522	2.369	2.288	2.203	2.114	2.019	1.917	1.805
41	2.788	2.652	2.509	2.356	2.275	2.190	2.101	2.006	1.903	1.790
42	2.776	2.640	2.497	2.344	2.263	2.178	2.088	1.993	1.890	1.776
43	2.764	2.629	2.485	2.332	2.251	2.166	2.076	1.981	1.877	1.762
44	2.754	2.618	2.475	2.321	2.240	2.155	2.065	1.969	1.865	1.750
45	2.743	2.608	2.464	2.311	2.230	2.144	2.054	1.958	1.853	1.737
46	2.733	2.598	2.454	2.301	2.220	2.134	2.044	1.947	1.842	1.726
47	2.724	2.588	2.445	2.291	2.210	2.124	2.034	1.937	1.832	1.714
48	2.715	2.579	2.436	2.282	2.201	2.115	2.024	1.927	1.822	1.704
49	2.706	2.571	2.427	2.274	2.192	2.106	2.015	1.918	1.812	1.693
50	2.698	2.562	2.419	2.265	2.183	2.098	2.007	1.909	1.803	1.683
60	2.632	2.496	2.352	2.198	2.115	2.028	1.936	1.836	1.726	1.601
80	2.551	2.415	2.271	2.115	2.032	1.944	1.849	1.746	1.630	1.494
120	2.472	2.336	2.192	2.035	1.950	1.860	1.763	1.656	1.533	1.381
240	2.395	2.260	2.114	1.956	1.870	1.778	1.677	1.565	1.432	1.250
∞	2.321	2.185	2.039	1.878	1.791	1.696	1.592	1.473	1.325	1.000

〔付表6〕 ピアソンの積率相関係数の自由度とパーセント点（母相関係数 0 の場合）

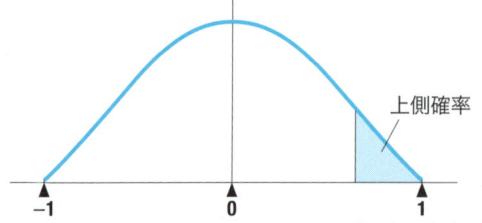

標本数	自由度	上側確率（両側） .25 (.50)	.10 (.20)	.50 (.10)	.025 (.05)	.010 (.02)	.005 (.01)	.001 (.002)	.0005 (.001)
3	1	.7071	.9511	.9877	.9969	.9995	.9999	1.0000	1.0000
4	2	.5000	.8000	.9000	.9500	.9800	.9900	.9980	.9990
5	3	.4040	.6871	.8054	.8783	.9343	.9587	.9859	.9911
6	4	.3473	.6084	.7293	.8114	.8822	.9172	.9633	.9741
7	5	.3091	.5509	.6694	.7545	.8329	.8745	.9350	.9509
8	6	.2811	.5067	.6215	.7067	.7887	.8343	.9090	.9249
9	7	.2596	.4716	.5822	.6664	.7498	.7977	.8751	.8983
10	8	.2423	.4428	.5494	.6319	.7155	.7646	.8467	.8721
11	9	.2281	.4187	.5214	.6021	.6851	.7348	.8199	.8471
12	10	.2161	.3981	.4973	.5760	.6581	.7079	.7950	.8233
13	11	.2058	.3802	.4762	.5529	.6339	.6835	.7717	.8010
14	12	.1968	.3646	.4575	.5324	.6121	.6614	.7501	.7800
15	13	.1890	.3507	.4409	.5140	.5923	.6411	.7301	.7604
16	14	.1820	.3383	.4259	.4973	.5743	.6226	.7114	.7419
17	15	.1757	.3271	.4124	.4822	.5577	.6055	.6940	.7247
18	16	.1700	.3170	.4000	.4683	.5426	.5897	.6777	.7084
19	17	.1649	.3077	.3887	.4555	.5285	.5751	.6624	.6932
20	18	.1602	.2992	.3783	.4438	.5155	.5614	.6481	.6788
21	19	.1558	.2914	.3687	.4329	.5034	.5487	.6346	.6652
22	20	.1518	.2841	.3598	.4227	.4921	.5368	.6219	.6524
23	21	.1481	.2774	.3515	.4133	.4815	.5256	.6099	.6402
24	22	.1447	.2711	.3438	.4044	.4716	.5151	.5986	.6287
25	23	.1415	.2653	.3365	.3961	.4622	.5052	.5879	.6178
26	24	.1385	.2598	.3297	.3882	.4534	.4958	.5777	.6074
27	25	.1356	.2546	.3233	.3809	.4451	.4869	.5680	.5975
28	26	.1330	.2497	.3172	.3739	.4372	.4785	.5587	.5880
29	27	.1305	.2451	.3115	.3673	.4297	.4705	.5499	.5790
30	28	.1281	.2408	.3061	.3610	.4226	.4629	.5415	.5703
31	29	.1258	.2366	.3009	.3551	.4158	.4556	.5334	.5621
32	30	.1237	.2327	.2960	.3494	.4093	.4487	.5257	.5541
33	31	.1217	.2289	.2913	.3440	.4032	.4421	.5184	.5465
34	32	.1197	.2254	.2869	.3388	.3973	.4357	.5113	.5392
35	33	.1179	.2220	.2826	.3338	.3916	.4297	.5045	.5322
36	34	.1161	.2187	.2785	.3291	.3862	.4238	.4979	.5254
37	35	.1145	.2156	.2746	.3246	.3810	.4182	.4916	.5189
38	36	.1128	.2126	.2709	.3202	.3760	.4128	.4856	.5126
39	37	.1113	.2098	.2673	.3160	.3712	.4076	.4797	.5066
40	38	.1098	.2070	.2638	.3120	.3666	.4026	.4741	.5007
42	40	.1070	.2018	.2573	.3044	.3578	.3932	.4634	.4896
44	42	.1044	.1970	.2512	.2973	.3496	.3843	.4533	.4791
46	44	.1020	.1925	.2456	.2907	.3420	.3761	.4439	.4694
48	46	.0997	.1883	.2403	.2845	.3349	.3683	.4351	.4601
50	48	.0976	.1843	.2353	.2787	.3281	.3610	.4267	.4514
60	58	.0888	.1678	.2144	.2542	.2997	.3301	.3912	.4143
70	68	.0820	.1550	.1982	.2352	.2776	.3060	.3632	.3850
80	78	.0765	.1448	.1852	.2199	.2597	.2864	.3405	.3611
90	88	.0720	.1364	.1745	.2073	.2449	.2702	.3215	.3412
100	98	.0682	.1292	.1654	.1966	.2324	.2562	.3054	.3242

母相関係数が 0 の場合の標本の相関係数の自由度と上側確率および両側確率の各パーセント点を与える。
（例）標本数 50 のデータから計算された相関係数が 0.3 であったとする。この値は 5％水準で有意か検定する。
　　表の左側の標本数 50（自由度 48）と上側確率 .025（両側 .05）の交点の値を読む。その値は .2787 であり，0.3 はこれより大きいので，5％水準で有意といえることになる。

〔付表7〕 スピアマンの順位相関係数の分布のパーセント点

上側確率（両側） 標本数	.10 (.20)	.05 (.10)	.025 (.05)	.01 (.02)	.005 (.01)
4	1.000 (.042)	1.000 (.042)			
5	.800 (.067)	.900 (.042)	1.000 (.008)	1.000 (.008)	
6	.657 (.088)	.829 (.029)	.886 (.017)	.943 (.008)	1.000 (.001)
7	.571 (.100)	.714 (.044)	.750 (.024)	.893 (.006)	.929 (.003)
8	.524 (.098)	.643 (.048)	.738 (.023)	.833 (.008)	.881 (.004)
9	.483 (.097)	.600 (.048)	.700 (.022)	.783 (.009)	.833 (.004)
10	.455 (.096)	.564 (.048)	.648 (.025)	.745 (.009)	.794 (.004)

標本数10以下について，スピアマンの順位相関係数の分布の上側確率（両側確率）の各パーセント点を与える．相関係数の右側の（　）内の数字は，正確な上側確率を示す．

標本数11以上の場合は，付表6を参照するか，本文中の相関係数の検定方法を参照すること．

〔付表 8-1〕 マン-ウィットニーのU検定（1）

標本数A＝3

U \ 標本数B	1	2	3
0	.250	.100	.050
1	.500	.200	.100
2	.750	.400	.200
3		.600	.350
4			.500
5			.650

標本数A＝4

U \ 標本数B	1	2	3	4
0	.200	.067	.028	.014
1	.400	.133	.057	.029
2	.600	.267	.114	.057
3		.400	.200	.100
4		.600	.314	.171
5			.429	.243
6			.571	.343
7				.443
8				.557

標本数A＝5

U \ 標本数B	1	2	3	4	5
0	.167	.047	.018	.008	.004
1	.333	.095	.036	.016	.008
2	.500	.190	.071	.032	.016
3	.667	.286	.125	.056	.028
4		.429	.196	.095	.048
5		.571	.286	.143	.075
6			.393	.206	.111
7			.500	.278	.155
8			.607	.365	.210
9				.452	.274
10				.548	.345
11					.421
12					.500
13					.579

標本数A＝6

U \ 標本数B	1	2	3	4	5	6
0	.143	.036	.012	.005	.002	.001
1	.286	.071	.024	.010	.004	.002
2	.428	.143	.048	.019	.009	.004
3	.571	.214	.083	.033	.015	.008
4		.321	.131	.057	.026	.013
5		.429	.190	.086	.041	.021
6		.571	.274	.129	.063	.032
7			.357	.176	.089	.047
8			.452	.238	.123	.066
9			.548	.305	.165	.090
10				.381	.214	.120
11				.457	.268	.155
12				.545	.331	.197
13					.396	.242
14					.465	.294
15					.535	.350
16						.409
17						.469
18						.531

（Mann, H. B., and Whitney, D. R. 1947. On a test of whether one of two random variables is stochastically larger than the other. *Ann. Math. Statist.*, 18, 52-54．より引用）

マン-ウィットニーのU検定でのU統計量に対する片側確率を与える．表は，2つの標本のうち，標本数の大きなものを標本数Aとし，小さなものを標本数Bとして示している．

〔付表 8-2〕 マン-ウィットニーの U 検定（2）

標本数A＝7

標本数 B / U	1	2	3	4	5	6	7
0	.125	.028	.008	.003	.001	.001	.000
1	.250	.056	.017	.006	.003	.001	.001
2	.375	.111	.033	.012	.005	.002	.001
3	.500	.167	.058	.021	.009	.004	.002
4	.625	.250	.092	.036	.015	.007	.003
5		.333	.133	.055	.024	.011	.006
6		.444	.192	.082	.037	.017	.009
7		.556	.258	.115	.053	.026	.013
8			.333	.158	.074	.037	.019
9			.417	.206	.101	.051	.027
10			.500	.264	.134	.069	.036
11			.583	.324	.172	.090	.049
12				.394	.216	.117	.064
13				.464	.265	.147	.082
14				.538	.319	.183	.104
15					.378	.223	.130
16					.438	.267	.159
17					.500	.314	.191
18					.562	.365	.228
19						.418	.267
20						.473	.310
21						.527	.355
22							.402
23							.451
24							.500
25							.549

〔付表 8-3〕 マン–ウィットニーの U 検定（3）

標本数A＝8

U \ 標本数B	1	2	3	4	5	6	7	8
0	.111	.022	.006	.002	.001	.000	.000	.000
1	.222	.044	.012	.004	.002	.001	.000	.000
2	.333	.089	.024	.008	.003	.001	.001	.000
3	.444	.133	.042	.014	.005	.002	.001	.001
4	.556	.200	.067	.024	.009	.004	.002	.001
5		.267	.097	.036	.015	.006	.003	.001
6		.356	.139	.055	.023	.010	.005	.002
7		.444	.188	.077	.033	.015	.007	.003
8		.556	.248	.107	.047	.021	.010	.005
9			.315	.141	.064	.030	.014	.007
10			.387	.184	.085	.041	.020	.010
11			.461	.230	.111	.054	.027	.014
12			.539	.285	.142	.071	.036	.019
13				.341	.177	.091	.047	.025
14				.404	.217	.114	.060	.032
15				.467	.262	.141	.076	.041
16				.533	.311	.172	.095	.052
17					.362	.207	.116	.065
18					.416	.245	.140	.080
19					.472	.286	.168	.097
20					.528	.331	.198	.117
21						.377	.232	.139
22						.426	.268	.164
23						.475	.306	.191
24						.525	.347	.221
25							.389	.253
26							.433	.287
27							.478	.323
28							.522	.360
29								.399
30								.439
31								.480
32								.520

[付表 8-4] マン−ウィットニーの U 検定（4）
（両側 5％点の U の値）

標本数A / 標本数B	9	10	11	12	13	14	15	16	17	18	19	20
1												
2	0	0	0	1	1	1	1	1	2	2	2	2
3	2	3	3	4	4	5	5	6	6	7	7	8
4	4	5	6	7	8	9	10	11	11	12	13	13
5	7	8	9	11	12	13	14	15	17	18	19	20
6	10	11	13	14	16	17	19	21	22	24	25	27
7	12	14	16	18	20	22	24	26	28	30	32	34
8	15	17	19	22	24	26	29	31	34	36	38	41
9	17	20	23	26	28	31	34	37	39	42	45	48
10	20	23	26	29	33	36	39	42	45	48	52	55
11	23	26	30	33	37	40	44	47	51	55	58	62
12	26	29	33	37	41	45	49	53	57	61	65	69
13	28	33	37	41	45	50	54	59	63	67	72	76
14	31	36	40	45	50	55	59	64	67	74	78	83
15	34	39	44	49	54	59	64	70	75	80	85	90
16	37	42	47	53	59	64	70	75	81	86	92	98
17	39	45	51	57	63	67	75	81	87	93	99	105
18	42	48	55	61	67	74	80	86	93	99	106	112
19	45	52	58	65	72	78	85	92	99	106	113	119
20	48	55	62	69	76	83	90	98	105	112	119	127

（Mann, H. B., and Whitney, D. R. 1947. On a test of whether one of two random variables is stochastically larger than the other. *Ann. Math. Statist.*, 18, 52-54, より引用）

マン‐ウィットニーのU検定における両側5％点のUの値を与える。2つの標本数の交点のUの値より小さければ，5％水準で有意差が認められることになる。

〔付表 9-1〕 乱数表（I）

	1	2	3	4	5	6	7	8	9	10
1	57 60	47 93	61 41	24 47	13 99	55 13	81 57	35 17	56 01	51 01
2	78 84	41 19	96 20	72 86	20 83	79 03	02 76	99 01	67 77	30 58
3	46 88	37 38	65 50	51 72	63 60	52 35	32 54	96 08	26 67	91 84
4	98 39	21 09	03 95	59 10	77 60	82 48	46 94	71 87	74 53	20 57
5	71 79	33 13	38 20	03 68	03 32	75 00	03 13	88 20	80 11	24 90
6	59 18	51 92	52 01	93 61	01 13	03 28	50 76	50 45	35 75	67 35
7	54 15	48 54	78 43	28 79	18 31	81 98	90 58	48 54	93 69	71 50
8	61 85	57 81	98 53	01 04	24 82	70 24	20 73	97 29	67 52	83 93
9	05 55	72 67	67 53	39 93	94 45	83 56	35 85	15 26	48 19	07 58
10	71 98	42 36	76 88	36 89	59 32	45 96	70 91	80 93	21 62	48 02
11	42 80	31 95	74 36	42 71	15 71	59 00	46 80	11 25	40 72	26 49
12	46 32	99 22	28 56	80 93	96 02	94 42	35 88	38 97	18 91	72 37
13	39 34	57 18	43 46	53 63	06 84	33 12	92 95	50 00	85 94	92 95
14	64 70	92 73	08 57	67 77	19 91	81 46	80 30	70 46	16 85	85 56
15	41 49	68 81	28 37	39 39	78 44	69 24	06 37	43 04	61 91	97 96
16	90 23	35 48	22 46	78 51	61 01	35 10	57 04	45 84	98 50	58 47
17	81 32	48 12	62 62	83 91	12 85	16 47	34 83	03 28	69 35	92 41
18	69 44	34 42	28 50	93 19	99 93	82 20	16 03	65 28	01 65	67 47
19	34 66	23 28	55 11	99 78	55 11	36 67	61 83	94 94	58 73	22 45
20	20 62	47 65	22 40	21 21	66 13	39 53	43 45	23 52	90 05	89 56
21	64 92	55 33	76 23	78 81	46 43	72 70	66 22	42 22	05 71	22 42
22	99 76	02 23	00 55	35 81	43 91	88 23	69 86	63 31	02 15	44 54
23	52 50	23 73	94 42	47 89	53 05	73 84	17 94	45 03	15 55	82 88
24	75 21	95 21	46 58	86 28	01 93	86 11	99 83	47 16	51 41	33 61
25	54 42	00 87	29 75	91 63	85 60	44 89	26 26	35 13	64 72	05 98
26	65 26	83 11	16 55	24 90	93 13	83 36	49 59	52 76	49 68	86 47
27	85 68	75 89	21 86	16 06	91 18	63 68	75 67	24 04	88 22	62 77
28	48 36	69 88	36 35	05 46	40 86	46 30	90 99	80 38	05 08	87 69
29	23 25	09 58	79 16	77 74	84 57	47 88	51 30	14 71	70 70	15 09
30	73 02	06 15	26 22	23 33	05 70	12 18	48 29	19 74	22 49	62 07
31	11 59	30 81	18 07	85 92	35 24	04 09	46 45	88 99	12 67	05 78
32	44 25	03 86	38 63	16 45	53 79	92 00	98 37	18 82	84 72	33 54
33	56 46	71 18	00 31	00 14	93 81	30 09	68 76	96 99	14 65	60 54
34	88 56	81 67	16 94	58 11	96 42	41 89	96 14	92 13	53 18	11 76
35	12 37	39 74	58 32	23 72	40 57	24 28	01 42	01 30	95 10	16 72
36	23 22	90 34	07 70	76 29	20 66	54 38	91 64	50 47	29 25	05 09
37	24 70	95 37	33 94	09 29	37 16	33 43	17 19	47 60	52 05	92 21
38	52 32	21 24	41 24	14 70	12 26	34 76	58 28	14 27	63 02	64 77
39	10 37	86 14	88 61	27 04	00 77	29 29	18 01	54 42	62 55	91 22
40	81 80	57 98	49 94	55 48	38 01	42 67	74 90	15 28	66 24	18 17

〔付表 9-2〕 乱数表（Ⅱ）

	1	2	3	4	5	6	7	8	9	10
1	08 27	00 96	13 78	93 14	02 82	03 12	26 76	69 40	97 14	42 92
2	91 01	24 64	51 88	15 43	15 54	12 28	05 18	38 06	29 21	88 64
3	61 29	93 39	62 95	03 79	18 92	87 02	39 51	73 12	41 53	98 23
4	26 45	99 17	42 13	55 79	34 31	69 53	93 76	94 34	63 84	40 65
5	88 52	50 83	83 41	27 58	34 58	05 79	05 50	22 27	03 24	62 05
6	77 19	27 08	88 32	64 48	30 49	93 30	07 82	89 77	12 79	93 66
7	58 29	90 16	25 90	36 54	35 36	80 11	41 35	02 08	65 55	60 37
8	40 45	43 93	76 18	05 28	04 20	51 14	08 65	53 27	13 63	55 93
9	39 38	51 03	05 08	65 56	84 74	00 66	88 65	61 54	72 32	76 61
10	39 39	08 65	25 43	79 83	66 97	57 30	76 23	71 87	36 66	09 65
11	40 94	29 00	14 79	02 15	67 48	48 88	06 79	28 61	82 53	55 19
12	45 99	09 63	01 95	02 98	94 35	09 33	10 98	58 04	06 32	57 07
13	32 27	30 02	90 28	98 64	49 02	26 40	43 64	40 65	48 92	54 58
14	24 37	59 85	15 26	43 62	83 08	63 87	88 68	59 37	36 79	90 42
15	44 78	62 08	97 22	79 10	55 96	21 86	21 25	40 43	25 12	28 86
16	04 94	53 10	05 27	10 03	33 59	34 95	31 67	53 94	91 47	50 89
17	43 89	72 49	51 02	18 80	40 23	86 42	63 72	68 89	17 06	69 09
18	20 47	78 22	75 34	75 69	45 66	11 72	95 85	22 63	75 48	14 80
19	75 94	43 39	94 50	49 96	85 14	50 48	34 61	76 61	95 03	38 54
20	86 88	44 15	43 97	14 10	81 73	79 24	29 24	71 58	70 69	77 93
21	41 05	79 33	71 25	48 43	33 27	48 78	38 58	31 35	45 38	07 12
22	18 26	93 59	35 82	46 91	65 70	83 97	36 06	55 64	04 98	13 29
23	36 54	65 52	54 20	63 49	43 73	00 29	89 80	30 06	78 96	96 01
24	12 52	48 35	93 54	77 53	60 48	03 47	44 82	76 64	29 10	62 07
25	98 12	31 73	97 91	43 46	54 90	57 78	57 38	04 13	01 49	71 32
26	09 44	29 56	00 95	37 97	55 28	01 01	94 48	84 72	88 98	37 95
27	41 07	44 74	25 05	66 83	39 19	88 82	92 41	53 00	19 83	98 19
28	18 79	68 85	55 30	50 92	59 98	55 08	40 31	80 32	08 02	40 35
29	24 24	51 11	16 34	89 74	01 10	07 73	99 97	56 96	61 77	11 80
30	61 08	08 59	48 22	05 03	03 58	76 63	96 61	79 49	74 09	32 68
31	75 72	32 02	86 72	34 33	34 49	79 77	39 79	10 07	64 45	19 58
32	36 76	08 22	40 20	98 65	35 73	31 11	82 41	58 56	36 65	42 65
33	86 96	42 45	96 51	34 02	56 52	21 59	94 73	47 86	98 31	86 70
34	57 01	84 65	64 05	25 29	71 07	06 84	82 84	06 35	92 01	26 99
35	76 32	39 02	42 35	90 59	41 61	15 21	06 18	83 55	16 18	24 87
36	47 64	28 95	23 20	44 23	32 59	24 14	62 80	25 47	08 17	68 38
37	30 92	72 37	40 44	59 98	67 87	34 04	29 89	70 74	30 95	95 95
38	16 93	66 23	54 02	60 14	47 16	89 20	71 88	82 46	28 65	38 85
39	58 11	66 96	29 78	73 38	07 85	51 23	51 42	27 56	37 60	43 42
40	68 34	59 75	07 73	18 58	76 67	75 35	31 01	95 93	25 84	20 19

付表

〔付表 9-3〕 乱数表（Ⅲ）

	1	2	3	4	5	6	7	8	9	10
1	52 68	12 65	62 77	74 89	86 90	12 65	28 63	97 22	92 84	71 58
2	72 34	07 00	68 06	89 03	80 80	52 71	10 22	34 01	11 59	52 35
3	39 25	26 03	69 06	68 59	58 73	37 32	68 29	23 01	28 07	89 24
4	41 91	86 63	98 25	56 64	35 05	02 88	28 29	06 43	85 70	11 52
5	33 65	54 18	76 78	92 04	09 40	09 88	84 54	33 33	77 01	22 51
6	76 85	30 49	21 33	85 06	11 93	02 59	88 27	65 88	89 75	77 78
7	41 60	55 77	46 96	31 64	09 73	87 67	48 82	65 57	34 31	23 46
8	03 54	40 34	99 00	98 81	46 80	62 35	65 86	13 21	02 36	37 03
9	78 22	89 30	33 86	31 76	66 35	38 96	23 15	36 79	09 73	01 72
10	01 29	29 59	49 97	66 05	57 41	83 46	12 41	40 82	18 75	58 46
11	30 91	10 55	31 42	02 13	43 85	05 87	72 54	40 74	92 90	07 23
12	11 44	26 01	85 79	56 40	18 09	11 30	43 12	18 13	53 33	71 82
13	45 78	37 98	68 97	07 53	02 65	21 06	03 62	28 44	62 35	55 46
14	74 75	23 29	49 48	26 75	42 59	66 05	46 28	86 95	10 13	11 65
15	51 79	17 04	37 25	84 63	35 89	25 02	53 81	22 64	69 91	09 41
16	33 44	00 95	69 42	96 40	67 16	20 60	39 97	37 14	32 17	12 87
17	38 89	28 56	76 84	37 66	45 17	70 78	51 63	29 63	53 98	32 15
18	37 89	03 54	36 87	45 55	18 68	52 48	97 32	33 48	15 80	93 96
19	47 83	87 26	03 13	21 58	40 53	67 86	45 24	67 75	49 08	59 44
20	74 98	18 82	82 11	81 69	11 07	84 71	73 01	61 40	84 46	71 44
21	59 91	77 70	32 29	48 39	69 89	29 40	17 61	61 95	21 42	37 71
22	68 30	45 68	86 36	31 29	68 06	57 82	79 72	21 19	74 12	39 13
23	40 37	62 45	65 77	16 73	69 20	45 52	97 80	59 47	75 47	47 10
24	44 38	93 49	33 50	42 03	10 75	46 61	94 41	12 44	74 17	43 16
25	07 85	33 35	82 77	92 76	77 12	33 30	13 12	29 61	19 06	86 64
26	72 43	26 22	18 18	45 28	06 01	48 24	04 23	34 16	11 71	30 14
27	24 38	95 30	24 52	54 70	83 56	71 19	55 43	93 77	47 10	83 31
28	38 34	89 88	73 66	30 31	25 36	22 73	42 07	46 70	97 07	14 09
29	46 88	07 51	21 29	42 87	62 73	70 00	08 65	56 03	12 36	09 00
30	14 50	37 24	75 44	55 06	31 49	90 09	76 24	02 36	79 84	62 94
31	37 50	17 92	32 28	40 19	26 99	99 80	27 68	30 88	45 90	65 24
32	62 20	72 26	18 65	34 27	27 75	30 97	51 32	20 82	01 15	09 03
33	16 33	22 94	31 43	12 65	36 47	09 75	65 99	51 94	96 18	57 02
34	97 63	25 86	82 54	66 10	39 06	75 54	65 58	21 65	70 79	86 68
35	94 82	12 96	45 87	23 30	99 78	33 14	18 71	59 35	05 18	64 96
36	56 52	91 35	30 78	67 04	93 16	52 00	13 68	40 61	53 15	31 34
37	04 61	05 23	70 33	69 44	19 03	96 85	06 18	98 94	07 85	98 49
38	83 32	57 19	82 24	74 16	77 34	79 03	91 11	13 02	65 12	68 97
39	68 66	74 58	71 12	60 89	39 42	39 85	10 45	09 01	17 44	78 36
40	34 84	52 01	79 87	88 61	64 39	68 38	88 92	52 77	11 94	20 19

[付表9-4] 乱数表（IV）

	1	2	3	4	5	6	7	8	9	10
1	92 70	64 84	75 07	31 79	91 64	84 90	07 33	59 96	50 96	06 94
2	32 30	22 71	63 03	46 21	33 20	79 99	34 44	90 55	26 91	94 97
3	79 88	75 42	27 67	26 10	55 77	39 39	65 04	82 75	02 38	88 79
4	49 35	77 72	33 05	56 82	72 91	66 23	75 34	06 23	67 04	14 52
5	05 79	92 35	70 83	70 84	15 03	87 45	18 52	69 89	16 52	71 42
6	08 41	68 90	10 16	62 30	95 06	95 36	41 48	21 96	87 64	50 45
7	14 17	89 43	91 07	80 32	21 10	93 21	08 69	14 64	34 30	71 67
8	23 43	10 66	55 73	67 22	37 96	78 40	30 23	67 56	93 78	58 79
9	46 39	76 38	69 18	50 81	96 78	95 45	57 39	03 39	61 74	93 17
10	51 31	65 51	03 16	50 65	07 27	18 09	50 12	69 95	22 16	00 76
11	43 11	12 25	29 30	26 45	39 71	25 57	17 52	97 65	74 15	81 98
12	06 54	13 32	94 77	08 38	15 29	87 34	73 12	36 85	38 22	18 58
13	99 61	17 81	47 78	12 94	05 05	63 91	93 18	88 57	96 37	38 32
14	39 96	84 01	98 57	30 26	45 02	08 53	42 82	89 54	67 03	63 60
15	47 18	26 55	79 24	66 90	12 48	04 95	09 93	72 93	14 24	15 58
16	76 22	57 04	88 84	09 01	18 62	41 32	79 46	53 22	73 10	27 05
17	33 19	84 01	20 00	85 28	04 07	74 08	12 02	21 44	07 64	71 31
18	34 54	18 97	32 15	23 55	36 94	68 35	74 86	98 62	23 58	06 20
19	13 85	34 00	96 91	42 74	93 68	42 12	43 42	65 30	26 28	48 69
20	58 62	41 29	50 57	23 68	48 24	69 77	83 85	68 26	49 96	35 30
21	57 93	08 92	41 73	73 23	37 89	07 15	51 80	51 59	71 17	88 43
22	85 50	45 13	70 68	41 59	24 82	02 82	84 82	46 11	50 40	05 61
23	56 15	36 28	17 35	60 09	31 08	52 21	38 82	26 57	74 76	76 81
24	94 81	01 89	97 82	23 64	14 64	18 11	85 42	47 72	46 85	48 65
25	05 78	19 14	98 78	39 32	37 50	65 58	97 94	41 86	97 11	27 73
26	04 85	75 62	34 00	84 90	19 46	70 07	69 26	06 32	59 04	86 44
27	47 64	62 64	73 13	78 48	70 83	28 14	66 05	83 69	90 77	36 67
28	47 23	83 97	91 44	22 29	53 36	27 84	72 38	77 34	65 02	56 76
29	77 52	42 57	46 71	42 72	26 37	25 68	42 95	20 04	70 26	46 87
30	44 80	10 60	69 49	34 75	95 29	84 03	70 26	42 55	26 24	63 32
31	11 09	73 56	97 57	98 36	66 28	57 76	11 23	94 65	12 38	20 37
32	05 02	81 95	57 89	30 89	75 33	70 75	05 77	50 68	59 69	48 27
33	70 45	64 99	83 90	05 63	17 48	82 33	41 77	43 80	58 89	50 02
34	97 78	91 29	39 93	67 53	09 00	84 59	15 49	55 74	31 51	90 86
35	83 46	84 43	55 38	93 29	50 02	45 32	41 73	40 79	73 60	29 19
36	05 07	79 80	87 71	40 10	60 03	62 36	30 41	30 58	54 03	17 79
37	50 70	89 60	35 70	37 50	60 02	82 78	24 90	40 13	03 93	97 36
38	74 43	22 97	44 39	71 14	05 71	30 59	66 68	79 53	05 97	85 98
39	64 28	81 86	50 50	95 57	23 23	29 74	90 72	49 60	62 96	27 85
40	46 50	91 69	40 30	38 37	13 50	20 29	89 88	41 39	77 34	18 85

付表

参考文献・図書

1) 小形留美子，訳：患者ケアの結果とケアプロセスとの関係，B. Given, C. W. Given. and L. E. Simoni, Relationships of processes of care to patient outcomes，看護研究，14(1)：41-55，1981．
2) 樋口康子：患者の苦痛に対する看護婦の推察度－その文化的背景の国際的比較研究，看護研究，12(3)：165-197，1979．
3) 高橋令子，他：看護度別による看護量の測定，看護研究，12(2)：135-154，1979．
4) 辛島佐代子：癌患者における術前の不安と教示の効果に関する研究，看護研究，5(4)：405-437，1972．
5) 伊東和子・波多野梗子・村田恵子：入院患児の看護における看護婦と母親の役割(1)－看護婦からみた看護内容の現実と期待，看護研究，10(2)：109-117，1977．
6) 小野寺杜紀，他：出身課程別にみた臨床看護内容の水準に関する研究，看護研究，7(3)：332-339，1974．
7) 瀬戸正子：血小板減少を伴う血液疾患患者の清拭，看護研究，10(1)：56-62，1977．
8) 波多野梗子・村田恵子：看護学生の終末期患者への援助的認識と看護行動傾向の学年による差異，看護研究，14(1)：62-73，1981．
9) 波多野梗子・村田恵子：排泄物および排泄の援助からみた看護学生の認識と行動の変容－2年課程の入学時と卒業時の違い，看護研究，5(4)：393-404，1972．
10) 氏家幸子：病床気候に関する臨床的研究，看護研究，12(2)：97-106，1979．
11) Henrietta Eppink：An experiment to determine a bias for nursing decisions in regard to time of initiation of breastfeeding, Nursing Research, 18(4): 292-299, 1969，武山満智子，訳：母乳栄養の開始時期決定に関する一実験，看護研究，3(1)：62-71，1970．
12) 林知己夫：データ解析の考え方，東洋経済新報社，1977．
13) F. Hartwig and B. E. Dearing: Exploratory Data Analysis, Sage Publications, 1979，柳井晴夫・髙木廣文，共訳：探索的データ解析の方法，朝倉書店，1981．
14) 上田尚一：統計データの見方・使い方，朝倉書店，1981
15) 豊川裕之・柳井晴夫，編著：医学・保健学の例題による統計学，現代数学社，1982．
16) 岸根卓郎：理論・応用統計学，第6版，養賢堂，1974．
17) G. W. Snedecor and W. G. Cochran: Statistical Method, 6th edition, the Iowa State Univ. Press，畑村又好・奥野忠一・津村善朗，共訳，スネデカー，コクラン統計的方法，原書第6版，岩波書店，1972．
18) 竹内啓：数理統計学，東洋経済新報社，1963．
19) 大山正・武藤真介・柳井晴夫：行動科学のための統計学，朝倉書店，1980．
20) 竹内啓：確率分布と統計解析，日本規格協会，1975．
21) M. G. Kendall and A. Stuart: The Advanced Theory of Statistics Ⅰ, 3rd edition, Charles Griffin & Co., 1969.
22) 安田三郎・海野道郎：社会統計学，第2版，丸善出版，1977．
23) J. L. Fleiss: Statistical Methods for Rates and Proportions, John Wiley & Sons Inc., 1973，佐久間昭，訳：計数データの統計学，東京大学出版会，1975．
24) B. S. Everitt: The Analysis of Contingency Tables, Chapman and Hall, 1977.
25) G. J. G. Upton: The Analysis of Cross-tabulated Data, John Wiley & Sons. 1978.
26) 佐久間昭：薬効評価－計画と解析（そのⅠ，1977），（そのⅡ，1981），東京大学出版会．
27) J. Hájek: A Course in Nonparametric Statistics, Holden-day, Inc., 1969，丘本正・宮本良雄・古後楠徳，共訳：ノンパラメトリック統計学，日科技連，1974．
28) E. L. Lehmann: Nonparametrics, Holden-Day, Inc., 1975，鍋谷清治・刈屋武昭・三浦良造，共訳：ノンパラメトリックス，森北出版，1978．
29) 柳井晴夫・高根芳雄：多変量解析法，朝倉書店，1977．
30) 竹内啓・柳井晴夫：多変量解析の基礎，東洋経済新報社，1972．
31) 林知己夫：数量化の方法，東洋経済新報社，1974．
32) D. A. Kenny: Correlation and Causality, John Wiley & Sons, Inc., 1979.
33) 統計数値表編集委員会編：簡約統計数値表，日本規格協会，1977．
34) 柳井晴夫・岩坪秀一：複雑さに挑む科学－多変量解析入門，講談社，1976．

索引

数　欧

2項分布 ……………………64,66
　──の平均値 …………… 64
2変数 ……………………… 97
2×2のクロス表 …………136
95％信頼区間 ……………… 57
99％信頼区間 ……………58,69
ANOVA ……………………152
external check ……………186
HALBAU …………………… 94
internal check ……………185
SAS ………………………… 94
SPSS ……………………… 93
T得点 ……………………… 52
t分布 ……………………… 54
　──表 ……………………… 57

い

イエーツ（Yates）の連続修正
　…………………………138
一元配置法 …………………155
位置の尺度 ………………… 27
因子 …………………………153

　──得点 …………………188
　──得点係数 ……………188
　──負荷量 ………………186
　──分析 ……………181,186

う

ウェルチ（Welch）の検定
　…………………………83,85
打ち切りデータ ……………119

お

オッズ比 ……………………147
折線図 ……………………… 24

か

カイ2乗（χ²）分布 ……125
カイ2乗値 …………………124
　──の補正 ………………137
回帰係数 ……………………102
回帰式 ………………………102
回帰直線 ……………………102
階級 ………………………… 19

　──値 ……………………… 19
外生変数 ……………………180
外的基準 ……………………180
ガウス分布 ………………… 51
各因子の級間平方和 ………167
確率 ………………………… 17
　──変数 ………………… 17
仮説 ………………………… 73
片側検定 …………………… 91
偏り ………………………… 13
カテゴリ …………………3,58
観察値 ……………………… 1
患者－対照研究 ……………145
完全無作為化法 ……………153
観測値 …………………1,124
幹葉表示 …………………… 25
関連 ……………………97,124
　──係数 …………………131

き

幾何平均 …………………… 27
棄却 ………………………… 73
危険率 ……………………… 73
記述統計学 ………………… 16

基準変数……………105,180
期待値……………45,124,125
帰無仮説………………… 73
逆相関………………… 100
級間…………………… 19
　　── 平方和………157
　　── 変動…………157
級心…………………… 19
級内平方和……………157
共通因子………………186
（共通）因子負荷量……186
共通性…………………187
共分散…………………102
局所管理の原則………153
曲線相関………………117
寄与率…………………188

く

区間…………………… 49
　　── 推定量……… 49
クラスタ分析…………181
クラメールの関連係数… 134
くり返しのある場合の
　　二元配置法………166
くり返しのない場合の
　　二元配置法………163
クロス集計……………123
クロス表………………122
　　── の検定………124
　　── の自由度……126

け

計数データ……………… 3
系統抽出法…………… 10
計量診断………………181
計量データ……………… 3

決定係数………………106
検定…………………… 72

こ

交互作用の平方和……167
交互作用変動…………167
後進選択法…………183,186
コーシー分布………… 55
国勢調査……………… 15
誤差変動………………157

さ

最小2乗法……………102
最小値………………… 23
最大値………………… 23
最頻値………………27,30
差の不偏分散………… 89
差の平均値…………… 88
残差平方和……………157
算術平均……………… 27
散布図………………… 98
散布度………………… 34
サンプリング間隔…… 11

し

悉皆調査……………… 15
実験計画法……………152
実現値…………………124
質的データ……………… 3
四分位間範囲………… 36
四分位数……………… 29
四分位偏差…………… 36
　　── 係数………… 37
四分相関係数…………147
四分点相関係数………146

四分表…………………136
　　── における関連係数
　　　　………………145
主因子法………………188
重回帰式………………182
重回帰分析…………180,181
重相関係数……………182
従属変数……………105,180
自由度………………… 54
重判別分析……………186
周辺度数………………125
主効果…………………158
主成分…………………189
　　── 負荷量………190
　　── 分析………181,189
順位……………………114
　　── 相関…………114
　　── 相関係数……115
　　── 和……………174
順相関………………… 100
小数自由度のt分布表… 86
信頼区間……………… 49

す

水準……………………153
　　── 数……………153
推測統計学…………… 16
推定値………………… 49
数量化理論1類………183
数量化理論2類………186
スタージェスの方法… 22
スタート番号………… 11
スピアマンの順位相関係数
　　……………………115

せ

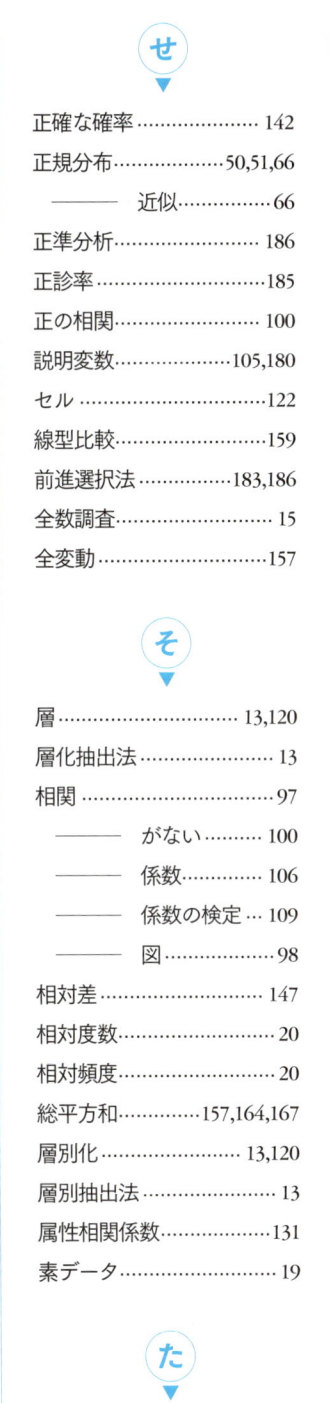

正確な確率 142
正規分布 50,51,66
　　── 近似 66
正準分析 186
正診率 185
正の相関 100
説明変数 105,180
セル 122
線型比較 159
前進選択法 183,186
全数調査 15
全変動 157

そ

層 13,120
層化抽出法 13
相関 97
　　── がない 100
　　── 係数 106
　　── 係数の検定 ... 109
　　── 図 98
相対差 147
相対度数 20
相対頻度 20
総平方和 157,164,167
層別化 13,120
層別抽出法 13
属性相関係数 131
素データ 19

た

第1・四分位数 30
第2・四分位数 30
第3・四分位数 30

対応のある場合の四分表の
　　検定 144
対応のある場合の母平均値
　　の差の検定 88
対比較 159
代表値 27
多元配置法 172
多重比較 159
多段抽出法 12
多変量解析法 173,179
多変量データ 180
単回帰式 102
単純無作為抽出法 9

ち

中位数 28
中央値 27,28
抽出間隔 11
中心極限定理 50
調和平均 27

て

定性的データ 3
定量的データ 3
データ 1
　　── 解析 4
的中率 185
典型値 30
点推定量 49
点相関係数 146

と

等間隔抽出法 11
統計解析ソフト 93
統計的仮説検定 72

統計量 45,53
等分散の検定 82
独自因子 186
独立性の検定 124
独立変数 105,180
度数 20
　　── 折線図 25
　　── 多角形図 25
　　── 分布表 19

な

内生変数 180
内的基準 180
内的構造分析 181
生データ 19

に

二元配置法 162

の

ノンパラメトリックな手法
　　............................ 173

は

葉 26
バーグラフ 22
パーセンタイル 30
バイアス 13
パスモデル 182
はずれ値 35,36,117
パラメトリックな手法 173
バリマックス法 188
範囲 34
範疇 58

ひ

反復の原則	153
判別係数	185
判別式	185
判別得点	185
判別分析	180, 184

比 ………………………… 61
ピアソンの関連係数 ……133
ピアソンの積率相関係数
　　　　　　　　　……107
ピアソンの方法 ………… 33
ヒストグラム ……………… 21
百分位数 ………………… 29
百分率 …………………… 60
標準化 …………………… 52
　――　判別係数 ………185
標準誤差 ………………… 53
標準正規分布 …………… 52
標準得点 ………………… 52
標準偏回帰係数 …………182
標準偏差 …………… 38, 42
標本 ……………………… 7
　――　抽出 ……………… 7
　――　分散 ………… 46, 47
比率 ……………………… 60
頻度 ……………………… 20

ふ

ファイ係数 ………………131
フィッシャーの3原則 …153
フィッシャーのz変換 …110
フィッシャーの線形判別関数
　　　　　　　　　……185
フィッシャーの直接確率
　　　　　　　　……139, 142

符号検定 ほか

符号検定 …………… 173, 177
負の相関 ………………… 100
不偏 ……………………… 46
　――　推定量 …………… 46
　――　統計量 …………… 46
　――　標準偏差 ………… 47
　――　分散 ………… 46, 48
ブロック ………………… 154
　――　因子 ……………154
分割点 ……………………185
分散 ………………… 38, 41
　――　分析 ……………152
　――　分析表 …………159
分布 ……………………… 18

へ

平均値 …………………… 27
平均偏差 ………………… 40
並数 ……………………… 30
ベルヌイ分布 …………… 64
変異係数 ………………… 44
偏回帰係数 ………………182
変化係数 ………………… 44
偏差 ……………………… 39
　――　値 ……………… 52
変数 ………………… 16, 17
　――　減少法 …………183
　――　選択法 …………183
　――　増加法 …………183
変動係数 ………………… 43
変量 ……………………… 17

ほ

ポアソン分布 …………… 67
　――　の平均値 ……… 67
棒図表 …………………… 22

母集団 …………………… 7
母数 ……………………… 16
母相関係数 ………………109
　――　の区間推定 ……112
　――　の信頼区間 ……112
母分散 …………………… 45
母平均値 ………………… 45
　――　の区間推定 …… 57
　――　の差の検定 ・79, 88
母割合 …………………… 61
　――　の区間推定 …… 68
　――　の95%信頼区間
　　　　　　　　……… 69
　――　の差の区間推定
　　　　　　　　……… 77
　――　の差の95%信頼区間
　　　　　　　　……… 77
　――　の差の検定 …… 72
ボンフェロニの方法 ……159

ま

マクネマーの検定 ………144
マン―ウィットニーのU検定
　　　　　　　　……173, 174

み

幹 ………………………… 26

む

無限母集団 ……………… 45
無作為化の原則 …………153
無作為抽出法 …………… 9
無相関 ……………………100
　――　の検定 …………109

も

目的変数 180

ゆ

有意水準 73
有意選択法 14
ユールの関連係数 146

ら

ライアンの方法 159
ラテン方格 154

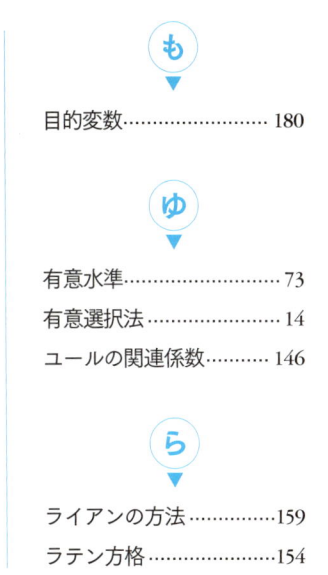

乱

乱塊法 154
乱数表 9

り

離散分布 64
両側確率 56
両側検定 90
量的データ 3

る

類似性 181
累積寄与率 188
累積相対度数 21
累積度数 21

れ

連続性の補正 75, 138
連続分布 64

わ

割合 61